Kollath

Die Ordnung unserer Nahrung

Die Ordnung unserer Nahrung

Von Prof. Dr. med. Werner Kollath †

Mit 26 Abbildungen, 17 Tabellen und 1 Tafel

13. Auflage

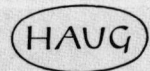

Karl F. Haug Verlag GmbH · Heidelberg

CIP-Kurztitelaufnahme der Deutschen Bibliothek

Kollath, Werner:
Die Ordnung unserer Nahrung / von Werner Kollath. –
13. Aufl. – Heidelberg : Haug, 1987.
ISBN 3-7760-0882-2

1.–5. Auflage erschienen im Hippokrates-Verlag, Stuttgart

6. Auflage 1977	10. Auflage 1983
7. Auflage 1979	11. Auflage 1984
8. Auflage 1980	12. Auflage 1986
9. Auflage 1981	13. Auflage 1987

Verlags-Nr. 8717 · ISBN 3-7760-0882-2
Gesamtherstellung: Graphischer Betrieb K. Triltsch GmbH, 8700 Würzburg

Meiner Frau Elisabeth

zugeeignet

INHALT

1. Teil Theorie

Verzeichnis der Tabellen

Verzeichnis der Abbildungen

Geleitwort zur 12. Auflage

– Jubiläumsauflage –

„Die spezifische Heilkunde verhält sich zur Naturheilkunde wie das Bürgerliche Gesetzbuch zu den Zehn Geboten". Das ist das Glaubensbekenntnis von Werner KOLLATH (siehe Vorwort zur 2. Auflage, vorletzter Abschnitt). Der Einfachheit und Eindeutigkeit der 3000 Jahre alten Zehn Gebote steht die Vieldeutigkeit und Austauschbarkeit der Paragraphen des BGB gegenüber. Das Einfache ist durchaus nicht immer der Anfang; wenn es Bestand haben soll, steht es am Ende eines langen Denkprozesses. KOLLATH baut seine „Ordnung unserer Nahrung" nach dem Gesetz der größtmöglichen Einfachheit auf. Darin liegt die Kraft dieses Werkes, das heute noch seine ungebrochene Gültigkeit besitzt. Jede der ersten 5 Auflagen wurde völlig neu geschrieben. Obwohl KOLLATH ständig an der Fortentwicklung arbeitete, ist er dem Weg der Einfachheit treu geblieben. Aus dem schmalen Band der 1. Auflage vom Kriegsjahr 1942, mit 88 Seiten, wurde bis zur 5. Auflage von 1960 ein Buch von 312 Seiten. Bis dahin erschien „Die Ordnung unserer Nahrung" im Hippokrates-Verlag, Stuttgart. Nach dem Tode Werner KOLLATHs, 19. 11. 1970, wurde das völlig vergriffene Werk nicht wieder aufgelegt. Erst 17 Jahre später, 1977, übernahm der Karl F. Haug Verlag, Heidelberg, die Verlagsrechte, wo in rascher Folge innerhalb von 10 Jahren 7 weitere unveränderte Auflagen erschienen. 1953 wurde die 3. Auflage des Buches unter dem Titel „Verdien av väre näringsmidler" ins Norwegische übersetzt, 147 Seiten, Forlag Fabritius und Sonners, Oslo. Eine Übersetzung ins Englische ist vorgesehen.

Um den Werdegang dieses Buches zu dokumentieren, sind nicht nur sämtliche Vorworte im Original angeführt, sondern auch einige historisch interessante Buchbesprechungen und eine Widmung von Prof. Hermann EULER, dem Präsidenten der Deutschen Gesellschaft für Zahn-, Mund- und Kieferheilkunde, anläßlich der Überreichung des Buches an die Mitglieder der zahnärztlichen Arbeitsgemeinschaften. Seitdem gehören die Zahnärzte zu den verständnisvollsten und besten Freunden für KOLLATHs Wirken.

Elisabeth KOLLATH, Heidelberg, im Januar 1986

EINFÜHRUNG

In dieser Arbeit wird der Versuch gemacht, die Lehre von der Ernährung auf eine allgemeinere und einfachere Basis zu stellen. Die Forschungsergebnisse der letzten Jahrzehnte haben dazu geführt, daß der moderne Mensch in der Ernährung ein kaum lösbares Problem sieht. Nach und nach lernten wir die Wichtigkeit der Kalorien, sodann der Mineralien, schließlich der Vitamine kennen. Eigene Arbeiten des Verfassers bereicherten diese Gruppen von Nahrungsbestandteilen noch um folgende Begriffe: Aromastoffe, nahrungseigene Fermente und hitzestabile Wuchsstoffe.

Das Fehlen von *Kalorien* führt zu Hungerzuständen, das Fehlen von *Mineralien* zu höchst verschiedenen Ausfällen, das Fehlen von *Vitaminen* zu meist umkehrbaren Erkrankungen, den sogenannten Avitaminosen. Fehlen von *Aromastoffen* nimmt der Nahrung einen wichtigen, das autonome Nervensystem beeinflussenden Bestandteil. Fehlen nahrungseigener *Fermente* hemmt wesentliche chemische Vorgänge im Darminnern und das Fehlen von *Wuchsstoffen* wirkt der „Zellmauserung" entgegen. Auf diesem Boden kann „Überalterung" entstehen, wenn von allen Vitaminen nur das Vitamin B_1, dessen Fehlen die Beriberi verhütet, anwesend ist. Und diese Überalterung führt zu irreversiblen „Alterskrankheiten". Die Vorbeugung ist hier allein das einzig Wirksame und Mögliche, während bei den Mineralmangelkrankheiten sowie den Avitaminosen eine rechtzeitige Zufuhr immer noch Heilung auch schwerer Erkrankungen herbeizuführen vermag.

Man hat bisher versucht, die Ergebnisse in Tabellen zusammenzufassen, in der Vorstellung, daß das für die Ernährung der vielen Millionen einzelner Haushalte eine praktische Bedeutung habe. Diese Kalorien-, Mineral- und Vitamintabellen müßten nun um Aromastoff-, Ferment- und Wuchsstofftabellen bereichert werden. Unmöglich wird damit eine Aufklärung, derart, daß jeder sich seine Nahrung mit bestimmtem Ziel zusammenzustellen vermag. Jede Tabelle vermittelt nur Teilwissen und birgt in sich die Gefahr von Einseitigkeiten.

Eine dauerhafte und praktisch brauchbare Ernährungslehre muß aber *einfach* sein. Sie darf nicht schwierige chemische oder gar physikalische Begriffe voraussetzen. Denn diese würden doch nur falsch verstanden werden. Und falsches Wissen ist schlimmer als Nichtwissen. Selbstverständlich dürfen die einfachen Lehren nicht mit wissenschaftlichen Tatsachen in Widerspruch stehen; sie müssen vielmehr gestatten, diese von einer neuen Beleuchtung zu sehen. Die richtige Ernährung muß so selbstverständlich Gemeingut werden, wie heute die Benutzung des elektrischen Stromes Gemeingut geworden ist, ohne daß auch nur die geringsten physikalischen Kenntnisse vorausgesetzt werden.

Auf dieser Grundlage der Einfachheit und Selbstverständlichkeit ist es vielleicht möglich, daß einst der verschüttete *Nahrungsinstinkt* wieder zutage treten kann.

Unter „Instinkt" verstehe ich hier mit *Wundt* „*Entwicklungserzeugnisse* ursprünglich einfacher Reaktionsweisen, die sich im Laufe zahlloser Generationen durch allmählich hinzutretende, sich befestigende und vererbende individuelle Gewohnheiten immer mehr differenziert haben". Infolge dieser Entstehung sind die „Instinkte" nur unter bestimmten Verhältnissen, den gewohnten, natürlichen, *zweckmäßig*, werden aber unzweckmäßig bei *Änderung* dieser Verhältnisse. Instinkte können vervollkommnet werden, sie können auch abgeändert werden. Wenn man von „Instinktlosigkeit" spricht, so meint man *nicht* den *Verlust* dieser Anlage, sondern die Tatsache, daß die *ursprüngliche Anlage sich bei einer Änderung der Umweltverhältnisse nicht entsprechend angepaßt hat.* Das Wesen des Instinkts und eine zweckmäßige Leitung lassen es aber als wahrscheinlich erscheinen, daß dieses Zurückbleiben *aufgeholt* werden kann und daß *neue, zweckmäßige Instinkthandlungen hervorgerufen, gewissermaßen gezüchtet* werden können. Das ist die Aufgabe, der wir uns beim Menschen der hohen Kulturen gegenüber sehen, und um sie zu erreichen, müssen wir uns der einfachsten Mittel bedienen.

Während der Nichtarzt essen kann, ohne von den Teilwirkungen der Nahrungsbestandteile etwas zu verstehen, muß der Arzt das tiefste Wissen davon besitzen. Der Nichtarzt muß die richtige Auswahl aus der „Nahrung" treffen, der Arzt muß neben der Zusammensetzung der Nahrung noch ein vollkommenes Wissen vom „Vorgang der Ernährung" haben. Sonderbarerweise ist die sogenannte „neue Ernährungslehre" *(McCollum* und *Simmonds)* eigentlich nur eine „Beschreibung der Nahrung", worauf ja auch die Tabellen hinweisen. Der Ernährungsvorgang ist erst zum Teil erforscht. Hier bestehen große Lücken, auf die unten verwiesen werden wird.

Das bevölkerungspolitische Ziel, das ich mit dieser Nahrungslehre erstrebe, ist aber noch weiter gesteckt. Auf Grund der einfachen Lehre soll es auch möglich werden, eine landwirtschaftliche, gartenbauliche Gesamtplanung des Bedarfs unseres Volkes aufzustellen.

Ebenso werden die allmählich entstandenen Verfahren des Handels kritisch bewertet werden müssen. Sie entstanden auf der Grundlage des jeweils als sicher erkannten Wissens. Was nicht verboten war, war erlaubt. Es fehlte eine überragende Richtlinie, die etwa so zu formulieren wäre:

Auf dem Gebiet des Nahrungshandels dürfen nur solche Verfahren benutzt werden, deren Unschädlichkeit bewiesen ist.

Am vollkommensten erfüllt die Nahrung ihren Zweck im möglichst natürlichen Zustande: „Je unveränderter die Stoffe in den Körper gelangen, um so wahrscheinlicher erfüllen sie ihre physiologische Aufgabe." (*Rubner,* zitiert nach *Ziegelmeyer,* S. 15.)

Es ist selbstverständlich, daß das Ideal nie vollkommen erreicht werden kann. Trotzdem besteht es als Richtziel. Und deshalb wird man richtig handeln, wenn man die Gesundheitsforderungen stets über das dem Durchschnitt gerade Mögliche hinaus aufstellt. Sache der Gegenwart ist es, das Erreichbare durchzusetzen und das Erwünschte zu erstreben. Dann muß langsam eine Annäherung an das Ideal erreicht werden.

Rostock, den 16. März 1941.

Prof. Dr. W e r n e r K o l l a t h

WIDMUNG!

*Den Mitgliedern der zahnärztlichen Arbeitsgemeinschaften überreiche
ich als Buchgabe der Deutschen Gesellschaft für Zahn-, Mund- und Kieferheilkunde die soeben erschienene Schrift*

KOLLATH: „Die Ordnung unserer Nahrung".

*Ich bin mir zwar bewußt, daß die Kollathschen Untersuchungen von der
Fachwissenschaft noch keineswegs allgemein anerkannt worden sind.
Andererseits sind die von mir erhobenen histologischen Befunde an den
Kiefern und Zähnen von Versuchstieren, auf die sich das neue Kollathsche
Buch wesentlich stützt, so einschneidend und zugleich so überzeugend
gewesen, daß schon aus diesem Grunde ein erhöhtes zahnärztliches Interesse an dem Buche gerechtfertigt erscheint und von unserem Spezialgebiet
aus gesehen die Richtigkeit seiner neuen Lehre sehr an Wahrscheinlichkeit
gewinnt. Dazu kommt noch, daß uns hier anscheinend ganz neue und
aussichtsreiche Wege für die Bekämpfung des Gebißverfalles eröffnet
werden, mit denen man alle wissenschaftlich interessierten Zahnärzte
besonders früh bekannt machen möchte, zumal von ihnen erwartet werden
darf, daß sie einen neuen wissenschaftlichen Gedanken als solchen zu
würdigen wissen, auch wenn er noch nicht die Endgültigkeit erlangt hat,
um ihn als unbestrittene, gesicherte Erkenntnis zur herrschenden Lehr-
meinung zu erheben. Bei der Wichtigkeit der hier angeschnittenen
Probleme erscheint es aber auch wünschenswert, daß neben die zu erwar-
tenden wissenschaftlichen Nachprüfungen noch möglichst reichlich praktische Beobachtungen treten, und hier kommt, soweit es sich um die
Gesunderhaltung des Gebisses handelt, zweifellos der Zahnarzt in beson-
derem Maße in Betracht.*

Breslau, im Jahre 1942.

Euler.
Präsident der
Deutschen Gesellschaft
für Zahn-, Mund- und
Kieferheilkunde.

Vorwort zur 2. Auflage

Die erste Auflage erschien 1942 und umfaßte nur 1200 Exemplare, von denen 600 als wissenschaftliche Jahresgabe der Deutschen Zahnärztlichen Gesellschaft an ihre Mitglieder verteilt wurden. Trotz seiner Seltenheit wurde das Buch bald bekannt und viel verlangt. Die bekannten äußeren Umstände machten einen Neudruck aber erst jetzt möglich.

Der Text wurde völlig neu geschrieben, da nicht nur die neuen wissenschaftlichen Erkenntnisse eingearbeitet werden mußten, sondern auch die Beobachtungen während der Volksernährung in den Kriegsjahren, der Hungerjahre und nach der Währungsreform mit zu berücksichtigen waren. Grundsätzlich konnte die eingeschlagene Richtung beibehalten werden, die Beweise für die Notwendigkeit der aufgestellten Richtlinien wurden aber vertieft.

Das Buch wendet sich nicht nur an den interessierten Menschen, der von sich aus mitarbeiten will an seiner Gesundheit. Es wendet sich an die Ärzte und an alle jene, die verantwortlich sind für die Gesundung der Völker. Es wendet sich an die Wirtschaftler und Politiker, die die Produktion und Verteilung der Nahrung beherrschen, und es wendet sich an die eigentlichen Produzenten, die Bauern und Gärtner, deren sinnvolle Arbeit die Grundlage unserer Ernährung darstellt. Nicht zuletzt mögen die Hausfrauen erwähnt werden, in deren Händen das Schicksal ihrer Familie liegt und von deren Einsicht es abhängt, ob Gesundheit oder Krankheit in der Familie herrschen wird.

Es gibt kaum ein Gebiet der Medizin, das derartig in zahlreiche Fragen des täglichen Lebens, der Wirtschaft und der Politik eingreift. Und demgemäß bekämpfen sich die Meinungen. Die beiden polaren Anschauungen heißen: „Alles ist gut, was die Natur gemacht hat" und „Alles, was der Mensch macht, ist schlecht" (ROUSSEAU). Diese extremen Behauptungen konnten nur zu seiner Forderung führen: „Zurück zur Natur."

Behauptungen und Forderung stehen aber in einem offenbaren Gegensatz zu den Tatsachen, daß in der Natur zahlreiche Unvollkommenheiten und Schädlichkeiten vorhanden sind und daß es dem Menschen in jahrtausendelangem Fleiß gelungen ist, viele dieser Unvollkommenheiten beseitigen zu können. Indes ist nicht zu leugnen, daß der Mensch weit entfernt davon ist, immer den vernünftigsten Gebrauch von seinen Möglichkeiten zu machen, daß er vielmehr dazu neigt, gar zu oft gerade das Gegenteil von dem zu tun, was er vernünftigerweise tun sollte.

Die offenbar zutage tretenden Fehler des Menschen werden aber ebenso überschätzt wie das Gute der Natur. Eine unvoreingenommene sachliche Betrachtung der Entwicklung ergibt vielmehr, daß auf dem Ernährungsgebiet, mit dem wir uns im folgenden beschäftigen, der Natur eigentlich nur *Möglich-keiten* der Entwicklung zu verdanken sind, daß aber alle Fortschritte ausschließ-lich durch die sinnvolle Tätigkeit des Menschen entstanden sind. Dazu gehören die Züchtung der Ackerpflanzen, die landwirtschaftliche und gärtnerische Tech-nik, die Küchenzubereitung, die Nutzbarmachung des Feuers. Mit jedem Fort-schritt aber sind Gefahren verbunden: mit den Getreidefeldern die den Boden einseitig erschöpfenden Monokulturen, mit der Bodenbearbeitung eine Ent-mineralisierung des Bodens durch Auswaschung, mit der Erhitzung die Zer-störung wichtiger Stoffe und Eigenschaften der Nahrungsprodukte.

Ausgehend von den Beobachtungen, daß derartige Schäden Ursache mensch-licher Erkrankungen werden können, wurde in einseitiger Beurteilung die Zu-bereitung durch Feuer insgesamt von manchen abgelehnt und der Rohgenuß vorgeschrieben. Dabei übersah man, daß eine derartige Forderung in den größten Gebieten der Erde und für die meisten Menschen undurchführbar sein muß. Man übersah aber auch, daß durch die Anwendung des Feuers eine un-entbehrliche Voraussetzung für die Entwicklung menschlicher Kulturen und für die Ausbreitung der Lebensräume geschaffen war. Statt nun danach zu streben, die mit diesen Fortschritten offenbar unvermeidlichen Schäden einzudämmen und durch entsprechende Maßnahmen aufzuheben, fügte sich die Mehrzahl diesen schädlichen Einwirkungen. Es gab früher keinen Weg, um die Pflanzen-kost so zuzubereiten, daß sie für den Menschen genießbar und schmackhaft wurde, ohne daß andere Schädigungen eintraten. Entweder mußte man sich auf solche Produkte beschränken, die ohne mechanische zusätzliche Zerkleinerung genießbar waren, was für die Mehrzahl zu einer chronischen Unterernährung geführt hätte, oder man mußte die bei der mechanischen Zerkleinerung mit den alten eisernen Instrumenten schnell eintretenden Folgen, wie Oxydationsverluste, in Kauf nehmen, die in einem schnellen Unansehnlichwerden bestanden und mit starken Vitaminverlusten einhergingen. Dadurch aber wurde der erwünschte Effekt zum größten Teil illusorisch gemacht.

Es ist der menschlichen Erfindungskunst nun gelungen, in den rostfreien Instrumenten aus *Chromstahl* ein Material zu schaffen, das eine mechanische Zubereitung der pflanzlichen Frischkost erlaubt, die diese früher unvermeid-lichen Verluste auf ein Minimum herabsetzt, die also *erstmalig unsere Ernäh-rungsgrundlage auch nach der Seite der gesundheitsbringenden Eigenschaften hin erweitern kann.* Das bedeutet, was man merkwürdigerweise bisher nicht erkannt zu haben scheint, daß wir jetzt die Möglichkeit haben, *die mit der Erhitzung verbundenen Schäden durch Hinzunahme einer auf dem modernen Wege zubereiteten pflanzlichen Frischkost auszugleichen.* Für die Ernährung des Menschen ist diese Erfindung ebenso wichtig wie die Anwendung des Feuers in den Urzeiten. Sie muß nur in ihrer Bedeutung erkannt und angewen-det werden.

Natürlich wird es schwer sein, alte und beliebte Gewohnheiten umzuändern; die Geschichte der Ernährung aber zeigt uns, daß derartige Fortschritte sich trotz anfänglichen Widerstrebens doch immer durchgesetzt haben, sobald der Sinn und der Gewinn erkannt waren. Es ist eine besondere Aufgabe der Medizin, hier mitzuwirken und diese Möglichkeiten nicht nur für die Behandlung von Krankheiten, sondern auch für die Vorbeugung auszunutzen. Verhältnismäßig wenig Krankheiten sind uns von der Natur zugemessen, in erster Linie die ansteckenden Krankheiten, ferner ein gewisses Maß von Verletzungen und von angeborenen Schäden. *Die große Mehrzahl aller Krankheiten aber ruft der Mensch durch sein falsches Verhalten selbst hervor,* und diese werden besser *vermieden,* als daß man sie eintreten läßt und dann *bekämpft.* Es ist auch billiger. Unter diesen vom Menschen herbeigeführten Krankheitsursachen spielen die *Folgen fehlerhafter Ernährung eine Hauptrolle.* Sie bilden die wesentliche, unspezifische Grundlage der meisten Krankheiten. Und mit unspezifischen Mitteln sollten sie verhindert und auch nach Möglichkeit geheilt werden.

Statt dessen geht das Streben der experimentellen wissenschaftlichen Medizin dahin, den spezifischen Ursachen spezifische Heilmittel entgegenzusetzen und das Unspezifische nicht genügend zu beachten. Wenn nun das Spezifische ein Kennzeichen der wissenschaftlichen Heilkunde ist, so gehört das Unspezifische zur Naturheilkunde. Und das Verhältnis zwischen beiden läßt sich am besten folgendermaßen kennzeichnen: *Die spezifische Heilkunde verhält sich zur Naturheilkunde wie das Bürgerliche Gesetzbuch zu den zehn Geboten!* Wer den rechten Weg geht, für den genügen die zehn Gebote. *Habe Ehrfurcht vor der Natur und ihrer Gabe, deiner Nahrung!*

Bei der Verflechtung unserer wirtschaftlichen und politischen Organisationen ist es für das Individuum fast immer unmöglich, die Folgerungen aus einer Lehre der Gesundheit zu ziehen. Alle Kräfte und Mächte müssen dazu mitwirken, ebenso die Technik, und sie werden es tun, sobald die Menschen einzusehen gelernt haben, daß es *zwei wirklich große Werte in unserem Leben gibt,* denen gegenüber wir eine gewisse Freiheit haben: *die Gesundheit und die Zeit.* Krankheit kostet Geld *und* Zeit, ist also ein doppelter Verlust und ein Beweis für eine falsch angewendete Freiheit unseres Handelns. Ein gesünderes Dasein für die Menschen ist möglich, und die Nachwelt wird darüber urteilen, ob wir, d. h. unsere Generation, unsere Aufgabe verantwortungsbewußt erfüllt haben, oder ob wir, befangen in überschätzten Vorstellungen, die kommenden Generationen der Krankheit überantwortet haben. Diese Frage muß man sich vorlegen und nicht nur die Frage nach eigenem Gewinn oder Verlust.

Hannover, 30. Juli 1950, Hohenzollernstraße 16 WERNER KOLLATH

VORWORT ZUR DRITTEN AUFLAGE

Die zweite Auflage war innerhalb von etwa einem halben Jahr vergriffen. Umfangreiche Änderungen waren deshalb nicht möglich. Einige Teile wurden entsprechend den neuen Ergebnissen umgearbeitet, Anregungen der Besprechungen ausgewertet. Das Register wurde dem Buch zugefügt, womit ein wesentlicher Mangel behoben ist.

Möge das Buch den ihm zugedachten Weg weiter gehen: sachlich und unaufdringlich im Sinne einer gesunden Ernährung zu wirken.

F r e i b u r g i. Br.,
Zasiusstraße 16

Prof. Dr. Werner K o l l a t h

VORWORT ZUR VIERTEN AUFLAGE

Unerwartet schnell ist die dritte Auflage vergriffen, und damit ist der Beweis geführt, daß das Buch seine Aufgabe zu erfüllen vermag. Das Ziel „Laßt unsere Nahrung so natürlich wie möglich!" wird nicht nur in den Kreisen der Anhänger der natürlichen Heilverfahren anerkannt, sondern schon — wenn auch ohne Angabe der Herkunft — in fachwissenschaftlichen Kreisen verwendet. Mehr kann man kaum erreichen und dieser Erfolg befriedigt. Der Verfasser hofft, daß sich trotz aller Verschiedenheiten der Auffassungen und Konstitutionen der Wissenschaftler langsam doch eine gemeinsame Basis für eine vollwertige Nahrungsgestaltung finden lassen wird. Vielleicht sind folgende Erwägungen dazu zweckmäßig:

1. Wir forschen, weil wir nicht alles wissen.

2. Unser Wissen, auf dem die Wissenschaft beruht, ist also unvollkommen.

3. Eine wissenschaftliche Lehre, die nur das beinhaltet, was bekannt und anerkannt ist, muß zwangsläufig unvollständig sein und in der Praxis einseitig werden.

4. Es ist in der Praxis notwendig, auch das mit zu berücksichtigen, was noch nicht erforscht, in der Natur aber vorhanden ist.

5. Aus der Summe natürlicher Gegebenheiten und wissenschaftlicher Tatsachen kann sich eine Lebensgestaltung entwickeln, die der Gesunderhaltung der Menschen erfolgreich dient.

Die Richtlinien, die der Verfasser in seinen Arbeiten befolgt hat, sind frei von jedem Fanatismus. Das muß deshalb gesagt werden, weil sich Fanatiker sowohl auf der einen wie auf der andern Seite finden. Nach dem Bertelsmann-Lexikon ist ein Fanatiker „ein von einer extremen Vorstellung oder Idee besessener Mensch, der diese Idee mit blinder Leidenschaft und Unduldsamkeit verfolgt und durchzusetzen bestrebt ist". Der fanatische Wissenschaftler, der nur sein Fach kennt, verfolgt aber nicht nur seine Probleme, sondern er verfolgt auch die Andersdenkenden.

Die Beurteilung wird dadurch so schwierig, daß sich gerade bei wirtschaftlich großen Objekten reine Handelsinteressen unter dem Mantel einer sogenannten „Wissenschaft" tarnen. Dabei wird der magische Einfluß, den heute das Wort Wissenschaft besitzt, mißbraucht. Man muß deshalb vorsichtig bei der Bewertung von Urteilen sein, die aus Kreisen von wissenschaftlich ausgebildeten Angestellten der Industrie stammen. Das Ideal der objektiven Beurteilung, wie es in dem ehemaligen Kaiserlichen Gesundheitsamt gesichert war, muß wieder erreicht werden.

Der Weg, der in diesem Buch beschritten ist, ist von dem bisherigen Weg der chemischen Betrachtungsweise verschieden. Diese kann nur jene Daten geben, die ihrem Wesen entsprechen. Der Ernährungsvorgang wird aber auch durch andersartige Bedingungen beeinflußt, die über die rein chemische Betrachtung hinausgehen, und zwar durch das Verhalten des Menschen zu der Auswahl der Nahrung. Dieses Verhalten unterliegt nicht nur den experimentellen, im Laboratorium feststellbaren Tatsachen, die in ihrer Richtigkeit nicht beeinflußt werden; es wird aber auch durch die seelische Struktur des Menschen wesentlich mitbestimmt. Aus diesem Grunde wurden in dieser vierten Auflage die Methoden und Ziele der neuen biologischen Richtung, der sogenannten „Verhaltensforschung", erstmalig eingearbeitet. Es ist notwendig, alles Geschehen und Tun auf diese „ganzheitlichen" Gesichtspunkte abzustimmen: die Ganzheit des Menschen, der Gemeinschaften und der Nahrung.

Der Verfasser hat ferner, um eine einheitliche Linie in die vorbeugenden Maßnahmen zu bringen, in diesem Buch den Begriff der „Vorbeugungskette" aufgestellt. Er fühlt sich dazu berechtigt, nachdem es ihm gelungen ist, seine theoretischen und experimentellen Befunde in die Praxis umzusetzen, um einige nachgewiesenen Lücken in der Volksernährung auszufüllen. Nachdem sich diese Verfahren bereits bewährt haben, wird deshalb in dieser vierten Auflage ausführlicher über diese praktischen Maßnahmen berichtet als bisher.

Aus der Programmschrift, die diese Schrift 1942 war, ist langsam eine Anweisung für eine gesunde Praxis des täglichen Lebens geworden. Vor allem mußte mehrfach darauf hingewiesen werden, daß die vollwertige Ernährung zwar außerordentlich wichtig ist, daß sie aber durch schädliche Einflüsse der Lebensführung weitgehend aufgehoben werden kann. Man darf nicht alles nur von der Ernährung erwarten, sondern muß den Menschen zugleich als Individuum und als soziales Wesen betrachten. Diese großen Aufgaben konnten hier nur angedeutet werden.

Freiburg/Br., den 30. März 1955

Kartäuserstraße 75   Prof. Dr. Werner KOLLATH

Völlig neu bearbeitete und erweiterte 4. Auflage, 1955, 276 Seiten, HIPPOKRA-
TES-Verlag – Stuttgart
Werner KOLLATH schreibt für diese 4. Auflage, auf der Basis der ersten Auflagen, ein neues Buch, dessen Umfang 100 Seiten über der 3. Auflage liegt und in
das er die inzwischen gesammelten Erkenntnisse einarbeitet. Das Buch ist noch
erfolgreicher als die ersten Auflagen und wird viel diskutiert.

Prof. Dr. Hermann EULER, Köln, in Deutsche Zahnärztl. Zeitschrift 12 (1956)

*„Langsam aber sicher setzen sich die Gedanken KOLLATHS zum Ernährungs-
problem durch. Anders kann man die Tatsache nicht deuten, daß in un-
verhältnismäßig kurzer Zeit nun bereits die 4. Auflage der ‚Ordnung unserer
Nahrung' notwendig wurde. Und auch diese 4. Auflage, das darf man wohl
vermuten, wird dem Autor neue Anhänger verschaffen. Nicht nur, daß
er selbst unablässig weiterarbeitet und immer wieder überprüft, nicht nur,
daß seine so sorgfältig untermauerten Folgerungen, die keineswegs nur an
der chemischen Betrachtung kleben, immer dringlicher wirken, es ist vor
allem auch die lebens- und praxisnahe Auswertung dessen, was er erarbeitet
hat. Das zeigt sich gerade in der 4. Auflage am stärksten durch die Vorschläge für das richtige ‚Verhalten des Menschen zur Auswahl der Nahrung'. Das zeigt sich ebenso bei dem in der 4. Auflage neu eingeführten
Begriff der ‚Vorbeugungskette'. Der an dem Ernährungsproblem wissenschaftlich Interessierte wird mit der gleichen Dringlichkeit angesprochen
wie die Hausfrau, gleichviel, ob es sich um große Grundfragen handelt
oder um kleinste Einzelheiten in der Alltagsküche bis herab zur richtigen
Zusammensetzung einer Salattunke. Und doch bei allem Streben nach
einer gemeinsamen Basis für eine vollwertige Ernährungsgestaltung keine
Einseitigkeit: ‚man darf nicht alles nur von der Ernährung erwarten, sondern muß den Menschen zugleich als Individuum und als soziales Wesen
betrachten'."*

ORTLOFF, Allgemeine Homöopathische Zeitung, Bd. 201 (1956)

*„Der Wert des Buches liegt in der einmalig gerundeten Gesamtschau des
Ernährungsproblems. Hierdurch erscheinen viele an sich schon bedeutende
Einzeltatsachen erst im richtigen Licht und rücken schließlich – wie von
selbst – an den ihnen gebührenden Platz innerhalb dieses großen Ordnungs-
baues. Die Ernährung ist ein universelles Problem ersten Ranges, dessen
Wurzeln weit über das Gebiet der Medizin und der Naturwissenschaften
hinausreichen. ‚Im Reich des Lebendigen ist das Ganze mehr als nur die
Summe seiner Teile.' ...*

*Besonders lesenswert wird das Buch nicht zuletzt durch die hohe ethische
Einstellung des Verf., welcher die Gesundheit des Einzelmenschen wie
auch der Gemeinschaft allen anderen Interessen voranstellt."*

Vorwort zur 5. Auflage

Die verschiedenen Auflagen dieses Buches spiegeln die Vorgänge auf dem Gebiet der Ernährungslehre seit etwa 20 Jahren. Gleichzeitig lassen sie erkennen, wie nach einem anschaulichen, den Laien und insbesondere den praktischen Arzt überzeugenden Wege gesucht wurde, um die unübersehbar gewordene wissenschaftliche Ernährungsliteratur in leicht faßliche Grundbegriffe zu unterteilen. Denn die Vitaminlehre, die heute das Feld beherrscht, ist doch nur *ein* Sondergebiet des Gesamtvorganges: *Ernährung*. Die individuell verschiedene Reaktion des Organismus bleibt nahezu unberücksichtigt, und damit ist das Geschehen im Lebendigen aus der Diskussion ausgeschlossen. Und doch ist es dieses, was jeden einzelnen am meisten interessieren sollte.

An die Stelle der Sammelwerke von Spezialarbeiten wird hier eine *Ordnung* aufgestellt, die auf einige wenige, alles Lebendige umfassende Phänomene zurückgeht.

Die übergeordnete, nicht nur die Ernährung betreffende Methodik besteht darin, daß das Problem Ernährung von zwei Seiten behandelt wird, einmal *deduktiv*, d. h. von der Ganzheit her gerichtet auf die Einzelheiten, sodann *induktiv*, d. h. von den durch experimentelle Spezialforschung gewonnenen Ergebnissen her aufsteigend zu einer Annäherung an den Ganzheitsbegriff. Durch diese Betrachtungsform soll die Einseitigkeit des heute herrschenden induktiven Denkens behoben werden. Zugleich soll aus einfachen, unsern Sinnen zugänglichen Eindrücken her das Verständnis für eine *natürliche Ordnung* erleichtert werden.

Die sachliche Anordnung derjenigen Naturprodukte, die uns zur Nahrung dienen, erfolgt nach dem unumstößlichen Gesetz, daß alles Leben der Tiere und Menschen an die vorhergehende biotische Tätigkeit der Pflanzenwelt gebunden ist. Man darf dieser Pflanzenwelt die Mehrzahl der Mikroorganismen des Bodens zuordnen. Deshalb stehen alle pflanzlichen Produkte über den tierischen Nahrungsmitteln. Daraus ergibt sich die *Rangordnung*.

Um den Ernährungswert der einzelnen Produkte zu kennzeichnen, wurde eine weitere Unterteilung in sechs Wertstufen getroffen, die durch menschliche Maßnahmen gewohnheitsmäßig erfolgen. Diese *Wertstufen* lassen erkennen, wie die Produkte von dem Ganzheitswert, dem Natürlichen, schrittweise abnehmen bis zu den Rein-Präparaten, die nur noch ihren speziellen Teilwert behalten haben.

Die Natur wird als die übergeordnete und letzten Endes unerforschliche Manifestation des Weltalls betrachtet. In ihr herrscht das Gesetz von der Entwertung der Energie, das in der Physik unter der Bezeichnung des Zweiten

Hauptsatzes der Energielehre bekannt ist und ebensoviel mißverstanden wird, weil Physiker und Biologen bzw. Ärzte hier eine verschiedene Sprache sprechen. Dies Gesetz gilt nur für „geschlossene" oder „dem Wesen nach geschlossene" Systeme. Innerhalb dieser Systeme kann es aber örtlich „offene" oder „halb-offene" Systeme geben, innerhalb derer es nicht zu einer Entwertung der Energie, sondern zu einer Wertsteigerung kommt. Auf Grund der vorliegenden Beobachtungen wird die Theorie aufgestellt, daß das Lebendige dadurch gekennzeichnet sei, daß in der lebenden Zelle beide, scheinbar entgegengesetzt gerichteten Prinzipien zusammen vorkommen. Die Prozesse selbst sind im Zellinnern verschieden lokalisiert. Eine Folge der Nichtbeachtung dieser Doppelfunktion seitens der Ernährungslehre ist die einseitige Bevorzugung der Kalorienlehre gegenüber denjenigen Tendenzen, die die Zellerneuerung herbeiführen. Es wird angenommen, daß hier möglicherweise Beziehungen zu den Nukleinsäuren bestehen könnten, die alsdann den „Vitaminen" übergeordnet wären. Diese Ausführungen sind als eine Forschungsaufgabe für die Wissenschaft gedacht. Dem Laien sollen sie aber klar machen, welche großen Lücken in der Erforschung der Ernährungsfragen noch bestehen.

Das letzte Ordnungsprinzip dieses Buches gilt der Stellung des Menschen in der Natur. In dem Gesamtrahmen der Betrachtung kann dem Menschen nicht eine Herrschaftsrolle zuerkannt werden, derart, daß er rücksichtslos alles, was die Natur zu bieten vermag, ausraubt und sich nutzbar macht, sondern ihm kann auf Grund seiner einmaligen Eigenschaften nur eine nachgeordnete Rolle zuerkannt werden, diejenige eines unablässigen Dienens an dem Lebendigen insgesamt.

Es soll mit diesen Ordnungsprinzipien keine starre Ordnung aufgestellt werden, sondern eine Anregung zum eigenen Denken und Forschen sowie zur eigenen Lebensgestaltung.

Ein Wort von G. CH. LICHTENBERG möge den vorsichtigen Optimismus, den der Verfasser hegt, kennzeichnen: „Ob es besser wird, wenn es anders wird, kann ich nicht sagen; aber es muß anders werden, wenn es besser werden soll."

Porza sopra Lugano, den 12. 3. 1960   WERNER KOLLATH

In der Zeitschrift *Diaita,* 1 und 2 (1961), schreibt *Dr. med. Heinrich* JUNG, *Bad Nauheim,* eine sehr umfangreiche Abhandlung, aus der nur ein Absatz zitiert sei:

„*Es gibt wohl kaum ein Buch, das so viel Erfahrung widerspiegelt, wie sie hier auf Grund von* Experimenten *und einmaligen* Intuitionen *vorgetragen wird.*

Dieses Buch ist das Vermächtnis des größten Ernährungshygienikers, dem die Schweiz in BIRCHER-BENNER *eine ähnliche Gestalt entgegenzustellen hat.*

Bei KOLLATH wird das Experiment wie bei jedem großen Forscher eigentlich nur dazu benutzt, um eine bereits in der Schau fertige Erkenntnis zu untermauern und sicherzustellen. *Jeder Experimentator, der sich anschickt, ein solches Werk zu widerlegen, sollte sich fragen, ob er das Recht dazu hat, einen Mann anzugreifen, der die Resonanz der ganzen Welt besitzt und maßgebend an der Schaffung des neuen Lebensmittelgesetzes beteiligt ist. Was* KOLLATH *will, ist das beste, was gelehrt werden kann, um das Unheil von der kultivierten Welt abzuhalten.*"

Dr. med. Erich STIEFVATER/*Freiburg* in „*Erfahrungsheilkunde*" 1961, No. 6
Band 1
„*Die 5. Auflage dieses Standard-Werkes darf heute als das klassische Werk über unsere Ernährung angesehen werden.* KOLLATH *hat den Mut bewiesen, einen eigenen Standpunkt zu haben, der nicht nur auf exakten wissenschaftlichen Grundlagen beruht, sondern auch auf einer über bloße Wissenschaftlichkeit hinausgehende Kraft, für kommende Generationen zu planen.*

Das Studium dieses Buches und die Anwendung seiner Ergebnisse ist für den praktischen Arzt eine ebenso beglückende wie verpflichtende Arbeit. Es wäre wünschenswert, daß nicht nur Ärzte und Biologen, sondern vor allem auch Pädagogen und nicht zuletzt der Staat selbst in diesem Buch Gewissensforschung halten."

Vorwort zur 6. Auflage

Vor 35 Jahren, 1942, war Werner KOLLATHS „Ordnung unserer Nahrung" erschienen. Der schmale Band von 85 Seiten erregte Aufsehen. Dem damals 50jährigen Forscher war es geglückt, der unübersehbaren Vielfalt von wissenschaftlichen und unwissenschaftlichen Systemen, wie sie sich in immer wieder überholten Vitamin-, Kalorien- und Mineraltabellen usw. ausdrückte, die „Grundlagen einer dauerhaften Ernährungslehre" entgegenzusetzen.

Unter Berücksichtigung des Lebendigen wies KOLLATH den Weg vom Teilwert zum Vollwert der Nahrung, wozu ihm eine Reihe anschaulicher graphischer Darstellungen diente, die in ihrer genialen Einfachheit auch heute noch ihre volle Gültigkeit haben. Sie sind die unverrückbaren Grundmauern für alle nachfolgenden Auflagen geblieben, in denen KOLLATH seine weiteren Erkenntnisse entwickelte.

Da sämtliche Auflagen vergriffen sind, werden alle, die sich um den Besitz eines Exemplars dieser „Ordnung der Nahrung" vergebens bemüht haben, es dem Karl F. Haug Verlag GmbH zu danken wissen, daß er die nun vorliegende 6. Auflage ermöglicht hat.

Diese Auflage ist als Jubiläumsauflage anläßlich des
85. Geburtstages von Werner KOLLATH
am 6. 11. 1977 gedacht.

Porza sopra Lugano, 29. März 1977   ELISABETH KOLLATH

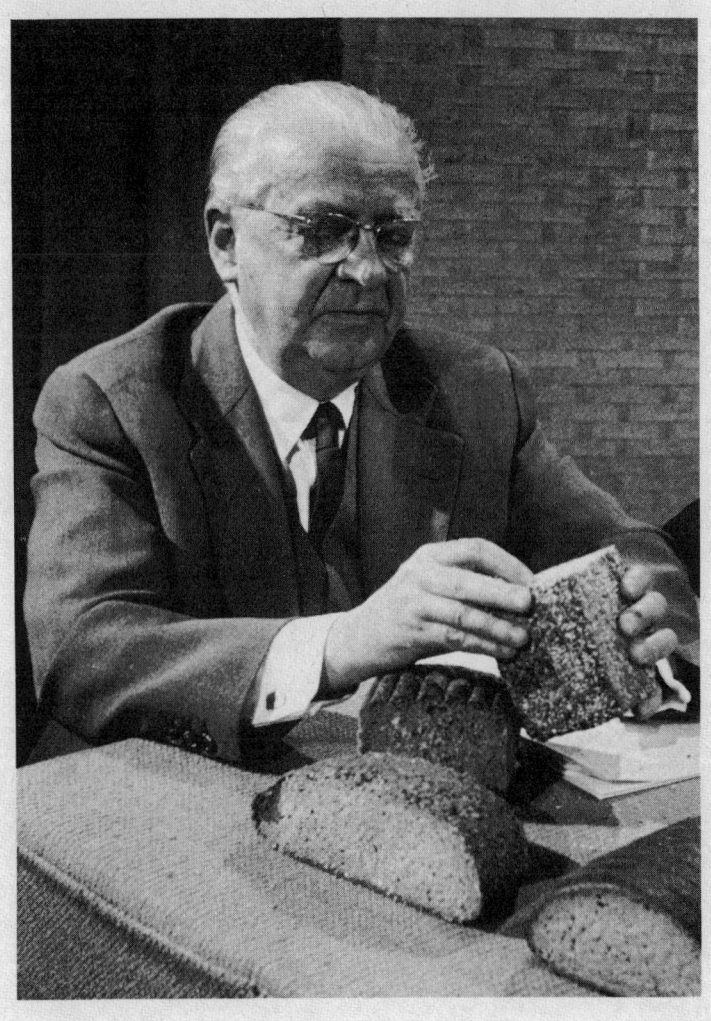

*Werner Kollath bei der Brotprüfung während eines Fernsehvortrages
über „Vollkorn und Vollkornbrot"
Südwestfunk Baden-Baden, Februar 1958
Foto C. A. Castagne – Presse Bildberichter,
Haueneberstein bei Baden-Baden*

I. TEIL
THEORIE

Die Ordnung unserer Nahrung

Wie erfolgt die Nahrungswahl?

Die Nahrungsaufnahme der Pflanzen erfolgt auf Grund der Möglichkeiten, die die chemische und klimatische Einheit des Bodens bietet; letzten Endes ist das Schicksal der Pflanze weitgehend an den Zufall gebunden.

Das Tier, das seine freie Beweglichkeit bekommen hat, ist gezwungen, seine Nahrung selbst aufzusuchen. Um die richtige zu finden, besitzt es eine beneidenswerte Einrichtung, den Instinkt, jenen rätselhaften biologischen Komplex an Stammeserfahrung, der „vererbt" wird und ohne den das Tier sich nicht am Leben halten könnte.

Die Existenz des Menschen ist demgegenüber dadurch gekennzeichnet, daß er weder zwangsmäßig oder zufällig in eine für seinen Organismus besonders geeignete Gegend hineingeboren wurde, noch überhaupt für eine bestimmte Umwelt geschaffen ist. Die Forschungen von ADOLF PORTMANN haben ergeben, daß der Mensch auch sonst von Geburt an den ihm am meisten ähnlichen Affenarten gegenüber im Nachteil ist: Er ist eine physiologische Frühgeburt, da der neugeborene Mensch erst nach einem Jahr extrauterinen Lebens ungefähr jene Ausbildung der Organe erreicht, wie sie der neugeborene Affe mitbekommt. Aus dieser Unvollkommenheit entsteht die notwendige Bindung des Kindes an die Mutter, die Vorstufe späteren sozialen Verhaltens. Der Mensch ist ferner nicht „umweltgebunden" oder für eine bestimmte Umwelt geformt, sondern muß seine Umwelten selbst formen und gestalten, wenn er am Leben bleiben will. Gehirn und Hand, Denken und Handeln, geben ihm die Möglichkeit dazu, als seine ihm besonders verliehenen natürlichen Eigenschaften.

Der Mensch ist aber nicht durch Geburt dazu gezwungen, den jeweils zweckmäßigsten Gebrauch von diesen natürlichen Eigenschaften zu machen, sondern kann auch völlig sinnwidrig, ja schädlich handeln; er dürfte das einzige Lebewesen sein, das nicht nur andere, sondern auch sich selbst umbringen kann[1].

---

[1] „Der Mensch ist das einzige Lebewesen, das seine Nahrung zerstört, bevor es sie ißt."

Man kann in diesen Eigenschaften die höchste Form der ihm gegebenen „Freiheit" sehen. Die Natur hat sie ihm gegeben. Was er damit anfängt, ist offenbar seine Sache.

Die Untersuchungen der vergleichenden Anatomie lassen erkennen, daß der Mensch ein Gebiß besitzt, das weder ein Raubtiergebiß noch ein Wiederkäuergebiß ist, vielmehr in der Mitte steht. Wir bezeichnen dies Gebiß als das Gebiß des Allesfressers, vielleicht eher noch des Früchteessers. Diese Beobachtungen von Evers dürfen nicht dazu verleiten anzunehmen, daß der Mensch dies Gebiß dadurch erworben hat, daß er früher von Früchten lebte, sondern nur, daß er die körperliche Eignung zu dieser Ernährungsform von der Natur erhalten hat.

Aus der Vorgeschichte und Frühgeschichte der Ernährung müssen wir vielmehr feststellen, daß der früheste Mensch der Eiszeiten und der Altsteinzeit auf die Ernährung durch das Fleisch der Jagdtiere angewiesen war, und daß er nur im Sommer und Herbst gelegentlich etwas primitive Pflanzenkost ergänzend essen konnte.

Eine gewisse Vorstellung von dieser primitiven Ernährung können wir uns machen, wenn wir die Lebensgewohnheiten der einfachsten, heute noch lebenden Nomaden studieren. Es gibt hier eine sehr interessante Zusammenstellung von Matthias Hermanns, „Die Nomaden von Tibet" (1949), die uns über einen bereits vorgeschrittenen kulturellen Zustand berichtet, wie er etwa um 10 000 v. Chr. beim Übergang zur Jungsteinzeit geherrscht haben mag, als die damaligen Menschen vom Zustand des primitiven Wildbeutertums zur Viehzucht und zum ersten Ackerbau übergegangen waren. Die Menschen der Altsteinzeit konnten infolge Fehlens von Tongefäßen nicht kochen, sondern nur das Fleisch am offenen Feuer braten. Meist dürfte dies Fleisch, das kaum ausreichend abgelagert gewesen war, ziemlich zäh gewesen sein, wie es Hermanns z. B. bei seinen Nomaden schildert: „Beim Kauen tun einem bald die Backen weh, die Kaumuskeln werden stark entwickelt und beeinflussen die Kopfbildung, besonders auch die Überaugenwülste, die als Muskelwiderlager dienen". Wenn diese Nomaden zum Ackerbau übergehen, weniger Fleisch und mehr Mehlspeisen essen, verändert sich der körperliche Habitus in einigen Generationen. Die Gesichtsformen werden weicher. Es können neue Phänotypen entstehen.

Erst um 10 000 v. Chr. hat sich der große Umschwung zum Ackerbau vollzogen; die Getreidekost tritt immer mehr hervor und wird zur Nahrungsgrundlage. Viel später, vielleicht zwischen 2000 und 1000 gelangt aus Ostasien der Gartenbau nach dem vorderen Orient, noch später nach Griechenland und über Rom ins römische Weltreich. Zwischen 200 und 100 v. Chr. gibt es viele Gartenpflanzen, Gemüse und Obst, meist wohl mit den Kriegen aus Asien importierte Pflanzen. Die Germanen besaßen um 1000 v. Chr. an Obst nur den Apfel. Die für uns wichtigsten Gemüse- und Gewürzpflanzen werden zwischen 500 und 1500 n. Chr. gezüchtet, und erst im letzten Jahrtausend gelangen wir zu dem Reichtum an Gartenpflanzen, den *wir* als „normal" betrachten. *Die Möglichkeit, neben der Getreidenahrung die Gartenprodukte zur Sicherung der Ernährung zu verwenden, ist also sehr jung.* Es könnte aber sein, daß diese unzweifelhafte Tendenz von dem Fleisch der Jagdtiere über das Getreide zu den Gartenkulturen *einer zwar sehr langsamen, aber scheinbar naturgegebenen, vom Menschen geförderten Bevorzugung der Pflanzenkost entspricht,* derart, daß die vegetarische Kost zur Hauptnahrung bestimmt ist. Die historischen Daten würden der Bildung des menschlichen Gebisses entgegenkommen, genau gesagt: Der zukünftige Mensch wäre Vegetarier in erster Linie. Ein solcher Prozeß erscheint vom heutigen Standpunkt her betrachtet völlig unmöglich, zumal die „Erziehung" der Verbraucher in Europa und Amerika unter dem Einfluß einer — physiologisch fehlerhaft begründeten (s. S. 103 ff.) — Bevorzugung tierischen Eiweißes und der Wirtschaftsinteressen der produzierenden Gewerbe einer solchen Entwicklung mit allen Mitteln entgegenzuwirken bemüht ist. Besonders interessant ist dabei, daß eines der wichtigsten Argumente darin liegt, daß die Menschen um 1975 oder nach 2000 n. Chr. infolge ihrer dann „wahrscheinlich" herrschenden Lebensbedingungen diesen hohen Eiweißbedarf haben würden. Baade schätzt in seiner „Weltwirtschaftslehre", daß bereits der heutige Mensch 2—3 mal so viel essen könne, wie er ißt — daß er aber kaum das Vierfache würde essen können.

Die meisten essen aber schon heute etwa das Doppelte von dem, was ihnen zuträglich wäre!

Dabei leiden heute wohl immer noch etwa $^2/_3$ der Menschheit an Hunger, haben eine nicht ausreichend produktive Landwirtschaft und sind — gemessen am europäisch-amerikanischen Standard — unterentwickelt. Hier liegen wohl die wichtigsten weltpolitischen Gegenwartsprobleme.

Die *Grenze* liegt also nach Baade nicht in der Produktion, die heute bereits im europäisch-amerikanischen Bereich stärker angestiegen ist als die Bevölkerungszahl, sondern in der Absatzfähigkeit der Produkte.

Diese Ausführungen zeigen also, welche Sorgen man sich heute um die Ernährung der Menschen in 20—50 Jahren macht. Diese Art des Denkens und Handelns geht aber an der Frage vorbei, ob denn die heute lebenden Menschen schon so ausreichend und gut versorgt sind, daß wir Grund haben, uns die Köpfe über die Menschen der Zukunft zu zerbrechen. Der Arzt, der seinem heutigen Krebspatienten den Trost gibt, man würde seinen Krebs in 50 Jahren heilen können, dürfte kaum eine erfolgreiche Praxis bekommen. Wir haben uns also die Frage vorzulegen, *ob denn wir alles getan haben, was wir unserer Gegenwart schulden.* Diese Frage dürfte kaum zu bejahen sein. Eine solche Aufgabe aber soll eine leicht und allgemein verständliche Ernährungslehre erfüllen, die den uralten physiologischen Bedürfnissen der Menschen gerecht wird, ohne in Widerspruch zu sicher anerkannten Versuchsergebnissen zu geraten. Denn ohne diese doppelte Sicht — nach rückwärts und auf die Gegenwart — wird man kaum jene Zukunft erreichen, um deren Ernährungsprobleme die Menschen sich heute sorgen.

Dem Durchschnittsverbraucher ist es wahrscheinlich ziemlich gleichgültig, ob seine Nahrung die anerkannten Bestandteile enthält. Er will satt werden und nicht zu viel bezahlen; auch möchte er körperlich leistungsfähig bleiben. Von seiner ausreichenden geistigen Leistungsfähigkeit ist er natürlich überzeugt. Schließlich will er, daß ihm die Mahlzeiten schmecken; das pflegt dann der Fall zu sein, wenn er eine Mahlzeit bekommt, an die er von Kindheit an gewöhnt ist.

Diese Gewohnheitskost ist aber gerade jene Kost, die auf Grund der heutigen Erfahrungen als unzureichend anzusehen ist, und hier liegt das wichtigste Hemmnis einer Verbesserung der Eßgewohnheiten. „Was der Bauer nicht kennt, das ißt er nicht", dies Wort gilt auch für die meisten Städter. Auf dieser Erfahrung sind die Speisekarten der Gasthäuser aufgebaut.

Wenn die oben genannten Wünsche erfüllt sind, scheint alles in Ordnung, sofern die Nahrungsmittel frisch und schmackhaft sind; auch sollen sie appetitlich „aussehen", wie man es gewohnt ist. Den Gehalt an Wirkstoffen kann man ebensowenig schmecken wie den an künstlichen Zusatzstoffen, die in der Natur nicht vorkommen und die aus irgendwelchen Gründen der Nahrung beigemischt worden sind. Man kann mit Beziehung auf das einzelne Nahrungsmittel von „nahrungsfremden Stoffen" sprechen, aber für jeden Fall besonders. Der jetzt gesetzlich eingeführte Begriff „Fremdstoffe" ist nur geeignet, Verwirrung zu stiften im Interesse jener, die die „Grenzen zwischen dem Echten und Unechten nicht erkennbar halten wollen oder gar grundsätzlich unerkennbar machen wollen" (SEDLMAYR, S. 11).

Ganz unsicher wird das Urteil des einzelnen Verbrauchers, wenn er entscheiden möchte, ob nicht wesentliche Bestandteile aus seiner Nahrung entfernt worden sind. Wem soll er glauben, „gewissen Kreisen" der einen oder „gewissen Kreisen" der andern Richtung? In solchen Fällen bleibt die alte Gewohnheit bestehen und eine Besserung erfolgt eigentlich nur, wenn der Verbraucher selbst krank wird und zufällig eine ärztliche Behandlung erfährt, bei der er ohne pharmazeutische Mittel allein dadurch gesund wird, daß er eine frische vegetarische Nahrung statt der Gewohnheitsnahrung essen lernt. Gemeint ist z. B. die Frischkosttherapie BIRCHER-BENNERS.

Aber auch dann ist der Dauererfolg noch nicht gesichert, wenn nachträglich die Heilung von einem später zugezogenen Arzt deshalb in Zweifel gezogen wird, weil dieser auf der Universität von dieser Möglichkeit einer Therapie nichts gehört hat.

Sowohl der Verbraucher wie der Arzt sollten in solchen Fällen die Möglichkeit haben, sich an Hand eines *einfachen Ordnungsbildes von dem natürlichen*

Wert der Nahrung ein Bild zu machen, ohne die unübersehbare Fachliteratur zu Rate ziehen zu müssen. Denn trotz der gewaltigen Arbeit, die in diesen Experimenten steckt, pflegt man zu übersehen, daß jeder Tierversuch immer nur genau für die Bedingungen gelten kann, unter denen er angestellt worden ist. Das gilt z. B. für die angebliche Ätiologie der klassischen Mangelkrankheiten. Hier dürfte eine Ergänzung notwendig sein, die darin besteht, daß man *untersucht, auf welche Weise „Gesundheit" entsteht,* und nicht, wie unter bestimmten Bedingungen bestimmte Krankheiten entstehen (S. 85, 101, 116). Die Medizin hat bisher aber fast ausschließlich Krankheitsforschung, aber kaum Gesundheitsforschung getrieben.

Wie unsicher und relativ die Unterlagen noch sind, geht aus der einen Überlegung hervor, daß die Versuche mit ganz wenig Ausnahmen *sämtlich viel zu kurzfristig* angestellt sind, daß sie sich niemals über mehrere Generationen erstrecken und daß man keine anerkannte diagnostische Methode für „Gesundheit" besitzt. So ist dies für jeden von uns wohl wichtigste Problem praktisch unerforscht, sozusagen Neuland.

Oft hört man bei Besprechung bestimmter Lebensmittel die Behauptung: „Das soll doch so gesund sein." In Wirklichkeit ist kein einzelner Nahrungsbestandteil „absolut" gesund oder schädlich, sondern wird es erst in Beziehung zu allen andern Stoffen und zu den konstitutionellen Möglichkeiten des einzelnen Organismus. Es bestehen die größten Unterschiede. Eine angeborene oder erworbene „Allergie" kann die harmloseste Nahrung für den Betroffenen schädlich machen, z. B. Milch oder Eier oder andere, auch viele pflanzliche Stoffe. Wir wissen nicht, worauf eine Allergie zurückzuführen ist, wir glauben aber zu wissen, daß es kaum etwas zu geben scheint, wogegen nicht eine Allergie entstehen kann.

Auf einen Irrtum möge aufmerksam gemacht werden. Oft hört man: „Essen Sie pflanzliche Frischkost, dann werden Sie gesund *durch* diese Kost!" Hier liegt im Fall einer Gesundung aber ein anderer Zusammenhang vor: Der Patient wird nicht *durch* die Frischkost gesund, sondern *bei* der genannten Kost. Denn nicht die Frischkost macht ihn gesund, wie ein Pharmakon, sondern sie erlaubt es dem Organismus, aus einer zum krankhaften Symptom führenden gestörten Stoffwechsellage *von selbst auf Grund der noch vorhandenen Regulationsmöglichkeiten zu seiner Gleichgewichtslage zurückzukehren,* von der er infolge fehlerhafter Ernährung abgewichen war. Praktisch bedeutet dies, daß man von solcher Nahrung *nicht zu viel essen* soll, in dem Glauben: „Viel hilft viel", sondern eine zur Sättigung bis zur nächsten Mahlzeit gerade ausreichende Menge, eher weniger. Manche Mißerfolge beruhen auf dieser Verwechslung von Ursachen, die nicht in der Diät, sondern im Organismus gelegen sind.

Recht schwierig ist auch, daß eine steigende Menge von Menschen durch die Veränderungen unserer Umwelt ungünstig beeinflußt wird; auch die Durchschnittsnahrung gehört zu diesen Umwelteinflüssen. Hier gibt es keine Regel mehr, sondern man muß probieren. Bei einer natürlichen, vollwertigen Kost darf man dies unbesorgt, weil mit an Gewißheit grenzender Wahrscheinlichkeit der Versuch nicht schädlich sein wird.

Es ließ sich nicht vermeiden, im Vorstehenden mehrfach das Adjektiv „natürlich" zu verwenden. Gegen dieses Wort ist „von gewissen Kreisen" in letzter Zeit geradezu Sturm gelaufen worden, insbesondere, weil es seit mehr als 20 Jahren als eine hygienische Devise vorgeschlagen worden ist und sich eingebürgert hat. Jedenfalls ist es mit meinem Namen verbunden, so daß ich die Verpflichtung habe, offen zu erklären, was ich unter „natürlich" verstehe (S. 22).

Hier will ich dazu nur sagen, daß ich nie gesagt habe: „Laßt unsere Nahrung natürlich", sondern stets *„so natürlich wie möglich"*. Der Komplex dieser vier Worte umfaßt meine Devise. Entgegenstehende Darstellungen dürften wohl meist auf ungenügender Kenntnis meiner Arbeiten beruhen. Aber die Antwort auf diese Fragestellung möchte ich erst im Anschluß an den folgenden Hauptteil geben. Jedenfalls ist meine Auffassung von dem Begriff des Natürlichen nicht die, wie man sie vielfach trifft, daß dieser Begriff identisch sei mit „vom Menschen nicht berührt oder verändert". Denn der Mensch gehört auch zur Natur und kann ohne Umgestaltung seiner Umwelt nicht existieren. Der Kernpunkt liegt eben in dem Zusatz „wie möglich".

A. Die deduktive Nahrungs- und Ernährungsforschung

Grundsätzliche Begründung der Methodik

Seit über 100 Jahren gilt die chemische Analyse als der einzige zulässige wissenschaftliche Weg, um die Nahrung und unsere Ernährung zu erforschen und zu beurteilen. Letzten Endes führt diese Auffassung dahin, daß das natürliche Lebensmittel als Ganzes aus der Wissenschaft mehr und mehr verschwinden muß und daß an dessen Stelle eine Summe der chemisch identifizierten Teile tritt. Da nun aber die chemische Forschung niemals alle Teile eines Lebensmittels hat bestimmen können — denn andernfalls würden nicht immer wieder neue Teile und Eigenschaften gefunden werden — bleibt ein nicht näher zu bestimmender Teil des Ganzen unbestimmt, und infolgedessen auch unbeachtet. In der Praxis hat dies dahin geführt, daß eine Nahrung entstand, die nicht vollwertig und vollkommen war.

Diese Methode der chemischen Forschung gehört in den Bereich des *induktiven Denkens* [1], dessen Vorherrschaft das Zeitalter der modernen Technik heraufgeführt hat und das im Bereich des *Unbelebten*, d. h. der Physik und Chemie usw., unentbehrlich ist. Denn hier ist es nicht unwahrscheinlich, daß die Ergebnisse der Teilforschung sich mit dem Ganzen des erforschten Objekts weitgehend decken können. Diese gleiche Methode aber muß dem *Belebten* gegenüber *versagen*, da dieses Belebte der analytischen chemischen Forschung in *allen* seinen Eigenschaften nicht zugänglich ist. „Nie wird der Chemismus im Stande sein, ein Auge, ein Haar, ein Blatt zu erzeugen" (JUSTUS V. LIEBIG, Chemische Briefe 1848). Hingegen das tote Material kann man chemisch analysieren, das lebendig gewesene, nicht das noch lebende. Dazu bedarf es anderer Mittel, die auch heute noch nicht bekannt sind. Diese Feststellungen besagen: Die Methode des induktiven Denkens in seiner Ausschließlichkeit angewandt, muß früher oder später im Gebiet des Biologischen scheitern.

Nun gibt es seit etwa 2500 Jahren die bis zur Moderne gültige Methode des *deduktiven Denkens* und Forschens, etwa, seit THALES VON MILET (ca. 625 bis 545 v. Chr.) die Naturforschung der Griechen begründet hat oder der Arzt ALKMAION aus Kroton um 500 v. Chr. Diese besteht darin, daß man *von der Betrachtung des Ganzen ausgeht und von dort zum Studium der einzelnen Teile „herabgeht", deduzierend denkt, vom Ganzen zum Teil.* Dieses Denken setzt das Ganze also voraus, findet aber seine Grenzen dort, wo das tatsächliche Erkennen nicht ausreicht, wo an die Stelle von Wahrheit bloße Vorstellungen treten. Die mißbräuchliche Anwendung hat das Deduktive besonders in der Zeit der modernen Naturwissenschaft in Verruf gebracht.

Die beiden Denkformen des Induktiven und des Deduktiven sind in einer Beziehung dadurch grundsätzlich unterschieden, daß das deduktive Denken sein Material *ausschließlich den Sinneseindrücken* entnehmen muß, wie sie den Menschen nun einmal eigen sind. Das induktive Forschen ist zwar auch auf diese angewiesen, doch schaltet es vor die Sinne *Apparate* oder *verwendet Experimente*, die auf Reize ansprechen, bei denen unsere Sinne versagen [2]. Dadurch wurde der Bereich des Kleinsten und des Größten zugänglich, aber auch die *Zerlegung des Ganzen in seine Teile vorbereitet*. Das dabei gewonnene Material ist so riesenhaft angewachsen, daß die große Mehrzahl der Menschen, der Spezialforscher, nicht mehr in der Lage ist, zusammenschauend aus den Teilen zu einer Einheit, einer „*Welt*anschauung" zu gelangen.

Um hier einen Wandel zu erreichen, müssen wir uns bemühen, unter Anerkennung der Ergebnisse der induktiven Forschung das alte deduktive Denken wieder zur Geltung zu bringen. Unter Berücksichtigung der uns jetzt bekannten

---

[1] Induktiv = vom Einzelnen auf das Ganze schließend.

[2] „Mikroskope und Fernrohre verwirren eigentlich den reinen Menschen." (GOETHE)

Tatsachen ist es aber möglich, sich vor frei waltenden Phantasien zu schützen und die einfachen, jedem Beobachter möglichen Sinneseindrücke zur Grundlage eines der Gegenwart entsprechenden Vorstellungsbildes zu machen. *Man kann also mit dem deduktiven Denken und Forschen auf einer inzwischen erreichten höheren Erkenntnisstufe beginnen, um zu einem tieferen Verstehen des Lebendigen als einer Ganzheit zu gelangen.* Denn vorläufig ist dies Lebendige zwar der experimentell-analytischen Methodik nicht zugänglich, kann aber der verstandesmäßigen und vernunftgemäßen Prüfung unterworfen werden. In diesem Falle sind also nicht die von uns geschaffenen Apparate unsere Erkenntnismittel, sondern das uns gegebene Gehirn mit seinen lebendigen Eigenschaften.

Es scheint an der Zeit zu sein, daß dem Übergewicht des Chemischen mit seiner induktiven Tendenz das Biologische, Ganze, vermittels der Gedankentätigkeit des Menschen eindeutig gegenübergestellt wird. Auf diesen Erwägungen beruht die in diesem Buche getroffene Ordnung und Beschreibung. Da es sich um eine Leistung natürlicher Eigenschaften unseres Denkens handelt und dabei die Gegenstände so genommen werden, wie sie uns erscheinen, dürfte es gerechtfertigt sein, von dieser *Ordnung unserer Nahrung* als von einem *„natürlichen System"* zu sprechen.

Eine Voraussetzung für eine brauchbare Ordnung ist dabei, daß es gelingt, die umfassende Tatsache der Natur in wenige Grundphänomene zu zerlegen, die den Ausgangspunkt der erstrebten Ordnung darstellen. „Denn wo Ordnung ist, da ist auch Beherrschung möglich."

Die Natur und das Natürliche

Es ist aus zeitbedingten Gründen heraus notwendig geworden, den weiteren Ausführungen Begriffsbestimmungen darüber voranzusetzen, was im Folgenden unter den Begriffen „Natur" und „natürlich" verstanden wird.

Die *Natur* ist das gesamte Weltall, und sie umfaßt das Größte und das Kleinste. Auch wir sind ihre Teile. Sie ist eine Erfahrungstatsache und ein philosophischer Begriff, in ihrer Gesamtheit niemals experimentell zu erfassen und deshalb auch nicht zu definieren. Sie ist das größte Objekt, das „Primärphänomen", der letzte Ausgangspunkt alles deduktiven Denkens und das Ende des induktiven Forschens. Sie steht außerhalb jeder Diskussion und sie läßt sich wissenschaftlich ebensowenig beweisen wie Gott.

Anders ist es mit dem Adjektiv „natürlich", das seinen stets wechselnden Wert durch das Hauptwort bekommt, dem es zugeordnet ist. So kann es heterogenen Begriffen als Kennzeichnung dienen, da in der Natur alles auf polaren Gegensätzen aufgebaut ist. Denn ohne diese „Polaritäten" würde nichts geschehen, wäre alles ruhend und unbewegt.

Es darf darauf hingewiesen werden, daß im Bereich des Unbelebten alles Geschehen von einem „Anfang höchster Konzentration von Energie", einer sog. Schöpfung, nach den geltenden Vorstellungen der Physik einer steten Zerstreuung unterworfen ist, die unter „Entwertung" zu einem Ausgleich der Gegensätze führt und schließlich in dem Gleichheitszustande, dem Wärmetod oder dem Kältetod enden soll (Satz von der Entropie) (S. 82, 96, 112, 135, 137 143).

Diesem anorganischen Geschehen wirkt das Geschehen im Lebendigen „örtlich" entgegen, indem *in jedem Lebewesen* vermittels einer unbekannten Organisation des Lebendigen jeweils *ein Energieschub erfolgt*, der diesem Lebewesen die Fähigkeit verleiht, Arbeit zu leisten, die sich in „Bewegung" erkennen läßt. Als Bewegung gelten dabei auch kleinste Plasmaströmungen. Diese Bewegungen erfolgen *gegen die Schwerkraft*, die dem Lebendigen gegenüber zugleich Drohung und treibende Kraft ist. Solange das Individuum sich gegenüber der Schwerkraft zu behaupten vermag, bleibt es am Leben. Versagt diese Fähigkeit, dann setzt sich die Schwerkraft durch, es kommt zum Stillstand, der „Tod" tritt ein. Man kann Leben als „Kampf gegen die Schwerkraft" definieren, zugleich aber auch als eine der Natur eigene Schöpfung, dem drohenden Wärmetod oder Kältetod „örtlich" entgegenzuwirken. Das Lebendige besitzt also eine gewaltige Bedeutung in der Natur (s. Ektropie S. 135 ff). Die Entwicklung ist nicht vorherzusehen. So viel ist sicher: Die Leistung des Lebendigen ist bei dem *zwangsläufigen* Ablauf des unbelebten Geschehens zum Stillstand die entgegengesetzte Erscheinung grundsätzlicher Art. Mit dem Lebendigen ist aber die Fähigkeit zur „Freiheit" verbunden: zu tun oder nicht zu tun.

Diese wenigen Sätze sollen nur darauf hinweisen, daß es sich bei dem in diesem Buch behandelten Problem um ein weltweites Phänomen handelt, in dem der Mensch nur eine, allerdings besonders wichtige, Teilaufgabe besitzt.

Ich beschränke mich bei der Einordnung des Ernährungsvorganges in dies große Geschehen auf wenige, aber unentbehrliche Grundbegriffe. Denn diese müssen festgelegt sein, wenn die späteren Ausführungen eine sichere Basis haben sollen.

Von dem *größten* Ganzheitsbegriff, der Natur, gehen wir jetzt zu dem Erscheinungsbild des ganzen Individuums über, also einer ebenfalls ganzheitlichen Tatsache, die wir deduktiv in ihre erkennbaren Teile zu zerlegen versuchen. Das Individuum ist die *kleinste* erkennbare Ganzheit in der Natur, die für sich, wenn auch nur begrenzte Zeit, zu existieren vermag. Im Gegensatz zur Natur entzieht sie sich nicht unserm Denken, sondern drängt sich uns geradezu auf. Denn jeder von uns ist Individuum. Und das Lebendige ist die Summe aller Individuen. Studieren können wir aber immer nur die einzelnen Individuen; studieren wir die Masse, dann treiben wir Statistik, d. h. Mathematik.

Wir wollen von dem Phänomen „Mensch" zunächst absehen, und wollen die gemeinsamen Eigenschaften aller Individuen und ihre Entstehung im Sinne dieses Buches herausstellen. Bei diesem Bemühen erscheint jedes Individuum als ein *Produkt aus Anlage und Umwelt.* Die Anlage ist eine Dauereigenschaft und bestimmt den sog. Genotypus, der mit den im Zellkern vorhandenen „Genen" (in den Chromosomen) verbunden ist. Diese reproduzieren sich bei jeder Zellteilung und gewähren die Konstanz der Arten, solange sie unverändert bleiben. Ihrer chemischen Natur nach sind es Desoxyribonukleinsäuren (DYCKERHOFF).

Die Entwicklungslehre zeigt uns aber, daß im Laufe von Millionen von Jahren doch stete Veränderungen vor sich gegangen sind, die zu der heutigen Vielheit der Lebensformen geführt haben. Eine dieser Gestalten wurde der Mensch. Daß er infolge seiner Unvollkommenheit gezwungen war, seine Umwelt für sich geeignet zu machen, wurde oben erwähnt.

Um am Leben zu bleiben, mußte er Nahrung suchen und aufnehmen. Er nahm, was er fand und was er essen konnte. Später gestaltete er seine Nahrung durch Zähmung von Tieren und durch Pflanzung der Wildpflanzen, um seine Ernährung zu sichern. Er änderte die Umwelt, wobei die Erbanlagen der Wildpflanzen in den werdenden Kulturpflanzen mitwirkten, entweder unverändert blieben oder zum Teil zurücktraten, während andere neu in Erscheinung traten. Unter dem Einfluß des Menschen entwickelten sich nunmehr langsam im Verlaufe von rund 10 000 Jahren die Ackerpflanzen, seit etwa 5—6000 Jahren die Gartenpflanzen.

Während dieser Zeiten wurde *die Umwelt durch den Menschen geändert* und wird es heute noch. *Es blieb aber über Jahrtausende hinweg die Eigenschaft der Gene und der mit ihnen verbundenen Erbanlagen erhalten.* Infolge der Umweltänderungen veränderte sich aber der alte Genotypus zu den variablen Erscheinungsbildern, den Phänotypen.

Wir haben es also mit der Wechselwirkung zweier Prozesse zu tun:

den *bleibenden* Eigenschaften der Gene und

den *variablen* Einwirkungen der Umwelt.

Diese bleibenden Eigenschaften konnte der Frühmensch zwar nicht kennen, er nutzte sie aber auf Grund seiner Erfahrung und konnte die belebte Umwelt ändern. Er schuf nützlichere Phänotypen. Die verborgenen, jeder Art eigentümlichen Gene waren also die stillen, natürlichen Mithelfer des Menschen bei dem Gestalten seiner umweltbedingten kulturellen Veränderung in seinen Kultur-Pflanzen und Tieren. Wenn es überhaupt einen Sinn haben soll, die *Eigenschaft „natürlich"* hier einzuführen, so ist es die *Zuordnung zum Wirken der Gene,* der *bleibenden Dauereigenschaft.*

Aus den „natürlichen" Anlagen gelangte der Mensch durch Zufall und Fleiß langsam zu seinen Kulturpflanzen und -tieren und damit zu einer gesicherteren und reichhaltigeren Nahrung. *Wollen wir also von einer „natürlichen Nahrung" sprechen, so müssen wir darunter das schweigende Mitwirken der Gene sehen, im Getreide, in den Gemüsen, in den Tieren usw.*

Aber dieses Mitwirken blieb „zufällig" und damit unsicher. Der Mensch lernte durch Beobachtung und Erfahrung, daß manche seiner Handlungsweisen für ihn zweckmäßig waren, andere unzweckmäßig. Und damit tat er den Schritt zur bewußten Gestaltung, zur Züchtung, indem er die „natürlichen Anlagen" benutzen lernte. Wollen wir also das Prinzip des Natürlichen als Leitfaden für die Ernährung systematisch anwenden, dann müssen wir die Erhaltung der Gene, der Erbanlagen als die Conditio sine qua non anerkennen und von dieser Grundlage aus dem Menschen folgende Möglichkeiten aufzeigen:

1. die Entwicklung der natürlichen Anlagen,
2. die Erhaltung der natürlichen Anlagen,
3. den Schutz der auf diesem Wege gewonnenen natürlichen Produkte auf dem Wege vom Felde und Garten über den Handel bis zum Tisch des Verbrauchers.

Damit wäre der *Sinn der Devise* genauer bezeichnet:

„Laßt unsere Nahrung so natürlich wie möglich."

Das bedeutet, daß der Mensch in seiner Umweltgestaltung *gewissen Grenzen* unterworfen ist, die ihm durch die Eigenschaften der Gene auferlegt worden sind. Früher war er auf rohe Empirie angewiesen, heute verfügt er über exaktes Wissen.

Wünsche des Menschen haben in diesen Aufgaben nur insoweit Raum, als sie nicht zu lebensgefährlichen Verlusten oder Änderungen führen.

Der Mensch ist den Naturgesetzen unterworfen

Nachträglich wurde mir das 1959 erschienene Buch von A. BARTHELMESS [1] „Gefährliche Dosis?" bekannt, der als Genetiker die Frage behandelt, ob grundsätzlich Versuche an anderen Lebewesen sinngemäß auf den Menschen zu übertragen seien. Aus dem reichhaltigen Inhalt dieses unbedingt lesenswerten Werkes zitiere ich mit Bezug auf meine Auffassung *das Verhalten der Gene als Maßstab des Natürlichen* zu verwenden, folgende Sätze:

S. 79: „Das Erbgut des Menschen verhält sich prinzipiell nicht anders als das anderer Organismen." S. 17: „Die wohl wichtigste Fähigkeit des Idioplasmas ist die Kunst, sich *bei Zufuhr geeigneter Nahrung und Energie* endlos zu vermehren." S. 82: „Die Überzeugung von der Übertragbarkeit der Ergebnisse an Versuchsorganismen auf den Menschen ist der Schlüssel zu jedem eigenen vernünftigen Urteil in den heute so viel diskutierten und verzerrten Strahlengefahren . . . Es ist kein vernünftiger Grund einzusehen, warum der Mensch wesentlich anders reagieren sollte. Wer glaubt, das Gegenteil behaupten zu dürfen, hat die Beweislast zu tragen, und die Argumente seiner Beweisführung müssen mindestens ebenso schwerwiegend sein." S. 166: „Es wäre ebenso falsch

---

[1] Herder-Bücherei Nr. 61; s. a. S. 83.

wie verhängnisvoll, zu glauben, was in einer von unserer Ungeduld diktierten kurzen Zeitspanne nicht nachweisbar ist, sei auch nicht vorhanden." Barthelmess geht ausführlich auf die Bedeutung der denaturierten und künstlichen Nahrung für die Erbgesundheit ein; er beanstandet mit Recht, daß die Genetiker ganz unzureichend bei der öffentlichen Gesundheitspflege gehört werden und erwähnt (S. 148), daß „keines der 23 000 im Handel befindlichen Heilmittel, keiner der Hunderte von bisher verwendeten Nahrungsmittelzusätze usw. . . . kein Schädlingsbekämpfungsmittel vor seiner Einführung und Verbreitung auf erbschädigende Wirkung untersucht wurde, noch, daß ein Zwang dazu besteht". Barthelmess rechnet (S. 65) zu den Erbschäden auch seelische Veränderungen und stellt die berechtigte Frage: „Was ist für die menschliche Gesellschaft gefährlicher: eine Anlage zur Hasenscharte oder eine für schwere Charakterfehler?" Er betont, daß Schäden sich vielfach erst in späteren Generationen auswirken können.

Nachdem Kühnau kürzlich im „Hippokrates" die Gültigkeit meiner Rattenversuche für den Menschen bezüglich der Mesotrophie völlig abgelehnt hat, kommt den Ausführungen von Barthelmess für die praktische Gültigkeit meiner Forderungen besondere Bedeutung zu.

Das natürliche System der menschlichen Nahrung

Die Mikroorganismen des Bodens sind die Voraussetzung für das höhere Pflanzenleben; die Pflanzen dienen der Ernährung der Tiere. Pflanzen und Tiere bilden die Nahrung der Menschen. Eine Ordnung muß dieser Tatsache Rechnung tragen, muß also die *pflanzliche Nahrung vor die tierische Nahrung* setzen. Daraus ergibt sich eine

„natürliche Rangordnung".

Das ganze, unverletzte Produkt enthält am wahrscheinlichsten den vollen Reichtum an lebenswichtigen Bestandteilen. Seine Organe, also seine Teile, lassen sich zwanglos nach der Aufgabe ordnen, die sie für die Erhaltung des Individuums haben. Daraus ergibt sich eine *erste Unterordnung:*

Der *Erhaltung der Art*, der wichtigsten Aufgabe, dienen bei den *Pflanzen* die *Samen*, sodann die *Knollen* und *Wurzeln. Stengel* und *Blätter* sind dagegen für die Lebenserhaltung *des jeweiligen Individuums* bestimmt, also nachgeordnet. Demgemäß werden sich Unterschiede in der Zusammensetzung finden und sind auch bekannt.

Bei den *Tieren* liegen die Verhältnisse nicht so übersichtlich. Wir wissen zwar sicher, daß es zum Leben unentbehrliche Organe gibt, wie die Nervenzentren, die Hormondrüsen, Lungen, Herz, die großen Drüsen der Bauchhöhle (Leber, Nieren), aber die weit größere Masse bilden doch die andern Organe:

Verdauungstrakt, Skelett, Muskeln, Bindegewebe. Deren Bedeutung für die Lebenserhaltung und Gesunderhaltung kann man dadurch erkennen, daß man das *Verhalten im Hungerzustand* untersucht: *Dann leben die lebenswichtigen Organe und Zellkomplexe von den weniger lebenswichtigen* (s. S. 108). Diese werden nacheinander aufgezehrt und dienen dem Individuum zur erzwungenen Selbsternährung. In den Anfangsstadien erleiden diejenigen Organe und Gewebe den größten Verlust, die als Vorratsspeicher von Nährmaterial dienen (Fett), sodann „die Organe, die, wie die Milz, vornehmlich aus Lymphgewebe, also aus mehr oder weniger beweglichen Elementen bestehen" (MORGULIS). Die größte Gewichtsabnahme zeigen alsdann in absteigender Reihenfolge: Leber, Muskulatur, Herz (seine Muskulatur wahrscheinlich, aber nicht sein Reizleitungssystem!), Pankreas. Die andern Organe bleiben unverändert oder nehmen sogar zu: Gehirn, Lunge, Niere, Magen, Darm, Hormondrüsen.

Diese alten Versuche von MORGULIS (vor 1925) sollten erneut aufgenommen werden, wobei der Gehalt an Vitaminen und Mineralien, insbesondere des Skeletts und der Zähne, mit den modernen Mitteln studiert werden müßte. Dadurch wird sich ein Einblick in die Gesundheits- und Lebenswichtigkeit dieser damals noch unbekannten Vital-Stoffe entwickeln. Ferner müßten systematisch auch mikroskopische Organuntersuchungen sowie Funktionsprüfungen vermittels der EHRLICHschen Methoden der Vitalfärbung vorgenommen werden. Nach meinen früheren Versuchen nimmt die Fähigkeit des Organismus zur Reduktion, also zur Synthese, mit der Dauer des Hungerzustandes zu, während er bei Mangel an Vitamin B_1 trotz reichlicher Kaloriennahrung abnimmt (s. S. 98 ff., 116)!

Diesen der autonomen Regulation unterworfenen Prozeß habe ich als „innere Selbstversorgung" bezeichnet. Sein Verhalten erschließt uns unermeßliche Einblicke in das Wesen der krankhaften Veränderungen und rückschließend, in das Walten des Gesunden. Neue Erkenntnisse gewinnen wir durch den Wanderweg der radioaktiven Isotopen.

Die lebenswichtigen Organe leben also auf Kosten der weniger lebenswichtigen. Das dürfte bedeuten, daß der Organismus bei Mangelernährung nicht alle Zellen gleichmäßig versorgt, etwa wie ein Gas sich in einem geschlossenen Raum gleichmäßig verteilt, sondern daß es zu einer Hierarchie der Organe kommt. Diese Verteilung erscheint, vom menschlichen Standpunkt her, ausgesprochen „asozial".

Diese Verschiedenheit der Organe erlaubt uns Rückschlüsse auf ihren Nahrungswert: *Die lebenswichtigen Organe dürften immer den höheren Wert besitzen, die weniger lebenswichtigen den geringeren.* Der Mensch aber hat zu seiner Nahrung vor allem die Muskelmasse gewählt, also eine nachgeordnete Organsumme. Diese Muskeln sind zwar eiweißreich, aber gerade darin liegt ihr Mangel, denn dieser Eiweißreichtum ist mit einem weitgehenden Vitaminmangel und Mineralmangel verbunden. Die Aufgaben der Organe sind ja verschieden (s. Rolle des Eiweißes, S. 120).

Diese natürliche Rangordnung der Pflanzen und Tiere sowie ihrer einzelnen Organe ist eine feste Grundlage für die weitere Einteilung.

Die menschliche Weltordnung der Nahrung

Lebensmittel — Nahrungsmittel

Art und Menge des Nahrungsangebots schwanken nach klimatischen und geographischen Umständen und sind in dieser Hinsicht schicksalhaft gebunden. Diesen Umweltbedingungen muß sich der Mensch anpassen, nicht nur durch Wohnung und Kleidung, sondern auch durch die Ernährung.

Es ist einerseits sehr wahrscheinlich, daß die hochzivilisierten Menschen viel mehr essen als sie benötigen. Daß man in einem warmen Klima weniger Nahrung braucht, wußte schon LIEBIG vor über 100 Jahren, wie aus seinen Chemischen Briefen hervorgeht.

Der Nahrung gegenüber besitzt der Mensch viele Möglichkeiten, da er sie nicht roh zu genießen braucht, sondern sie durch seine Maßnahmen genießbarer machen kann. So erweitert er seinen Nahrungsraum. Die Zeiten der *rohen Primitivkost* konnte er überwinden, als er das Feuer gezähmt hatte; den stets drohenden Mangel lernte er durch Viehzucht und Ackerbau mehr und mehr zu vermeiden. Ungenießbare Produkte konnte er aufschließen, weicher machen usw. Die dazu erforderlichen Erfindungen sind wahrscheinlich an vielen Stellen gemacht worden, da sie nahe lagen. Es sind jedoch nur wenige, so daß sich *alle möglichen* Verfahren in *sechs Wert-Gruppen* unterteilen lassen:

a) das unveränderte Rohmaterial,

b) das mechanisch aufgeschlossene, zerkleinerte Material,

c) das durch Fermente (biochemisch) aufgeschlossene Material,

d) erhitztes Material,

e) konserviertes, für Aufbewahrung bestimmtes Material,

f) zerteiltes und präpariertes Material.

Diese sechs Gruppen lassen sich in je zwei Obergruppen zusammenfassen.
a—c sind entweder noch „lebend" oder zeigen Fermentreaktionen des Lebendigen,

d—f sind hingegen tot, abgestorben.

Man unterscheidet demnach „lebende" und „tote" Nahrung.

Hier bedarf es eines biologischen Exkurses, eines Hinweises auf die Art der Nahrungsaufnahme und die Gesetze, wie Pflanze und Tier voneinander abhängen.

THIENEMANN unterscheidet die Pflanzen als Nahrungs-*Produzenten* und die Tiere als *Konsumenten*. Als dritte Gruppe bezeichnet er die Bakterien, die das abgestorbene Material wieder zersetzen und in den Kreislauf zurückführen, als *Destruenten*, als Zerstörer. Man muß aber erwähnen, daß eine mächtige Gruppe von Bakterien den Pflanzen vorgeordnet ist, indem sie anorganische Mineralien und Stickstoff der Luft in organische Bindung überführt und aufnahmefähig für Pflanzen macht.

In dem großen, alles verbindenden Kreislauf leben die niedersten Tiere von *abgestorbenem* pflanzlichem oder tierischem Detritus. „Die höhere grüne Pflanze dient im Süßwasser nur in Ausnahmefällen *lebend* dem Tiere als Nahrung, im allgemeinen wird sie erst in abgestorbenem Zustand gefressen . . . Die einzellige grüne Pflanze (Aufwuchs und Plankton) wird meist *lebend* als Tiernahrung genutzt." *Erst mit dem Aufstieg der Tierreihe, insbesondere zu den Warmblütern, wird die Aufnahme grüner, lebender Pflanzennahrung zur Hauptsache.* Damit beginnt eine neue Funktion im Verdauungstrakt (s. S. 129 ff.).

Der grundsätzliche Unterschied zwischen lebender und toter Nahrung erlaubt es, diese beiden Gruppen auch namentlich zu bezeichnen:

lebende Nahrung = *Lebensmittel,*   tote Nahrung = *Nahrungsmittel*
Wir können nunmehr die Tabelle 1 aufstellen.

Tabelle 1

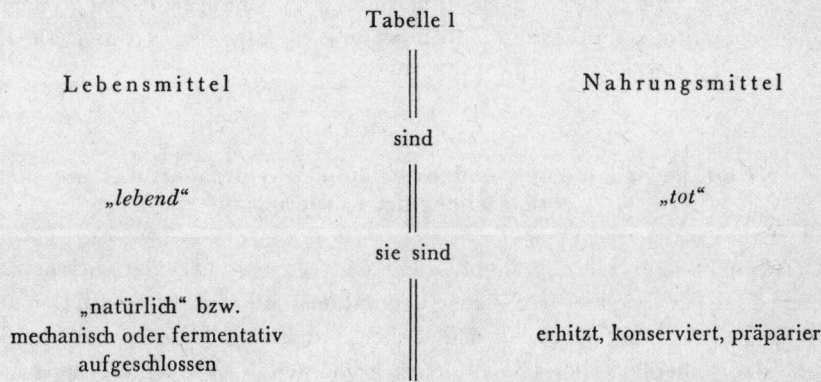

Lebensmittel		Nahrungsmittel
	sind	
„*lebend*"		„*tot*"
	sie sind	
„natürlich" bzw. mechanisch oder fermentativ aufgeschlossen		erhitzt, konserviert, präpariert

In den Lebensmitteln lassen sich mehr oder weniger große Mengen von Eigenfermenten nachweisen, die an sich in dem rohen, unzerstörten Zustand der Erhaltung der Stoffwechselvorgänge, insbesondere der *Atmung* dienen, die aber nach dem Absterben die *tote Eigensubstanz zu zersetzen* beginnen. Wir sprechen dann von *Selbstauflösung oder Autolyse.* Es kommt dabei zu Verlusten an organischer Substanz, einschließlich der Vitamine.

Nur tote Substanz läßt sich durch Fermente zersetzen = verdauen oder anderweitig in ihre Bestandteile zerlegen, lebende nicht.

Die Berechtigung zu dieser neuen Nomenklatur in der Wissenschaft dürfte auch dadurch gegeben sein, daß man im Sprachgebrauch der Völker bereits vielfach den gleichen Unterschied macht und diesem Unterschied auch im Handel stattgibt:

In Italien unterscheidet man „viveri" und „alimentari",

in Schweden unterscheidet man „livsmedel" und „näringsmedel",

in England unterscheidet man „victuals" und „provisions",

in Frankreich unterscheidet man „moyen de vivre" und „aliments".

Was man unter diesen verschiedenen Begriffen zu verstehen hat, lehrt ein Blick in die Verkaufsstände: die *„Lebensmittel"* sind frische Gemüse, frisches Obst, die Nahrungsmittel: Fleisch, Wurstwaren, ferner Konserven und Teilprodukte. Man sieht aber meist nur die Verpackungen.

Auf den *biologischen Unterschied* wird unten eingegangen (S. 49 ff.).

„Nahrungsmittel" dienen in erster Linie der Sättigung, also der Beseitigung des Hungers, während „Lebensmittel" mit sehr viel Wahrscheinlichkeit und Recht den Anspruch erheben können, „Mittel zur Erhaltung des Lebens" zu sein. Den Nahrungsmitteln fehlen nicht nur die Eigenfermente, sondern auch die natürlichen Aromastoffe mit ihren Sofortwirkungen bei der Nahrungsaufnahme (S. 125). Mit Fleisch-Fett-Nahrung kann man diese Wirkungen nicht erreichen.

Die Erfahrungen sprechen dafür, daß eine Diät, bestehend aus Lebensmitteln, bei Krankheitsfällen eine andere Wirkung ausübt als Kochkost, insbesondere Fleisch-Fettkost. Es ist nicht nur der Vitamingehalt, sondern hier spielen wesentlich kompliziertere Lebensprozesse im Organismus eine Rolle, die unten erwähnt werden (S. 92, 93, 102, 110).

Natürliche Rangordnung und menschliche Wertordnung als Basis zur Beurteilung der Kostformen

Ordnet man die Nahrung ihrem Rang nach derart, daß Pflanzen vor den Tieren, diese vor Genußmitteln stehen, und teilt man die so erhaltenen Kolumnen in sechs Teile ein, die einesteils nach Lebensmitteln und Nahrungsmitteln getrennt sind, innerhalb dieser in die oben genannten je drei Untergruppen, so ergibt sich das *Schema der Ordnung (Abb. 1).*

In dies Schema kann man nun die erfahrungsgemäß bei den einzelnen Ernährungsformen der Menschen gewählten Produkte, die wir als Kostformen, in Krankheitsfällen als „Diät" bezeichnen, eintragen, um einen ersten orientierenden Eindruck von den großen Unterschieden in der praktischen Ernährung zu bekommen.

In späteren Tabellen (2 und 3) werden dann die einzelnen Produkte ausführlich genannt.

Die Kostformen

Da der optische Eindruck wichtiger und überzeugender ist als lange Beschreibungen, ist der Text unter den Abbildungen 2—12 als Erklärung zu lesen.

Schema der Ordnung

Lebensmittel			Nahrungsmittel		
natürlich a	mechanisch b verändert	fermentativ c verändert	erhitzt d	konserviert e	präpariert f
1. Nüsse	Öle	Hefen	Brot	Gebäck	Präparate
2. Getreide	Schrot, Mehl	Brei, Teig			
			Mehlspeisen	Konfekt	
3. Früchte	Salate I Säfte	Most	Gemüse II	Marmelade	Präparate
4. Gemüse I	Salate II	Gärgemüse	Gemüse III	Konserven	
5. Eier	Muscheln		Fleisch	Konserven	Präparate
6. Milch	Butter	Käse	Milch	Konserven	Präparate
7. Wasser Luft	Leitungswasser	Wein	Extrakte	Gemische	Destillate

In Abb. 1 ist das vereinfachte Schema wiedergegeben: Die Haupteinteilung in Lebensmittel und Nahrungsmittel, die 6 Wertstufen a – f und die natürliche Rangordnung in pflanzliche und tierische Nahrungsprodukte 1 – 6 ist mit einem Blick zu überschauen. In der untersten Reihe befinden sich die Getränke und Genußmittel (7). Das ist etwas gewaltsam, läßt sich aber nicht anders machen, wenn die Darstellung einfach bleiben soll.

Primitiv-Kost

Lebensmittel			Nahrungsmittel		
natürlich a	mechanisch b verändert	fermentativ c verändert	erhitzt d	konserviert e	präpariert f
Nüsse	Öle	Hefen	Brot	Gebäck	Präparate
Getreide ?	Schrot, Mehl	Brei, Teig			
			Mehlspeisen	Konfekt	
Früchte ?	Salate I Säfte	Most	Gemüse II	Marmelade	Präparate
Gemüse I ?	Salate II	Gärgemüse	Gemüse III	Konserven	
Eier	Muscheln		Fleisch	Konserven	Präparate
Milch	Butter	Käse			
			Milch	Konserven	Präparate
Wasser Luft	Leitungs- wasser	Wein	Extrakte	Gemische	Destillate

Abb. 2. Primitivkost. (Alt-Steinzeit 500 000 – 10 000 v. Chr.) Kost der Eis-Zeiten und Altsteinzeit (hypothetisch). Die Speisekarte ist armselig, mengenmäßig unzureichend, nicht gesichert. Tierische Nahrung bildet die Grundlage, in den wenigen wärmeren Monaten wird sie ergänzt durch Wildpflanzen. Es ist eine „Kümmernahrung". Heute noch bei einigen Eskimostämmen. Jagdbeute war Sache der Männer, Suche nach Pflanzen war Sache der Frauen.

Die Entstehung und Bewertung der Kostformen

Die Primitivkost und frühe Urkost müssen als Ausdruck von lang *dauernden Notzeiten* angesehen werden, bei denen man aß, was zu finden war, um dem drohenden Hunger zu entgehen (Abb. 2 und 3). Vielleicht haben die Menschen sich damals in etwa 15 000 Generationen an den Krieg gewöhnt?

Seit der Jungsteinzeit, insbesondere in den frühen historischen Zeiten und den Frühkulturen hat der Nahrungsreichtum zugenommen (Abb. 4). Die Auswahl

Frühe „Urkost"

Lebensmittel			Nahrungsmittel		
natürlich a	mechanisch b verändert	fermentativ c verändert	erhitzt d	konserviert e	präpariert f
Nüsse	Öle	Hefen	Brot	Gebäck	Präparate
Getreide	Schrot, Mehl	Brei, Teig		Mehlspeisen	Konfekt
Früchte	Salate I Säfte	Most	Gemüse II	Marmelade	Präparate
Gemüse I	Salate II	Gärgemüse	Gemüse III	Konserven	
Eier	Muscheln	Fleisch		Konserven	Präparate
Milch	Butter	Käse	Milch	Konserven	Präparate
Wasser Luft	Leitungs- wasser	Wein	Extrakte	Gemische	Destillate

Abb. 3. Frühe Urkost. (Jung-Steinzeit 10 000–5000 v. Chr.) Die Kost ist viel reicher geworden, denn Getreide und Milch sind durch die Landwirtschaft und Viehzucht hinzugekommen.

wird uns begreiflich, wenn wir die wesentlichen Kalorienspender (Abb. 5) und die wesentlichen Vitaminspender (Abb. 9) vergleichen. Der *Hunger* ist nach wie vor der Regulator, und so finden wir in der späten, auch heutigen Hausmannskost (Abb. 6), Gasthauskost (Abb. 7) und auch bei der „fleischlosen Küche" (Abb. 8) eine Bevorzugung der rechten Seite des Schemas.

Demgegenüber sind die Abb. 10 und 11 als moderne, bewußt gelenkte Kostformen anzusehen. Das *Wissen um die Wichtigkeit der Vitalstoffe kommt zum Ausdruck.* Die Auswahl verlagert sich mehr nach der natürlichen, linken Seite. Das Fortlassen tierischer Produkte (mit Ausnahme der Milch, Milchprodukte und Eier) ist beliebig (Abb. 10). Als „ideale Vollwertkost" wäre Abb. 11 zu betrachten. Dabei muß man die einzelnen Fächer nach den jeweiligen örtlichen und klimatischen Gegebenheiten ausgefüllt denken.

Frühe „Naturkost" – „Kulturkost" – „Industriekost"

Lebensmittel			Nahrungsmittel		
natürlich a	mechanisch b verändert	fermentativ c verändert	erhitzt d	konserviert e	präpariert f
1. Nüsse	Öle	Hefen	Brot	Gebäck	Präparate
2. Getreide	Schrot, Mehl	Brei, Teig	Mehlspeisen	Konfekt	
3. Früchte	Salate I Säfte	Most	Gemüse II	Marmelade	Präparate
4. Gemüse I	Salate II	Gärgemüse	Gemüse III	Konserven	
5. Eier	Muscheln		Fleisch	Konserven	Präparate
6. Milch	Butter	Käse	Milch	Konserven	Präparate
7. Wasser Luft	Leitungswasser	Wein	Extrakte	Gemische	Destillate

In Abb. 4 ist die „Naturkost" der Menschen schwarz bezeichnet, die üblichen Zubereitungsformen der Vergangenheit (mechanisch oder fermentativ-chemisch oder erhitzt) werden als „Kulturkost"zusammengehörig durch gemeinsame doppelte Schraffierung hervorgehoben. Die im letzten Jahrhundert hinzugekommenen beiden Wertstufen der „Industriekost" (Konserven, Präparate) sind durch einfache Strichlage zu erkennen. – Erst jetzt ist die Fülle der gegenwärtigen Möglichkeiten erschlossen.

Abb. 12 zeigt dann das Links-Extrem; die Frischkost als Heilkost. Die Kalorien treten völlig zurück. Infolge des fehlerhaft ernährt gewesenen Kranken muß man das Gegengewicht anbringen: vitalstoffreiche Nahrung.

Die *Menge* der Nahrungsaufnahme wird vernünftigerweise dadurch begrenzt, daß *Sättigung* verspürt wird. Das ist aber kein absoluter Maßstab, sondern ein Gewohnheitsgefühl. Man soll aufhören, wenn ein Wohlgefühl erreicht ist, aber dies kann man nicht messen.

Die Gewohnheit der europäisch-amerikanischen Menschen, zu viel zu essen, dürfte man als Ergebnis eines fehlerhaften Beipiels der Eltern und falscher Erziehung deuten: „Der Unmäßige (Vielfraß) wird erzogen!".

Neben den physiologischen Bedürfnissen spielen also die Gewohnheiten in der Familie eine Rolle. Wahrscheinlich ist die *Familienküche* viel häufiger die Ursache von späteren Erkrankungen, als man wahrhaben will. Diese Krankheiten sind nicht ererbt, sondern erworben (s. Mesotrophie).

Maßgebend für die wirkliche Nahrungsauswahl ist aber, wie statistisch (V. Tyszka) nachgewiesen ist, der *Preis. Hunger, Gewöhnung und Geld* bestimmen also, ein *Viergespann, das nicht gut zur Gesundheit paßt.* Will man aber Vorschläge für die Ernährung machen, dann wird man diese Feststellungen berücksichtigen müssen.

Man muß stets nach einfachen, leicht verständlichen Formulierungen suchen, wie sie dem deduktiven Denken entsprechen würden. Die Devise Paganinis: „Wenig essen und wenig trinken hat noch niemand geschadet", und „Lerne, mit wie wenig du zufrieden und arbeitsfähig bleibst" sind solche Richtlinien. Vielleicht müßte man die Jugend auch frühzeitig dahin beeinflussen, daß sie bescheiden und mäßig leben sollte. In einer Zeit hemmungsloser Propaganda-Einwirkungen während unserer gesamten Lebenszeit ist von einem Erfolg solcher Empfehlungen nicht viel zu erhoffen. So bleibt denn nichts anderes übrig, als sich zu bemühen, eine vorurteilsfreie und zuverlässige Aufklärung mit einfachen Schilderungen zu geben. Dazu muß man sich nun mit den Veränderungen beschäftigen, die die Nahrung während der Wanderung durch die 6 Wertstufen erfährt. Zunächst werden die allen Produkten wahrscheinlich gemeinsamen Änderungen beschrieben, später jedes einzelne für sich.

Bemerkungen zu den Abbildungen 2 bis 12

Der Leser hat zwar einen Gang durch die Kostformen der Menschen gemacht, aber der Mensch macht nicht den vernünftigen Gebrauch, sondern wird einseitig.

An Hand der Abbildungen dürfte es einem jeden leicht geworden sein, sich ein *eigenes Urteil* darüber zu verschaffen, wie die Nahrung zusammengestellt werden muß, um vollwertig zu sein. Leider aber liegen die Dinge nun so,

Die üblichen Kalorienspender

Lebensmittel			Nahrungsmittel		
natürlich a	mechanisch b verändert	fermentativ c verändert	erhitzt d	konserviert e	präpariert f
Nüsse	Öle	Hefen	Brot	Gebäck	Präparate
Getreide	Mehl	Brei, Teig			
			Mehlspeisen	Konfekt	
Früchte	Salate I Säfte	Most	Gemüse II	Marmelade	Präparate
Gemüse I	Salate II	Gärgemüse	Gemüse III	Konserven	
Eier	Muscheln		Fleisch	Konserven	Präparate
Milch	Butter	Käse	Milch	Konserven	Präparate
Wasser Luft	Leitungs- wasser	Wein	Extrakte	Gemische	Destillate

In Abb. 5 sind die üblichen Kalorienspender verzeichnet: Das Schwergewicht liegt auf der Seite der Nahrungsmittel und der tierischen Nahrung, während die Lebensmittel nahezu völlig fehlen.

Hausmannskost

Lebensmittel			Nahrungsmittel		
natürlich a	mechanisch b verändert	fermentativ c verändert	erhitzt d	konserviert e	präpariert f
1. Nüsse	Öle	Hefen	Brot	Gebäck	Präparate
2. Getreide	Mehl	Brei, Teig			
			Mehlspeisen	Konfekt	
3. Früchte	Salate I Säfte	Most	Gemüse II	Marmelade	Präparate
4. Gemüse I	Salate II	Gärgemüse	Gemüse III	Konserven	
5. Eier	Muscheln		Fleisch	Konserven	Präparate
6. Milch	Butter	Käse			
			Milch	Konserven	Präparate
7. Wasser Luft	Leitungs- wasser	Wein	Extrakte	Gemische	Destillate

In Abb. 6 sehen wir deshalb, daß die sog. „Hausmannskost" sich völlig nach dem Ziel orientiert hat, den Hunger durch *Kalorienzufuhr* zu bekämpfen. Pflanzliche „Lebensmittel" gibt es kaum, mit Ausnahme von etwas Salat und Radieschen.

Gasthauskost

	Lebensmittel			Nahrungsmittel		
	natürlich a	mechanisch b verändert	fermentativ c verändert	erhitzt d	konserviert e	präpariert
1.	Nüsse	Öle	Hefen	Brot	Gebäck	Präparate
2.	Getreide	Mehl	Brei Teig	Mehlspeisen	Konfekt	
3.	Früchte	Salate I Säfte	Most	Gemüse II	Marmelade	Präparate
4.	Gemüse I	Salate II	Gärgemüse	Gemüse III	Konserven	
5.	Eier	Muscheln		Fleisch	Konserven	Präparate
6.	Milch	Butter	Käse	Milch	Konserven	Präparate
7.	Wasser Luft	Leitungs- wasser	Wein	Extrakte	Gemische	Destillate

In Abb. 7 bei der durchschnittlichen Gasthauskost bzw. dem internationalen Hotelessen erkennen wir das gleiche Prinzip wie bei der Hausmannskost (Abb. 6): Bekämpfung des Hungers mit Nahrungsmitteln ohne Lebensmittel. Was sollen die Menschen auch essen, wenn die Makler der Ernährung ihnen immer wieder tierisches Eiweiß als Wichtigstes empfehlen. Dann bleibt kein Raum im Magen für gute Pflanzenkost.

Fleischlose Küche

Lebensmittel			Nahrungsmittel		
natürlich a	mechanisch b verändert	fermentativ c verändert	erhitzt d	konserviert e	präpariert f
1. Nüsse	Öle	Hefen	Brot	Gebäck	Präparate
2. Getreide	Mehl	Brei, Teig		Mehlspeisen / Konfekt	
3. Früchte	Salate I Säfte	Most	Gemüse II	Marmelade	Präparate
4. Gemüse I	Salate II	Gärgemüse	Gemüse III	Konserven	
5. Eier	Muscheln		Fleisch	Konserven	Präparate
6. Milch	Butter	Käse	Milch	Konserven	Präparate
7. Wasser Luft	Leitungs- wasser	Wein	Extrakte	Gemische	Destillate

In Abb. 8 sehen wir die frühere sog. vegetarische Küche, die zu ihrem obersten Prinzip die Fleischlosigkeit hatte und den wirklichen Wert der Nahrung nicht kannte. Hier kommt zum Eiweißmangel noch der Mangel an den meisten Lebensmitteln, und es ist kein Wunder, wenn der „Puddingvegetarier" kein Beispiel idealer Gesundheit gab. – Die Gründe für diese Kostformen sind Gewohnheit, Bequemlichkeit, Zeitersparnis und falsche, durch die alte Ernährungslehre beeinflußte Vorstellungen. Manche glauben, die Probleme seien gelöst, wenn sie „kein Fleisch" essen. Aber trotzdem können sie sich auch „vegetarisch" völlig unzureichend ernähren. Wen trifft da die Schuld?

Bester Gehalt an Vitalstoffen

	Lebensmittel			Nahrungsmittel		
	natürlich a	mechanisch b verändert	fermentativ c verändert	erhitzt d	konserviert e	präpariert f
1.	Nüsse	Öle	Hefen	Brot	Gebäck	Praparate
2.	Getreide	Mehl	Brei, Teig			
				Mehlspeisen	Konfekt	
3.	Früchte	Salate I Säfte	Most	Gemüse II	Marmelade	Präparate
4.	Gemüse I	Salate II	Gärgemüse	Gemüse III	Konserven	
5.	Eier	Muscheln		Fleisch	Konserven	Präparate
6.	Milch	Butter	Käse			
				Milch	Konserven	Präparate
7.	Wasser Luft	Leitungs- wasser	Wein	Extrakte	Gemische	Destillate

Betrachten wir nun die Kostformen, bei denen die Lebensmittel bevorzugt werden: Abb. 6–9. In Abb. 9 sind jene Gruppen bezeichnet, die den **besten Gehalt an Spuren-stoffen** haben.

Laktovegetabile Kost

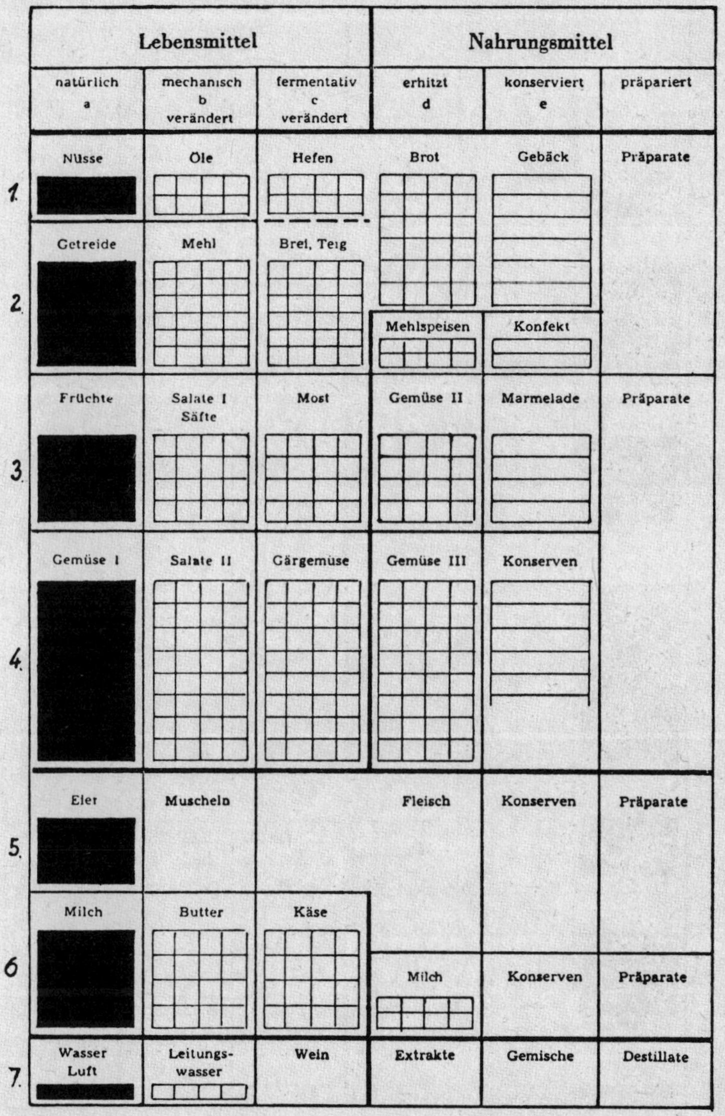

Lebensmittel			Nahrungsmittel		
natürlich a	mechanisch b verändert	fermentativ c verändert	erhitzt d	konserviert e	präpariert
Nüsse	Öle	Hefen	Brot	Gebäck	Präparate
Getreide	Mehl	Brei, Teig	Mehlspeisen	Konfekt	
Früchte	Salate I Säfte	Most	Gemüse II	Marmelade	Präparate
Gemüse I	Salate II	Gärgemüse	Gemüse III	Konserven	
Eier	Muscheln		Fleisch	Konserven	Präparate
Milch	Butter	Käse	Milch	Konserven	Präparate
Wasser Luft	Leitungswasser	Wein	Extrakte	Gemische	Destillate

(Zeilen 1–7)

Abb. 10 Eine erste gute Lösung ist eine „gute vegetarische Kost", sog. laktovegetabile Kost. Von tierischen Produkten werden nur Milch, Milchprodukte und Eier verwendet. Die Kost ist als vollwertig anzusprechen. Das Fortlassen des Fleisches und der Organe getöteter Tiere ist eine willkürliche Begrenzung der Nahrungsmittel, die keinen direkten Zusammenhang mit Gesundheitsfragen hat. Ethische Momente stehen im Vordergrund.

Ideale Vollwertkost

	Lebensmittel			Nahrungsmittel		
	natürlich a	mechanisch b verändert	fermentativ c verändert	erhitzt d	konserviert e	präpariert f
1	Nüsse	Öle	Hefen	Brot	Gebäck	Präparate
2	Getreide	Mehl	Brei, Teig		Mehlspeisen	Konfekt
3	Früchte	Salate I Säfte	Most	Gemüse II	Marmelade	Präparate
4	Gemüse I	Salate II	Gärgemüse	Gemüse III	Konserven	
5	Eier	Muscheln		Fleisch	Konserven	Präparate
6	Milch	Butter	Käse	Milch	Konserven	Präparate
7	Wasser Luft	Leitungswasser	Wein	Extrakte	Gemische	Destillate

In Abb. 11 ist eine „ideale Vollwertkost" vorgeschlagen, in der neben allen Lebensmitteln und Kochkost, sowohl pflanzlichen wie tierischen Ursprungs, einige wenige Konserven und Präparate ihren Platz gefunden haben. Man erkennt, daß dieser Vorschlag sich aus Naturkost und den Fortschritten der Küchenkunst zu einer **Kulturkost** zusammenfügen konnte. Aus diesem unvoreingenommenen Vorschlag kann man sich seine Nahrung in Abhängigkeit von Geldmitteln, Geschmack, Klima usw. zusammensetzen.

Frischkost als Heilkost

Lebensmittel			Nahrungsmittel		
natürlich a	mechanisch b verändert	fermentativ c verändert	erhitzt d	konserviert e	präpariert f
Nüsse	Öle	Hefen	Brot	Gebäck	Präparate
1.		– – – – –			
Getreide	Mehl	Brei, Teig			
2.			Mehlspeisen	Konfekt	
Früchte	Salate I Säfte	Most	Gemüse II	Marmelade	Präparate
3.					
Gemüse I	Salate II	Gärgemüse	Gemüse III	Konserven	
4.					
Eier	Muscheln		Fleisch	Konserven	Präparate
5.					
Milch	Butter	Käse			
6.			Milch	Konserven	Präparate
Wasser Luft	Leitungswasser	Wein	Extrakte	Gemische	Destillate
7.					

In Abb. 12 finden wir das interessante Bild der von BIRCHER-BENNER angegebenen **„Frischkost als Heilkost"**. Sie liegt auf der Seite der völlig unveränderten Naturprodukte, so daß nur mechanische Aufschließung erlaubt ist. Sie führt zu einer Einschränkung der Nahrungsmittel, die die Kalorienzufuhr beherrschen. Daraus können wir eine Folgerung über die Natur der *Heilwirkungen* ziehen: **Kalorienarmut mit Wirkstoffreichtum** *als Gegengewicht gegen die vorherwirksamen Krankheitsursachen: Kalorienreichtum mit Wirkstoffarmut.* Wirksamkeit und Grenzen der *Frischkosttherapie* scheinen damit bezeichnet.

Man beachte aber: Man wird nicht *durch* diese Kost gesund, sondern *bei* dieser Kost, d. h. nur dann, wenn der Körper noch zum rechten Weg zurückkehren kann und das Individuum verständig genug dazu ist.

daß die äußeren Ernährungsmöglichkeiten es trotz bester Einsicht für die große Mehrzahl unmöglich machen, dies Ziel zu erreichen. Das liegt nicht nur in wirtschaftlichen, sondern auch in geographischen Tatsachen begründet.

Interessant ist eine Schätzung von R. SLOMAN (Gemeinnütziger Schutzdienst für Volksgesundheit, Hamburg, Chilehaus), wie die einzelnen Kostformen in der Bevölkerung verbreitet sind.

SLOMAN schätzt, daß 15 bis 20 % eine *chronisch-krankmachende* Nahrung essen.

50 bis 80 % haben eine *Kümmernahrung* (Mesotrophiekost KOLLATH), bestehend aus Kochnahrung, Fleisch, Fett, geschälten Kartoffeln, Dosengemüse, Dosenobst, Nudeln, Grieß, hellem Mehl, Ei, Fisch, geschältem Reis, hellem Brot, Tee, Kaffee, wenig Milch, Zucker.

Nur 5 bis 7 % der Bevölkerung dürften eine gesund und leistungsfähig machende Nahrung zu sich nehmen, in der Vollkornschrot, Nüsse, Obst, Salate, Milch und Milchprodukte, geriebene Knollen und Wurzeln, Südfrüchte, Vollkornbrot vorwiegen und Eier, Hülsenfrüchte, Fleisch und Fisch nur Zukost sind.

Weniger als 1 % essen die Heilnahrung nach BIRCHER-BENNER bei schwerster Erkrankung.

Diese Zahlen dürften einigermaßen der Wirklichkeit entsprechen und zeigen die ganze Gefahr, die in unserer gegenwärtigen Ernährungsgewohnheit steckt. Man darf sich *nicht damit beruhigen,* daß „*die Alten" schon so gegessen hätten. Das stimmt nicht.* Im Gegenteil, die tägliche Nahrung war früher fast immer eine sparsame und mäßige. Die uns überlieferten üppigen Gastmähler sind als Beweise für bemerkenswerte Ausnahmen anzusehen. Und *außerdem war die Kost nicht „denaturiert".* Wenn man nicht rechtzeitig dazu gekommen ist, die Pflanzennahrung zum Teil auch roh als schmackhafte Salate zu genießen, so fehlten dazu die entsprechenden Maschinen. Wir besitzen heute keine Entschuldigung mehr, wenn wir die Erweiterung der täglichen Nahrung durch diese Gerichte unterlassen. Und in Kürze wird die Krankenernährung zuerst ihre Folgerungen ziehen müssen, da ein *Beibehalten der derzeitigen Krankenhauskost dann als Kunstfehler* erkannt sein wird. Es wird wichtig sein, daß die Verwaltungen sich dies rechtzeitig gesagt sein lassen, um etwaigen Ansprüchen wegen schädlicher Folgen durch falsche Ernährung zu entgehen. Präparate können eine grundsätzliche Verbesserung nicht herbeiführen, und was man für Präparate und Medikamente heute ausgeben muß, könnte sinnvoller der vernünftigen Küchengestaltung zugeführt werden.

Die 6 Wertgruppen unserer Nahrung und ihre Eigenschaften

Verzeichnis der wichtigsten Lebensmittel nach Rang- und Wertordnung

In den drei folgenden Tabellen sind die wesentlichsten Lebens- und Nahrungsmittel dem vorstehenden Schema entsprechend geordnet.
In Tabelle 2 sind die Gruppen angeführt.

Tabelle 2

Gruppen der Lebens- und Nahrungsmittel

Lebensmittel		Nahrungsmittel	
Samen I	Gemüse II	Gemüse III	Getränke
Samen II	Milchprodukte	Fleisch und	Genußmittel
Gemüsefrüchte		tierische Organe	
Obst			
Gemüse I			
Eier			
Milch			

In Tabelle 3 findet sich die Aufzählung der Naturprodukte mit den Namen für die bei der Behandlung entstehenden veränderten Handelswaren.

In Tabelle 4 a und b sind die bekanntesten, in der Gegenwart gebräuchlichsten *pflanzlichen Produkte* aufgezählt. Verglichen mit den Zeiten der Primitiv-Kost und der frühen Urkost ist die Zunahme an Arten erstaunlich. Daß der Weg der Menschheit immer mehr nach der vegetarischen Produktion und dem Gartenbau tendiert, kann wohl keinem Zweifel unterliegen. Um so sonderbarer wirkt es, wenn den kultivierten Völkern eine vermehrte Fleischkost angeraten wird, das heißt also, ein Rückfall in die Alt- und Jungsteinzeit. Man muß dabei bedenken, daß das heutige Schlachtfleisch sicher etwas ganz anderes ist als das Jagdfleisch der Eiszeit-Tiere und daß dies Fleisch mit Mühe und Lebensgefahren erbeutet werden mußte. Unser Dasein ist zwar auch gefährlich, aber doch auf eine ganz andere Art und ohne schwere körperliche Anstrengung.

Die Eigenschaften der menschlichen Wertstufen

Die deduktive Ordnung erweist sich bei einer kritischen Betrachtung der Tabelle 3 als sehr fruchtbar. Denn sie erlaubt, für jede Kolumne die den darin aufgereihten Produkten gemeinsamen Eigenschaften zusammenzufassen.

Die Ordnung

Tabelle 3   Vollwert geht über die Veränderung der Werte

		Lebensmittel (vollwertig)	
		a) natürlich	b) mechanisch verändert	c) fermentativ
Die natürliche Rangordnung	Pflanzenreich	1 a) *Samen I* Nüsse: (Wal-, Hasel-, Kokosnuß) Mandeln — — — — Oliven	1 b) *Öle* Rückstand: (Preßkuchen)[1]	1 c) *Mitwirkung* der Eigenfermente Hefen Bakterien Pflanzenmilch ⎫ Pflanzenkäse ⎭ Soja
		2 a) *Samen II* Getreide: Weizen, Roggen, Hafer, Gerste, Mais, Reis, Hirse, Buchweizen	2 b) *Mahlprodukte* Vollmehl Schrote Rückstand: (Kleie)[1]	2 c) *Vollkornprodukte* *Breie, roh;* gequetscht geschrotet gemahlen
		3 a) *Früchte* Gemüsefrüchte: Tomate, Gurke, Kürbis, Paprika, Melone usw. Obst: (Beeren-, Kern-, Steinobst) Südfrüchte Trauben — — — — Honig	3 b) *Salate I* Naturtrübe Säfte, frisch Rückstand: (Trester)[1]	3 c) *Gärsäfte* Most (Trauben, Apfel, Birne usw.) Met
		4 a) *Gemüse I* (Keim-, Frucht-, Blüten-, Stengel-, Wurzel-, Knollen-, Zwiebel-, Blatt-Gemüse) — — — — Würzkräuter	4 b) *Salate II* (Küchenabfälle)[1]	4 c) *Gärgemüse* Sauerkraut Saure Bohnen (Silage)[1]
	Tierreich	5 a) *Eier* Fischrogen	5 b) *Blut* Muscheln (Knochen)[1]	5 c) *Fleisch* Schabefleisch
		6 a) *Milch* (Kuh, Ziege, Schaf)	6 b) *Milchprodukte* Rahm, Buttermilch, Magermilch, Butter, Molke	6 c) *Gärmilch* Sauermilch, Skyr, Yoghurt, Kefir usw. Quark *Käse-*
	Getränke	7 a) *Quellwasser* Luft	7 b) *Leitungswasser*	7 c) *Gärgetränke* Wein, Bier

[1] Für die menschliche Ernährung nicht gebräuchlich.

unserer Nahrung

durch menschliche Technik zu den Teilwerten

Nahrungsmittel (teilwertig)		
d) erhitzt	e) konserviert	f) präpariert
1 d) ? 2 d) *Breie aus Vollkorn* Schroten, Flocken, usw. *Gebäcke I* *Vollkornbrote* Fladenbrote Gärbrote usw. Mehlspeisen ⟶	1 e) *Gebäcke II* *Weißbrote* Feingebäcke Kuchen Torten 2 e) *Dauerbackwaren* Zwieback usw. Konfekt	1-2f) *Pflanzliche Präparate* Kunstfette Eiweiß Stärke Zucker Chemikalien

3 d) *Gemüse II*
a) Hülsenfrüchte
  Erbsen, Bohnen, Linsen,
  Erdnuß, Kastanien
b) Kompott
	3 e) *Fruchtkonserven*
	getrocknet, gedörrt,
	gefroren, erhitzt,
	chemisch sterilisiert
	durch Zucker, Alkohol,
	Chemikalien
	— — — —
	Marmeladen
		3-4f) Aromastoffe
		Fruchtzucker
		Vitamine
		Wuchsstoffe (Auxone)
		Fermente
		Nährsalze

4 d) *Gemüse III* Kartoffeln, Wurzeln, Kohlarten usw. Pilze Artischocken	4 e) *Gemüsekonserven* getrocknet erhitzt gefroren sterilisiert	
5 d) Wild, Fisch, Schlachtvieh (Leber, Niere, Pankreas, Lunge, Herz, Muskel, Speck, Schmalz, Fette)	5 e) *Tier-Konserven* getrocknet, geräuchert, gesalzen, gefroren, in Fett, chemisch konserviert	5 f) *Tierische Präparate* Fleischextrakte, Eiweiß, Lipoide, Fette, Fermente, Hormone
6 d) *gekochte Milch* *Arten* Quark	6 e) *Milchkonserven* Trockenmilch kondensiert	6 f) *Milchpräparate* Milcheiweiß Milchzucker
7 d) *Extrakte* Teearten Brühe	7 e) *Gemische* Kunstwein, Kunstessig, Liköre gechlortes Leitungswasser	7 f) *Destillate* künstl. Mineralwasser, Branntwein

aber meist als „Kraftfutter" verwendet

Tabelle 4 a

Genießbar ist

I: roh, Naturzustand

II: roh, mechanisch zerkleinert (Salat)

III: erhitzt

1. Samen:

Schalenobst	*Getreide*	*Ölsamen*	
			Anis II
			Koriander II
(Nüsse) I, III	Weizen I, II, III	Nüsse I	Senf II
Walnuß I, II, III	Roggen I, II, III	Sonnenblumenkerne I	
Haselnuß I, II, III	Hafer I, II, III	Leinsamen I, II, III	
Kokosnuß I, II, III	Gerste I, II, III	Mohn II, III	*Hülsenfrüchte*
Paranuß I, II, III	Hirse I, II, III	Raps	
Mandeln I, II, III	Buchweizen I, II, III	Rübsen	Bohnen, weiß III
Sonnenblumenkerne	Mais I, II, III	Baumwollsamen	Bohnen, farbig III
I, II, III	Einkorn I, II, III		Erbsen III
Pinienkerne I, II, III	Emmer I, II, III	*Samengewürze*	Linsen III
	Dinkel (Spelz) I, II, III		Sojabohne III
Pistazien I, II, III	Grünkern I, II, III	Kümmel I, II, III	Süßlupine III
Edelkastanie III	Reis III	Fenchel II, III	Erdnuß III

2. Obst:

Wild- und Gartenbeeren	*Kernobst*	*Südfrüchte*	*Trockenfrüchte*
	Apfel I, II, III	Apfelsine I, II	Rosine, Korinthe
Erdbeere I, II, III	Birne I, II, III	Mandarine I, II	I, II, III
Himbeere I, II, III	Quitte III	Zitrone I, II	Sultanine I, II, III
Johannisbeere I, II, III	Hagebutte III	Pampelmuse I, II	Feige I, II
Stachelbeere I, II, III	*Steinobst*	Banane I, II	Apfel I, II, III
Brombeere I, II, III		Feige I, II	Birne I, II, III
Heidelbeere I, II, III	Kirsche I, II, III	Dattel I, II	Aprikose I, II, III
Preiselbeere I, II, III	Pflaume I, II, III	Ananas I, II	Pflaume I, II, III
Holunderbeere III	Reineclaude I, II, III	Granatapfel I, II	Sukkade, Zitronat
Eberesche III	Mirabelle I, II, III		I, II, III
Schlehe III	Marille I, II, III	*Ölfrüchte*	Banane I, II
Wacholderbeere	Pfirsich I, II, III		Hagebutte III
I, II, III	Aprikose I, II, III	Olive II, III	
	Weintraube I, II		

aus dem Pflanzenreich

Tabelle 4 b

Genießbar ist

I: roh, Naturzustand

II: roh, mechanisch zerkleinert (Salat)

III: erhitzt

3. G e m ü s e :

Keimgemüse	*Zwiebelgewächse*	Mairettich, Eiszapfen I, II	*Blütengemüse*
aus Samen I, II, III	Zwiebel I, II, III	Zuckerwurzel, Sisar I, II, III	Blumenkohl I, II, III
	Schalotte II, III		Artischocke III
	Perlzwiebel II, III	Zuckerrübe (III)	
Samengemüse	Lauch, Porree I, II, III	Meerrettich I, II, III	*Knospengemüse*
Erbsen, grüne I, II, III	Knoblauch I, II, III		Rosenkohl III
Bohnen, grüne III			Hopfensprossen III
Puffbohnen III		*Knollengemüse*	
Zuckermais III	*Wurzelgemüse*	Kartoffeln III	*Blattgemüse*
	Möhre I, II, III	Topinambur I, II, III	Spinat I, II, III
	Karotte I, II, III		Mangold I, II, III
Fruchtgemüse	Mairübe, weiße I, II, III	*Stengelgemüse*	Spitzkohl I, II, III
Tomate I, II, III	Teltower Rübchen III	Kohlrabi I, II, III	Weißkohl I, II, III
Gurke I, II, III	Kohlrübe I, II, III	Spargel I, II, III	Wirsingkohl III
Paprikaschoten I, II, III	Rote Rübe I, II, III	Mangoldstiele III	Lattich I, II, III
Eierpflanze III	Pastinake I, II, III	Gartenkresse I, II	Rotkohl I, II, III
Zucchini, ital. III	Schwarzwurzel I, II, III	Dill I, II, III	Grünkohl III
Melone I, II	Selleriewurzel I, II, III	Dost od. Oreganum I, II	*Salatgemüse*
Wassermelone I, II	Petersilienwurzel III	Englischsellerie I, II	Chicorée I, II
Kürbis I, II, III	Radieschen I, II	Fenchel, Finocchi I, II, III	Kopfsalat I, II
Ananas I, II	Rettich I, II	Rhabarber III	Pflücksalat I, II
			Endivie, Eskarol I, II
			Rapunzel I, II

4. K r ä u t e r :

Würzkräuter		*Wildkräuter*	*Teekräuter*
Petersilie I, II	Rosmarin	Brunnenkresse I, II	Lindenblüte III
Estragon I, II, III	Salbei	Schafgarbe I, II, III	Beerenblätter, div. III
Pimpinelle	Boretsch	Brennessel, jung I, II, III	Pfefferminze III
Sellerieblätter	Bohnenkraut	Sauerampfer I, II, III usw.	Kamille III
Zitronenmelisse	Basilikum		Schachtelhalm III
Kerbel	Oreganon		usw.
Thymian	Schnittlauch I, II		
Majoran	Angelica		
Liebstöckel	Beifuß		
	Dill		

a) Natürliche Lebensmittel

In dieser Kolumne sind die wesentlichsten Produkte zusammengefaßt, die im Sinne der obigen Ausführungen als „natürlich" zu bezeichnen sind, weil ihre Eigenschaften primär durch die Gene, also die Erbanlagen, bestimmt werden, sekundär erst durch die Umwelt.

Innerhalb jedes Produktes kann die Umwelt große Veränderungen in den Phänotypen bewirken, die gleichwohl der Wertstufe „natürlich" zuzuordnen sind.

Ein Beispiel sei angeführt: Das *Weizenkorn*, das auf die heute übliche Weise gesät wird, wird durchschnittlich *einen* Halm hervorbringen. Bringt man das Korn aber zum Keimen und pflanzt dann den Keim tief, versehen mit einem guten Dünger aus Schlick und Spurenelementen, dann entwickelt dieser Keim zahllose neue Halme, die sämtlich gute Ähren tragen und bei denen bis zu etwa 90 Ähren gezählt worden sind (Versuche eines livländischen Arztes, die mir demonstriert wurden). SEUME (1805) berichtet, er habe bei seiner Reise durch Schweden zwischen Norköping und Linköping Felder mit besonders großen Kornhalmen gesehen, bei denen die Einzelpflanzen 10 Ähren hatten. Die geringste hatte 46, die beste 58 Körner, die ganze Pflanze 504. — Eine dritte Beobachtung fand ich in der Zeitschrift „Der stille Weg" 1959, S. 32: „Die Ackerbeetkultur des Getreides". Auch hier ergab sich eine erstaunliche Erntemenge. Es darf wohl bedenkenlos gesagt werden, daß diese Ergebnisse als „natürlich" zu bezeichnen sind. Eine optimale Umwelt erweckt schlummernde Fähigkeiten der Gene! Die Düngung muß entsprechend verbessert werden.

Die *Samen* sind die konzentriertesten Ballungen aller Vitalstoffe, so daß sie allen andern Produkten überlegen sind. Der geringe Wassergehalt bewirkt große Lagerfestigkeit, weil chemische Umsetzungen an reichlich Wasser gebunden sind.

Die Samen sind ihrem Wesen nach für die Erhaltung der Pflanzenart bestimmt, nicht für die Ernährung. Und doch sind sie dafür besonders geeignet und von jeher ohne Schaden für den Bestand der Pflanzen und den Unterhalt der Tiere benutzt worden, weil die Produktion weit über den Erhaltungsbedarf hinausgeht.

Ein Nachteil der Hochzuchtarten ist ihre Anfälligkeit, so daß die Pflege der Produkte besondere Sorgfalt erfordert.

Von *tierischen Lebensmitteln* werden nur Milch, Eier und Muscheln in rohem Zustand genossen, allerdings Milch in unzureichenden Mengen.

Tierische Lebensmittel dürfen nicht ausschließlich nach dem Eiweißgehalt bewertet werden. Sie können sehr gute Vitalstoffträger sein. Ihnen fehlen aber die pflanzlichen Aromastoffe, ferner der hohe Mineralgehalt der Samen; ihr besonderer, unvermeidlicher Nachteil liegt in der leichten Verderblichkeit und der oft hohen Gefahr, Träger von Krankheitserregern zu werden.

Am besten sind alle Produkte dieser Kolumne im Naturverbande geschützt. Sind aber die schützenden Gebilde verletzt, dann kommt es nicht nur zu Infektionen, sondern auch zu fermentativ bedingten Verlusten an Vitalstoffen durch Eindringen von Luftsauerstoff. Die Verluste sind um so größer, je höher die Temperaturen sind und je größer die Feuchtigkeit. Tierische Produkte sind in dieser Beziehung für die Ernährung den pflanzlichen gegenüber unterlegen. Sie bedürfen besonderer Maßnahmen zu ihrer Erhaltung, die aber meist auf Kosten von Vitalstoffen gehen.

Unter diesen Kulturprodukten finden sich viele, die als solche für den Menschen ungenießbar sind, die aber durch entsprechende aufschließende Behandlung durchaus wertvoll und unentbehrlich werden können.

Zwei Gruppen kommt eine einzigartige Bedeutung zu, dem *Getreide* und der *Milch*. Beide sind ihrer Zusammensetzung nach so vollkommen und vollwertig, daß sie geeignet sind, sowohl jedes für sich, wie vor allem gemeinsam das Leben des Menschen auf die Dauer erhalten zu können. Es sind gleichzeitig die beiden ältesten Zuchtprodukte, ferner die größten Massenerzeugnisse und zugleich die billigsten. Sie sind wirklich Lebensmittel im wahrsten Sinne des Wortes.

b) Die mechanisch aufgeschlossene Nahrung

Frühzeitig dürfte der Mensch sich bemüht haben, mit Steinen oder anderen primitiven Gegenständen harte Pflanzenteile oder Knochen zu zerschlagen, um den genießbaren Inhalt zu gewinnen. Ein weiter Weg führte von den ersten Mahlsteinen zu dem Bau von Mühlen. Von der Menschenkraft ging man zum Antreiben durch Tierkräfte über, später durch Wasser und Wind, und im Anfang des vorigen Jahrhunderts war das Stadium des Antriebs durch physikalische Kräfte, Dampf, Elektrizität usw. erreicht — eine neue Welt zur Vorbereitung von Nahrung war erschlossen worden.

In Zusammenhang damit ging wohl die Entwicklung der Gebisse einher – nicht neue Anlagen, sondern deren Auswirkung –, ein Gedanke, den Thorvald-Kvam ausgesprochen hat: Er glaubt, beim Aufstieg der Wirbeltierreihe eine solche Entwicklung sehen zu dürfen: Reptilien mit ihren primitiven Gebissen konnten die Nahrung nur zerreißen, erst die Ausbildung von Mahlzähnen ermöglichte eine so weitgehende Zerkleinerung, daß die Verdauungsvorgänge vollständiger wurden und einen gesteigerten Energiegewinn erbrachten. Dadurch wurde der hohe Wärmebedarf der Warmblüter vielleicht ermöglicht?

Die Menschen lernten Reiben, Schaben, Pressen, Walzen, Schälen, Putzen. An die Stelle des „Mundpürees" konnte nach und nach ein „Maschinenpüree" treten.

Solange Zerkleinerung und Essen *alsbald* aufeinander folgten, konnten die Inhaltsstoffe des ganzen Produkts *ohne wesentliche Verluste* dem Menschen zur

Geltung gelangen. Aber, wenn diese Mahlprodukte *längere Zeit gelagert* wurden, konnten sie durch die Einwirkung des Luftsauerstoffs ihren Geschmack verlieren, bitter und ranzig werden, sich also chemisch verändern. Wir wissen heute, daß dabei nicht nur Verluste an Vitalstoffen eintraten, sondern auch unbekömmliche Stoffe, wie die Ranzigkeitsstoffe, entstehen können bis zum völligen Verderb. Diese Zersetzungsprozesse erfolgten aber nicht nur unmittelbar durch Einwirkung des Sauerstoffs, sondern wurden verstärkt durch die Oxydationsfermente, und katalytisch beschleunigt durch Metallspuren, wie Eisen, Kupfer usw. In dies Gebiet gehören die sog. „oligodynamischen Metallwirkungen".

Man hat sicher auf Grund der Erfahrungen sehr frühzeitig nach Methoden gesucht, die kostbaren Ernten zweckmäßig zu lagern (S. 177, 181). Die Zerkleinerung erfolgt kurz vor dem Verbrauch.

Auf einer späteren Stufe fand man, daß die *Sicherung der Ernte noch besser war, wenn die Samenkörner vor der Einlagerung durch trockene Hitze gedörrt wurden,* ein uraltes Verfahren, das heute noch bei vielen Völkern in Gebrauch ist (S. 191).

Die Hauptlast der schweren Arbeit des Mahlens lag bei den Frauen oder bei den Sklaven.

Putzen und Schälen gehören wohl schon zu einer höheren Kulturstufe, bei der Reinlichkeit erstrebt wurde.

Bei manchen Produkten, z. B. den Gemüsen, entstehen unvermeidliche große Verluste, die nach ZIEGELMEYER zwischen 0,66 und 90,95 % schwanken können. Das ist für den Einzelnen deshalb wichtig, weil man dabei Geld verliert. Für eine fünfköpfige Familie wurde dies zu etwa 25 % berechnet:

Einkaufsmenge	Einkaufspreis	Verlust in g	Verlust in DM
19 250 g	6,51 DM	4199 g	1,30 DM

Der Qualitätsverlust läßt sich aus folgenden Zahlen schätzen: Nach HALDEN kann in geriebenem Meerrettich (reich an Peroxydasen!) der Gehalt an Vitamin C in 10 Min. von 70—80 mg auf 1 mg sinken: bei dem *trockenen* Feinmehl tritt ein fast voller Verlust von Vitamin B_1 erst in 50 Tagen ein.

Lehrsatz: Jede mechanisch zerkleinerte Nahrung darf nur so kurze Zeit wie möglich der Einwirkung des Luftsauerstoffs ausgesetzt werden, wenn nicht die gefährliche Wirkung der Oxydationsfermente vorher ausgeschaltet oder eingeschränkt worden ist. Dafür gibt es verschiedene moderne technische Verfahren, wie Hitze-Anwendung zur Fermentschwächung, tiefe Temperaturen, saure Reaktion von Lösungen usw.

Ein modernes Zerkleinerungsverfahren ist das Reiben auf Raffeln, von denen diejenigen aus *rostfreiem Chromstahl* (nach BIRCHER-BENNER) die einstweilen besten sind.

Bei diesen mechanischen Verfahren erhält man Produkte, die sich weiter zerteilen lassen, in gröbere und feinere, in feste und flüssige usw. Nunmehr wird die vorher vorhandene Ganzheit in Teile gesondert: Man erhält z. B. Öle, Säfte und als Rückstände Ölkuchen und Trester.

Die Erfahrung hat gelehrt, und dies ist durch die chemischen Untersuchungen wie durch biologische Prüfungen bestätigt, daß dabei eine Abtrennung der Vitalstoffe erfolgt: Im Öl bleiben die fettlöslichen Vitamine, in den Säften die wasserlöslichen, in den Rückständen vorzugsweise diejenigen Vitamine, die dem sog. B-Komplex angehören (s. dort, S. 102, 194). Kein Teil besitzt nunmehr die Vollkommenheit und Vollwertigkeit des Ausgangsmaterials.

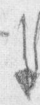

Die biologische Praxis hat ergeben, daß die Rückstände besonders wertvoll sein können, und deshalb werden sie auch vielfach als Viehfutterzugabe verwendet. Der Mensch verzichtet also auf „den B-Komplex", um dafür Fleisch und Fett einzutauschen. Dieser Tausch ist weder wirtschaftlich noch gesundheitlich günstig (S. 102). Trotzdem bleibt man dabei, weil Geschmack, Bequemlichkeit und Gewinn stärker sind als vernünftige Überlegungen.

Die erhaltenen flüssigen Feinprodukte besitzen allerdings ihre eigenen Werte, die in dem Rohmaterial nicht zur Geltung kommen konnten. Sie bereichern die Kost, bedürfen aber der Ergänzung durch die Stoffe in den Rückständen.

Bei der mechanischen Behandlung der Milch erhalten wir die Zwischenprodukte, die sowohl selbst sehr wichtig sind, wie Butter, Magermilch, die aber gleichzeitig den Ausgangspunkt für eine große und unentbehrliche Industrie (Molkereien) darstellen (S. 226 ff.).

An sich ist die mechanische Zerkleinerung das am meisten schonende Aufschließungsverfahren, und doch beginnen hier schon Verluste, die man für jedes Lebensmittel isoliert studieren muß. Die Größe schwankt mit dem Reinigungsabfall.

Infolge des Zeitmangels, der für die moderne Zivilisation kennzeichnend ist, bemüht man sich, diese Zerkleinerungsverfahren außerhalb der Küche, bereits bei den Handelswaren vorzunehmen. Immer mehr Fertigprodukte werden hergestellt. Man muß nun wissen, daß bei deren Verwendung *stets ein Ausgleich durch eine Nahrung erfolgen* muß, die unvermeidlich eintretende Mängel an Vitalstoffen auszugleichen vermag. Die dazu notwendigen Methoden kann man nur durch die heutigen Forschungsverfahren genau kennenlernen. Hier setzt dann neben dem deduktiven Denken das induktive Forschen ein.

Mit dieser Aufteilung beginnt schrittweise der Übergang zu den Nahrungsmitteln in den Kolumnen d—f.

c) Fermentativ aufgeschlossene Nahrung

Alle Lebensvorgänge sind an die Wirkung der körpereigenen Fermente gebunden, komplizierter organischer Verbindungen, die durch mittlere bis höhere

Hitzegrade zerstört und damit unwirksam werden. In der lebenden Zelle wird die aufgenommene Nahrung von Ferment zu Ferment gereicht und dabei chemisch aufgeschlossen und in einen Zustand versetzt, der die körperfremden Teile so weit abbaut, daß sie zu unspezifischen Bausteinen werden, aus denen dann im Zellinnern der Aufbau zu körpereigener Substanz erfolgt.

Auf eine bisher unbekannte Weise ist die lebende Zelle gegenüber ihren eigenen Fermenten geschützt. Nur das Zellfremde und Tote wird abgebaut. Da die Fermente den Tod der Zelle überleben, können sie nach dem Zelltod die nun nicht mehr geschützten Bestandteile angreifen und auflösen.

Die mechanisch aufgeschlossene Nahrung stirbt langsam ab, und nun kommt es in Abhängigkeit von Temperatur und Feuchtigkeit zu diesen spontanen Zersetzungen. Dabei kommt es auch zur *Mitwirkung von Mikroorganismen*, die *Gärungen* und *Säurebildung* veranlassen. Frühere, nur auf praktischer Erfahrung beruhende Methoden sind jetzt durch die genaue Kenntnis der zweckmäßigsten Verwendung von Reinkulturen wesentlich zuverlässiger. Große Industrien konnten sich entwickeln. Genannt werden die Bildungen von Gärgemüse verschiedenster Art, von Vergärung der Milch und die Produktion von Alkohol.

Als neuartig für die menschliche Ernährung treten die *Reinkulturen von Hefen* auf den Plan, mit denen Aussichten eröffnet sind, die für die Zukunft nicht abzusehen sind.

Führen die fermentativen Wirkungen bei Pflanzen, eventuell unter Mitwirkung von Hefen, zu neuartigen Produkten, ebenso wie bei der Milch durch Milchsäurebakterien, so werden tierische Nahrungsmittel fast nie verbessert, sondern zersetzt und entwertet. Man kann nur ganz wenige Produkte in dieser Kolumne anführen, wie z. B. Beefsteak tartare, obwohl auch wegen der Infektionsgefahren mit Bedenken.

Zusammenfassung zu a—c: Lebensmittel

Aus den früheren Abbildungen 9—12 in Vergleich mit den Abbildungen 5—8 ist leicht ersichtlich, daß diese Gruppe der Lebensmittel erst in neuerer Zeit wieder begonnen hat, geschätzt zu werden. Bis dahin war die ganze Tendenz auf die kalorienliefernden Produkte, die Nahrungsmittel, ausgerichtet. Es bedarf langer Forschung und Aufklärung, um diese Zusammenhänge verständlich zu machen und zu beherrschen. Die deduktive Forschung muß hier der induktiven Forschung Platz machen.

Die Kolumnen a—c enthalten, unter der Voraussetzung sachgemäßer Behandlung, Produkte, die den natürlichen Ausgangsstoffen am nächsten stehen. Bei der Diskussion des Begriffes „Vollwert" wird darauf zurückzukommen sein (S. 76 ff.). An Vitalstoffen, die dieser Gruppe besonders eigen sind, seien genannt die Aromastoffe, die Fermente, von Vitaminen beide Gruppen, insbesondere auch die Gruppe II (s. S. 134). Die übrigen Inhaltsstoffe der Zellen sind noch „lebend" oder im Stadium des Absterbens. Die ihnen eigenen kalorischen Werte haben sie behalten. Es ist aber heute sicher, daß die physiologischen Reaktionen auf diese Lebensmittel sich recht erheblich von denen auf die gleichen Stoffe in totem Zustand unterscheiden können.

In dieser Tatsache muß man einen der gewichtigsten Einwände gegen die *derzeitige Ernährungslehre* erblicken, da die für diese maßgebenden Versuche *nahezu ausschließlich mit gekochter Nahrung* angestellt worden sind. Ferner muß man Bedenken äußern gegen die Ansprüche auf Alleingeltung dieser Versuche, weil sie *sämtlich viel zu kurzfristig durchgeführt* wurden und nicht, wie man es angesichts eines so fundamentalen Phänomens fordern muß, über mindestens 1 Jahr, besser 10 Jahre. Denn die Ergebnisse sollen ja die Dauernahrung der Völker maßgebend beeinflussen. Mit größter Wahrscheinlichkeit darf gesagt werden, daß *auf dieser Unterlassung die Vernachlässigung der Lebensmittel zugunsten der Nahrungsmittel beruht.*

Lehrsatz: Lebende Nahrung ist physiologisch von der toten Nahrung zu unterscheiden (TÄUFEL, S. 78).

d) Erhitzte Nahrung

Mit der Beherrschung des Feuers, also seit etwa 500 000 Jahren, erweitert sich der Nahrungs- und damit der Lebensraum der Menschen. Die göttliche Verehrung, die das Feuer erfuhr — als Herdfeuer, als Objekt einer Religion usw. —, ist begreiflich. Die mißbräuchliche Nutzung ist aber von den Göttern unter schwere Strafe gestellt, wie wir aus der Prometheussage erkennen: Als er den Göttern das Feuer gestohlen und den Menschen gebracht hatte, wurde er an den Kaukasus geschmiedet, und ein Geier fraß an seiner Leber.

Ein *Vergleich* beherrscht heute noch das wissenschaftliche Denken der Physiologie: Die Wärmeentstehung im lebenden Körper wird als „Verbrennung" bezeichnet, obwohl der Unterschied doch gerade darin liegt, daß zwar beide, Verbrennung und Atmung, Oxydationsprozesse sind, die Verbrennung aber *mit* Flamme, die Atmung *ohne* Flamme verläuft. *Daß die Atmung des Lebendigen eben keine Verbrennung ist, darin liegt das Problem der Biochemie und des Lebendigen.* Hätte man dies erkannt, dann hätte man den Irrweg in die reine Kalorienlehre nicht antreten können, sondern hätte sich *fragen* müssen: *Warum zwar Oxydation, aber keine Verbrennung?* Der Organismus erfährt das Schicksal der Verbrennung erst im Krematorium, nicht durch die Nahrung.

Bei der Zubereitung der Nahrung gab es zuerst nur Braten und Rösten am offenen Feuer, erst viel später, als man Tongefäße machen konnte, lernte man das Kochen, wohl erst in der Jungsteinzeit um 10 000 v. Chr.

Die erhitzte Nahrung erfährt tiefgreifende Veränderungen der kolloiden Substanzen, Gerinnung, Bildung von Geschmacksstoffen, Reizstoffen; beim Kochen in Wasser aber auch Verluste durch Auslaugen, vorzugsweise von lösbaren Salzen.

Rechnerisch hat das Kochen ein merkwürdiges Ergebnis: Die Menge der Nahrung wird zwar vermehrt, weil vorher Ungenießbares genießbar wird. Zur Zubereitung der Einzelnahrung werden aber mehr Wärmeeinheiten benötigt, als der Mensch mit seiner Mahlzeit nachher zu sich nehmen kann. Das Kochen ist, im Großen gesehen, ein Prozeß der Verschwendung von Kalorien, meist von Holz u.dergl. Es ist ein ähnlicher Verschwendungsprozeß wie bei der Aufzucht von Tieren: Schlachtfleisch braucht das 5- bis 10fache an Futterkalorien für die endgültigen Nährkalorien. Tiere und Menschen leben vom Pflanzenüberschuß. Solange dieser gesichert ist, kann man den Hunger vermeiden.

Alles Kochen führt zu unvermeidbaren Verlusten; „Kochen verschlechtert den Nährwert der Nahrung! Der Nährwert sinkt mit jeder Minute längerer Dauer der Erhitzung" (FRIEDBERGER). Die Ursachen sind ungenügend erforscht.

Das Feuer vermehrt also nur die Nahrungsmenge. Dieser Gewinn wird aber mit qualitativen Verlusten bezahlt:

Die *wichtigsten Veränderungen durch das Kochen* sind:

Vernichtung der Aroma- und Duftstoffe,

Vernichtung der nahrungseigenen Fermente,

Herabsetzung des Vitamingehalts,

Denaturierung des Eiweißes,

Veränderung des kolloidalen Zustands der Zellmembranen
und des Zellinneren (Gerinnung),

Verlust des natürlichen Geschmacks,

Auslaugen der Mineralien.

Eine Geschmacksverbesserung kann bei direkter Feuereinwirkung durch neu auftretende Stoffe erfolgen. Sonst sind „Gewürze" erforderlich.

Richtiges Würzen ist eine Kunst und besteht bei der gepflegten Küche in der Verwendung der zahlreichen Gewürzkräuter, von denen aber nie mehr als drei auf einmal verwendet werden sollen.

An die Stelle dieser mühevollen Kunst setzte man das Kochsalz, das für Gaststätten gleichzeitig den „Vorteil" hat, Durst zu erzeugen und zum Trinken zu reizen.

Das *Salz* steht gebrauchsmäßig allen Gewürzen voran, man sagt: „Es verdirbt jede Speise, in der es fehlt!" Aus diesem Grunde heißt es wohl auch „*Kochsalz*", nicht nur, weil es durch Einkochen der Salzlaugen gewonnen wird. Meersalz, flüssig, sparsam verwendet, ist am besten.

Den Tagesbedarf nimmt man mit 7—8 g an. Da Brot 2 % Kochsalz enthält, nimmt man mit 300 bis 400 g Brot die erforderliche Kochsalzmenge auf. Die übrige Kost wird demgemäß meist zu viel gesalzen, und bei Massenverpflegungen herrschen Durchschnittssätze von 30 bis 35 g. Deshalb ist auch eine Warnung vor dem Kochsalz stets gerechtfertigt[1], doch ist völlige Salzlosigkeit ebenso falsch und führt zu dem der Harnvergiftung ähnlichen Krankheitsbild der „Demineralisation", das durch Kochsalzzufuhr geheilt wird. Wichtig bei Hautkrankheiten, bei denen die schweißdurchfeuchteten salzreichen Körperstellen oft unbefallen bleiben.

Die Bedeutung des Kochsalzes allgemein ist schwer zu definieren. In unsern Böden fehlt es im allgemeinen; sein Nachweis im Grundwasser wird bei höherem als ortsüblichem Gehalt als Beweis für eine Verunreinigung des Bodens mit menschlichen oder tierischen Ausscheidungen oder Küchenabfällen angesehen. Eine Ausnahme machen die Grundwässer in den Umgebungen von Salzlagern.

Vom Einfluß der Kochgefäße

Die *Kochgeschirre* können das Kochgut stark verändern. Zu empfehlen in ansteigender Folge: Chromstahl, Nickel, Siemens-Martin-Stahl mit Siliziumglasur, Hartporzellan, feuerfestes Glas. Bedenklich ist unverzinntes Kupfer; Kupfergefäße müßten alle Vierteljahre neu verzinnt werden. Gefährlich sind bleihaltige Gefäße, auch manche weißen Emaillen und Glasuren. Je heller diese, desto mehr besteht Bleigefahr.

Grundsätze für alle Brat-, Koch- und Backverfahren

1. Erhitze nur, was erhitzt werden muß!
2. Verwende die niedrigste zweckentsprechende Temperatur!
3. Kurz und hoch erhitzen ist weniger schädlich als lange und niedrig.
4. Erhitze dort, wo sonst andere gesundheitliche Gefahren oder wirtschaftliche Verluste drohen!
5. Spare an Feuer, Wasser und Salz!
6. Je stärker die Verluste sind, desto mehr Ausgleich durch Frischkost ist erforderlich.
7. Warmhalten ist schädlicher als Aufwärmen (C. DIENST).

Die verschiedenen Anwendungen der Erhitzung sind verschieden stark wirksam. Im folgenden sind die schonendsten Verfahren zuerst, die am meisten zerstörenden Verfahren zuletzt besprochen.

1. *Dünsten:* Garmachen im eigenen Saft mit gutem Öl oder Fett in festschließendem Gefäß.

---

[1] LARS RAMBE (Skand. Arch. f. Physiol. Suppl. 13 zu Band 78) hat schwere Kochsalzschäden bei Kühen hervorgerufen, die 100 – 300 g Kochsalz täglich bekamen: Inanitionskrankheiten, Schädigung der Mikroben des Pansens.

2. *Schmoren:* Beginnen in heißem Fett, dann Zusetzen von wenig kochendem Wasser.

3. *Garmachen* in heißer Luft.

4. *Braten:* In wenig heißem Fett mit kurzeinwirkender, starker Hitze.

5. *Rösten* oder *Grillen:* Rasches Garmachen auf heißem Rost mit wenig Fett oder in heißer Luft. Der anfangs ablaufende Saft wird zum Übergießen verwendet.

6. *Backen* in heißem Fett.

Bei den Verfahren 2—6 treten schnell oberflächliche Eiweißgerinnungen ein, die den Saftverlust aus dem Innern verhindern.

7. *Sieden* in Wasser, das eigentliche Kochen.

8. *Dämpfen* in strömendem Wasserdampf.

Beide Verfahren führen zu hohen Vitamin- und Mineralverlusten, sie vermindern den Eigengeschmack und verlangen starke Gewürze.

9. *Dämpfen unter Druck* (Autoklavieren).

Die Vitaminverluste steigen vom Kochen über das Dämpfen zum Autoklavieren an (LAUERSEN).

Bei Kleinküchen sind die Verluste geringer als bei Großküchen. Deshalb muß jede Großverpflegung zu größeren Verlusten führen und fordert Vervollständigung durch Frischkostzulagen. Vielleicht ließe sich der Verlust in fest verschließbaren Großkesseln durch Einleiten von Stickstoff verhindern.

Die Kulturkost

Die Erhitzungsverfahren (Kolumne d), *gemeinsam mit den vorhergehenden Kolumnen a—c ergeben den Gesamtbereich der „Kulturkost" (Abb. 4).*

Ob die Menschen nun eine rein vegetarische Kost essen oder eine Mischkost oder eine fast rein animalische, hängt nicht von physiologischen Notwendigkeiten, also erbeigentümlichen und unentrinnbaren Eigenschaften des menschlichen Körpers ab, sondern von der Umwelt einerseits, von Wunschvorstellungen andererseits. Mit Ausnahme der sicher einseitigen animalischen Kost sind die andern Kostmischungen geeignet, eine vollwertige Ernährung zu gewährleisten. Der Begriff der „Vollwert"- und „Teilwertnahrung" wird unten erörtert und definiert werden.

Die zu den Kolumnen a—d gehörenden Produkte sind geeignet, die physiologischen Bedürfnisse des menschlichen Körpers zu befriedigen, d. h. ihn so zu versorgen, daß seine „Gene" sich im Sinne des Organismus auswirken können. Dabei ist vorauszusetzen, daß nicht irgendwelche Fehler gemacht werden, die man allerdings niemals vorhersehen kann. *Wenn die Nahrung ihre artgemäße Qualität besitzt, ist die Summe der Durchschnittskost auch den Bedürfnissen des menschlichen Organismus gemäß.* Hier gibt es keine Regelwerte für *alle* Menschen, sondern *zahlreiche Variationen,* abgestuft nach Klima, Gewohnheit, Arbeit, Alter, Konstitution usw.

e) Konservierte Nahrung

Ohne Zweifel ist der Mensch schon sehr früh bestrebt gewesen, die schwer erworbene Nahrung, wie das Fleisch der Jagdtiere oder die gesammelte Pflanzenkost, möglichst lange aufzubewahren. Man wird vielfach beobachtet haben, daß sich viele Nahrungsmittel länger hielten, wenn man sie *kühl* aufbewahrte, oder wenn man sie in der Sonne *trocknete und dörrte.* Eine gewisse „Vorratswirtschaft" ist also sicher sehr alt. Im alten Ägypten kennen wir diese aus der Einlagerung der Getreide während der 7 fetten Jahre für die 7 mageren Jahre in Getreidespeichern, wie sie heute noch erhalten sind.

Man kann überhaupt feststellen, daß die größeren Gemeinschaften sich bemüht haben, die *Getreideversorgung* der Bevölkerung möglichst sicherzustellen: Trockenheit und Kühle reichten dazu aus.

Mit zunehmender Bevölkerungszahl fand man neue Lagermethoden. Eine wohl sehr frühe ist das *Einsalzen, Pökeln.* In den Familien betrieb man eine für das Nahrungsjahr berechnete Lagerung, derart, daß Keller und Dachgeschoß ausreichend Raum für die Lagerung und Pflege boten.

Manchmal wird man auch die Mitwirkung von Bakterien benutzt haben, z.B. beim Einsäuern von Pflanzen die der Milchsäurebakterien. Auch bakterienfeindliche Pflanzen, wie sie als Gewürze, z.B. Pfeffer, eingeführt wurden, erwiesen sich als nützlich. Kurz, es gab aus der Praxis heraus eine ganze Anzahl teils physikalischer, teils chemischer, teils biologischer Methoden zur Konservierung, die aus dem Bereich der bisher erörterten Kolumnen a—d in die Kolumne e führen. Die Begründung dafür ist einfach und selbstverständlich: Das *Nahrungsjahr* (KOLLATH, Lehrb. d. Hygiene Bd. II, S. 282) liefert in den verschiedenen Klimaten von Jahreszeit zu Jahreszeit verschiedene Produkte, es gibt Überfluß und Mangel, den die Menschen ausgleichen müssen. Sie haben sich offenbar dabei stets bemüht, Verfahren zu finden, die die einzelnen Objekte so verwendbar wie möglich machten und mit den geringsten Verlusten verbunden waren. Man darf als *Grundsatz dieser Vorratswirtschaft* sagen:

Zur Aufbewahrung wurden jene zusätzlichen Verfahren gewählt, die die Erhaltung der Produkte für eine bestimmte Frist, z.B. ein Jahr, mit großer Wahrscheinlichkeit gewährleisten.

Die Natur bedient sich selbst vieler solcher Verfahren, die wir aber erst jetzt richtig deuten können. Das unreife Samenkorn ist wasserreich, bei der Reifung gibt es Wasser ab, setzt den Gehalt unter 14% herab und verhindert damit den Befall durch Mikroorganismen, die eine geringste Wassermenge über 14% zu ihrem Wachstum benötigen. *Trocknung ist also natürlich.* In andern Fällen bildet sich im Innern des Samens ein Gift, wie z. B. Blausäure, das verhindert, daß der ruhende Samen vorzeitig zu keimen beginnt. Er muß über die kalte Jahreszeit hinaus ablagern können. Die Keimung beginnt, wenn mit zunehmender Temperatur und eindringender Feuchtigkeit *dies Gift durch ein Ferment zerstört* wird und *damit dessen lebensfeindliche Wirkung ausgeschaltet wird. Chemische Hemmungsstoffe* sind also auch bekannt. Die Menschen haben sich aber mit wenig Ausnahmen bisher gehütet, ein so gefährliches Gift wie Blausäure zu verwenden. Immerhin, man hat es auch getan.

Andere Verfahren bestehen darin, daß die Natur erhebliche Mengen einseitiger chemischer Stoffe ansammelt, bis zu 50 % und mehr Öl, oder mehr als 40 % Zucker usw. Auch dies sind natürliche Konservierungsmittel, da sie Bakterien die Existenz erschweren, wenn nicht unmöglich machen.

Grundsatz: Eine vernünftige Lagerung und Aufbewahrung, gegebenenfalls mit schwach konservierenden Zusätzen, ist fast überall zur Sicherung des Jahresbedarfs unbedingt notwendig.

War diese Vorratspflege früher vor allem an den Einzelhaushalt gebunden, so hat sich diese Aufgabe in den letzten Jahrzehnten so vergrößert, daß man von einer *Vorratswirtschaft* reden darf. Die Weltwirtschaft kann ohne diese modernen Verfahren nicht erhalten bleiben. Es handelt sich nunmehr um gewaltige Nahrungsmengen und um Lagerung für viele Jahre. Der Austausch der Nahrungsmittel über verschiedene Kontinente ist an die besten Verfahren gebunden. Das Wissen darüber ist ein eigenes Fachgebiet geworden. Hier können nur einige der wichtigsten Grundsätze angeführt werden. Man kann sagen, daß *die besten Verfahren Steigerungen der altbewährten „natürlichen" Verfahren* sind. Die Gefahr, daß ein „Zuviel" verwendet wird, ist aber gegeben, da in der Praxis nicht nur die optimale Versorgung der Bevölkerung maßgebend ist, sondern da wirtschaftliche und handelspolitische Umstände oft den Vorrang beanspruchen.

Grundsätzlich darf man für alle diese Großkonserven bezüglich der Qualität sagen: Die Haltbarkeit ist *nur dadurch möglich, daß die Produkte einiger, die Haltbarkeit verhindernder Eigenschaften beraubt* werden. Sie sind stets — verglichen mit den Lebensmitteln — *geringer in der Qualität.* Dagegen können die kalorischen Nährwerte voll erhalten sein. Denn auf deren Erhaltung ist es den Menschen von jeher angekommen, um den kurzfristig drohenden Hunger zu vermeiden. Alle diese Dauerwaren bedürfen einer *regelmäßigen Ergänzung durch Lebensmittel,* am besten in Form von Vollkorn-Frischschrot (S. 194, 202), frischem Gemüse, Obst, reichlich Milch. Der Zusatz einzelner Vitamine ist zwar möglich, reicht aber nicht aus, da er stets auf jene Stoffe beschränkt bleiben wird, die die Ware nicht erheblich verteuern. Außerdem kennt man die gesundheitswichtigen Stoffe noch längst nicht alle.

Die wichtigsten Verfahren der Großkonservierung

1. Hitzeverfahren

Die *moderne Konservierungstechnik* geht bezüglich der Hitzeanwendung auf die Versuche APPERTS zurück, der sich um einen von NAPOLEON 1795 für die Heeresverpflegung ausgesetzten Preis bewarb. 1804 veröffentlichte er seine Arbeiten; 1810 erhielt PETER DURAND das erste englische Patent für die Blechdose (zit. nach LUNDE). 1841 wurde die erste Konservenfabrik in Norwegen gegründet, 1845 folgten die ersten in Dessau; seit 1873 wurden die *Autoklaven* eingeführt, unter dem Einfluß der Arbeiten von ROBERT KOCH. Seit 1859 beginnt die Konservenindustrie in USA; 1879 werden in Stavanger die ersten Sardinenkonserven angefertigt. 1939 betrug die Produktion an konserviertem Gemüse in USA 189 919 000 Kisten, an Obst 63 744 000 Kisten, an Fischen 12 300 000 Kisten. LIECK stellte den Sieg der Konserve auch bei den Eingeborenen der Südsee fest, in den fruchtbarsten Gegenden. Der in den Tropen unentbehrliche Infektionsschutz spielt dabei eine sehr bedeutende Rolle, da die Landesprodukte oft infiziert sind.

Die Hitzeanwendung ist das wichtigste praktische Konservierungsverfahren; die Veränderungen sind verschieden nach Höhe der Temperatur, Dauer der Einwirkung, Umfang der zu konservierenden Masse, Eigenschaften des Ausgangsmaterials. Durch *Hitze* werden Aromastoffe und Eigenfermente vernichtet; aus Lebensmitteln werden Nahrungsmittel.

Am schonendsten erscheint die Kleinkonservierung im Haushalt für den Jahresbedarf. Voraussetzung ist der erforderliche Raum zur Aufbewahrung. Die Konservierung im Haushalt wird immer mehr eingeengt. An ihre Stelle sind die Konserven-Fabriken getreten.

Die Einzelverpflegung der Familien ist bei reichlicher Verwendung der Industrie-Konserven zu einer *verkappten Massenverpflegung* geworden.

2. Gefrier- und Tiefgefrierverfahren

Diese Verfahren gehen auf die Versuche von G. v. LINDE zurück. Man unterscheidet:

Das *Kompressionsverfahren*, wobei Kälte durch Verdampfen einer Lösung (Ammoniak, Schwefeldioxyd, Kohlensäure, Frigen [CCl_2F_2]) erzeugt wird.

Das *Adsorptionsverfahren*. Die Verdampfung von Ammoniak wird durch Einschalten eines ansaugenden Salzes gefördert (Chlorkalzium).

Man ist bemüht, eine *lückenlose Kühlkette* von der Sammelstelle des Nahrungsmittels bis zum Verbraucher zu organisieren, eine sehr kostspielige Planung, letzten Endes nur mit staatlicher Hilfe durchzuführen. Die Temperatur soll —20 ° C betragen.

Die wohl größte Organisation ist die Herstellung von 24 kombinierten Fang- und Fabrikschiffen, die die russische Regierung für die Hochseefischerei in den Kieler Howaldtwerken herstellen ließ. Man will damit die Versorgung der Bevölkerung mit tierischem Eiweiß unter verstärkter Befischung der Weltmeere steigern. Im Jahr könnten 7500 t tiefgefrorene Fischprodukte geliefert werden – wenn die Weltmeere reich genug sind und wenn diese Fische nicht durch Atombombenversuche verseucht werden (BAADE, S. 66/7).

Es ist allerdings nicht sehr wahrscheinlich, daß die Hochseefischerei so hohe Erträge überall liefern wird. Der größte Fischreichtum findet sich in den „Schelfgebieten" in der Nähe der Kontinente. Jedem, der den Atlantik befährt, wird auffallen, daß die Zahl der Seevögel ebenfalls an diese küstennahen Gebiete gebunden ist, denn dort finden sie ihre Fischnahrung. Im freien Atlantik scheint die Zahl der Fische aber sehr gering zu sein, denn Seevögel finden sich kaum noch.

Fleisch und Fisch sind die gegebenen Produkte für die Kältetechnik.

Pflanzliche Gefrierkonserven müssen vorher „blanchiert", d. h. kurz in kochendes Wasser getaucht, also in ihrem Fermentgehalt zerstört werden. Diese Gemüsekonserven sind also nicht „frischwertig".

Gefrierobst wird in Zuckerlösungen unerhitzt eingefroren.

Das Gefrieren ändert den kolloiden Zustand der Ware. Nach dem Auftauen verfällt sie schnell.

Bei Pflanzen ist das Tiefgefrierverfahren noch nicht optimal ausgebildet. Es sollen Verluste an einigen Fermenten eintreten. Auch scheint die Verdaulichkeit zu leiden. Sicher ist auch wohl, daß nur optimal gedüngte Ware zum Gefrieren geeignet ist, so daß dies Verfahren einer Methode zur Beurteilung der Düngung entsprechen könnte.

Insgesamt weist das Tiefkühlverfahren den großen Vorteil auf, daß chemische Zusätze nicht erforderlich sein sollten.

3. Chemische Konservierung

Wenn durch hohe Hitzegrade für bestimmte Zeiten eine Konserve höchste Haltbarkeit erfährt, so sind alle Bakterien abgetötet. Wir sprechen von „*Sterilisation*". Dabei werden die Vitamine weitgehend zerstört.

Die chemischen Verfahren bezwecken eine möglichst lange dauernde *Hemmung* des Bakterienwachstums, eine „*Desinfektion*".

Die Zahl der Mittel ist groß und läßt sich nicht genau übersehen. Durch die Neufassung des Lebensmittelgesetzes in Deutschland ist der frühere unhaltbare Zustand wesentlich verbessert worden. Da außerdem inzwischen das wichtige Buch von EICHHOLTZ „Die toxische Gesamtsituation auf dem Gebiet der menschlichen Ernährung" erschienen ist, kann hier auf Einzelheiten verzichtet werden. Ferner wird auf das Buch von DIEMAIR „Die Haltbarmachung von Lebensmitteln und ihre Grundlagen" verwiesen. Eine ausgezeichnete und objektive Darstellung enthält das Buch „Fremdstoffe in Lebensmitteln" von SOUCI und

MERGENTHALER (Titel s. Lit.-Verz.). Sein sorgfältiges Studium ist dringend anzuraten, besonders das verschiedene Verhalten der Völker in der Gesetzgebung betreffend. „Gesundheit" ist kein Staatsziel. Zwecks genaueren Studiums empfiehlt sich auch LENTZNER/TORNOW „Gift in der Nahrung".

Für die Beurteilung der Situation muß darauf hingewiesen werden, daß bisher keine Einigung in der wissenschaftlichen Beurteilung der verschiedenen Zusätze erzielt worden ist. Das liegt vor allem daran, daß die Prüfungsmethoden nicht ausreichend zuverlässig sind. Man muß bei allen Zusätzen stets mit der Möglichkeit rechnen, daß schädliche Wirkungen nicht mit den üblichen Prüfungsverfahren nachweisbar sind, sondern daß Schäden an anderen, unerwarteten Stellen auftreten, z. B. in der Mund- und Darmflora, bei der Summation mit anderen Stoffen (DRUCKREY), bei unzureichender Grundkost der Versuchstiere oder bei einer chronischen Fehlernährung der Menschen, z. B. der Mesotrophie (S. 107 ff., 114ff.), oder erst nach mehreren Generationen.

In meinen Versuchen habe ich gefunden, daß manche Stoffe bei vollwertig ernährten Tieren harmlos schienen, bei mesotrophischer Kost aber bald tödlich wirkten (z. B. Benzoesäure).

Hinzu kommt, daß man fast bei keinem dieser Zusätze den eigentlichen Wirkungsmechanismus kennt. Meist scheint dieser so zu sein, daß die Kette der Vitalstoffe an einer wichtigen Stelle unterbrochen wird. Diese Annahme erklärt, weshalb eine so große Streuung der Wirkung eintreten kann, und auch, weshalb *vollwertige Ernährung der beste Schutz* gegen alle diese Stoffe, einschließlich der sog. karzinogenen (krebserzeugenden) Stoffe, sein kann.

Nach EICHHOLTZ ist die schweflige Säure ein gefährlicher Vitaminzerstörer (S. 46/7).

Die gesetzliche Lage ist in Deutschland zur Zeit noch so unübersichtlich, daß eine eingehende Erörterung der Fachliteratur überlassen werden muß.

Richtlinien für eine vernünftige Konservierung können lauten:

1. Zu erstreben ist, daß *gesetzlich eine Begrenzung* der Konservierung auf jene Verfahren und Nahrungsmengen vorgeschrieben wird, bei denen aus gesundheitlichen, technischen oder wirtschaftlichen Gründen die *Notwendigkeit nachgewiesen* ist.

2. Ferner dürfen nur solche Methoden angewendet werden, deren *Unschädlichkeit in langfristigen (mehrjährigen) Versuchen sicher bewiesen* ist, sowohl an Kleintieren über mehrere Generationen wie am Mesotrophie-Versuch.

3. Alles, was in *frischer Form* genossen werden soll, darf auf keinen Fall mit Konservierungszusätzen versehen werden.

4. Die Versorgung der Bevölkerung mit Frischgemüse und Obst muß durch

ausreichende Produktion winterfester und lagerfähiger Sorten und Transport-Organisationen gewährleistet sein, aber nicht nur durch die Konservierung der besten und frischesten Früchte und Gemüse.

5. Die Preisgestaltung muß dem Sofortverbrauch entgegenkommen! Eine Aufgabe, die nur durch eine Planung der Anbaugegenden und der Transport-fragen geregelt werden kann.

6. Die als „Fortschritt" gepriesene „Speisekarte ohne Jahreszeiten" ist ein Irrweg.

7. Bei Fischkonserven sind Öle, die durch Hocherhitzung denaturiert sind, einer Verwendung von Kunststoffen gleichzusetzen.

8. Alle nahrungsfremden Stoffe sind auf etwaige Anwesenheit von krebs-erzeugenden Stoffen zu prüfen. Das gleiche gilt auch für Verpackungsmateria-lien, Kunstdärme usw.

9. Die Angabe des Herstellungsdatums ist vorzuschreiben, um überlange Lagerung erkennen zu lassen. Es sollten die gleichen Richtlinien gelten wie bei therapeutischen Seren. Denn diese sollen ja auch dem menschlichen Körper ein-verleibt werden.

10. Auf die ausreichende Ergänzung durch frische Nahrung sollte bei notwen-diger Ernährung mit Konserven eindringlich hingewiesen werden. Die meisten Mängel der Konserven können dann im Endergebnis behoben werden. Gerade die Konservenindustrie sollte deshalb die Bewegung der naturnahen Ernährung eher fördern als sie bekämpfen.

Eine neue Möglichkeit, sich schädliche Stoffe mit der Nahrung zu verabfolgen, ist die *zunehmende Radioaktivität der Atmosphäre* und des *Bodens als Folge von Atombombenversuchen.* Es kommt in den lebenden Organismen zu einer „Anreicherung", möglicherweise, weil die Zellen zwar aufnehmen, aber infolge Schädigung nicht mehr ausscheiden können. Da es sich hier um die Auswirkung politischer Prozesse handelt, kann man diese Erscheinung nur beklagen und hoffen, daß die verantwortlichen Personen Wege finden werden, diesen wahr-haften Unsinn rechtzeitig und produktiv zu beenden.

Ebenso wie bei der Prüfung der fraglichen Desinfektionsmittel muß man nach meiner Ansicht stets eine *Doppelreihe von Versuchstieren* ansetzen: Ratten, von denen eine Reihe optimal, die andere mesotrophisch mit Diät 18 a (S. 107, 110 ff.) ernährt wird. Auf diese Weise erhält man die Möglichkeit, unterwertige Lebensfunktionen trotz langen Lebens als Prüfungsmethode verwenden zu können.

Bei allen diesen Verfahren der Kolumne e (Konservierung) muß man stets beachten: *Sie dienen in allererster Linie den wirtschaftlichen und politischen Zielen. Die Gesundheitsaufgaben sind nachgeordnet.* Nur dort, wo eine Er-nährung aus nicht konservierten Lebensmitteln mit hohen Infektionsgefahren verbunden ist, wie in den Tropen usw., sind die Konserven unentbehrlich. Sonst, wie ich früher schon sagte, in Notzeiten und bei unangemeldetem Besuch.

f) Präparate

Unter Präparaten verstehen wir auf dem Gebiet der Ernährung Produkte, die durch technische Maßnahmen aus Naturprodukten unter mehr oder weniger vollständiger Beseitigung aller chemisch andersartigen Bestandteile, also chemisch rein, hergestellt — präpariert — worden sind. Diese Stoffe können auch künstlich, synthetisch, zusammengesetzt werden, sind dann aber gelegentlich in ihrer biologischen Wirkung verschieden. Das muß von Substanz zu Substanz erprobt werden. Als „reine" Stoffe besitzen alle Präparate die ihnen ihrer chemischen Zusammensetzung nach zukommenden Eigenschaften, aber keine anderen oder gar besseren. Sie stellen demnach den Typus der reinen Stoffe dar, jenseits aller biologischen Berührungspunkte. Sie sind „abstrakt" und bahnen den Weg zu einer „abstrakten Nahrung" (S. 80 ff.) Einen biologischen Wert könnten sie erst wieder erhalten, wenn die ihnen entzogenen Bestandteile wieder zugegeben würden. Das ist aber ziemlich sinnlos, meist unmöglich.

Jedes isoliert verwendete Präparat ist an sich nur geeignet, seine besonderen Eigenschaften zu geben, hingegen als dauernder Nahrungsbestandteil kann jedes Präparat die Korrelationen in der übrigen Nahrung mehr oder weniger verschieben, die Nahrung also „denaturieren". Ob eine solche Denaturierung sich schädigend auswirkt oder nützlich, ist eine Frage der Menge und der Art der Verwendung sowie der Empfänglichkeit der Individuen (s. S. 93 Zitat BARTHELMESS).

Die Fülle von Präparaten, die mehr oder weniger rein auf den Markt kommen, hier zu besprechen, ist in diesem den ganzen Naturprodukten und ihren Wertveränderungen gewidmeten Buch nicht möglich. Streng genommen sind die meisten Präparate Forschungsinstrumente, mag es sich um reines Natriumchlorid oder Zucker oder um reine Vitamine handeln. Etwaige biologische Unterschiede zwischen den aus Naturprodukten gewonnenen Präparaten und den künstlich, synthetisch hergestellten, werden berücksichtigt werden. So haben sich z. B. bei den Zuckerarten nach MALYOT deutliche Differenzen ergeben, und wir wissen, daß z. B. synthetische Fette Bestandteile enthalten, die unnatürlich und unverwertbar für den Körper sind. Hier beginnt das Reich der Kunststoffe, die in der Technik und Industrie ihre unbezweifelbaren Vorteile haben, die aber dem Leben gegenüber gleichgültig, wenn nicht schädlich wirken. Wo die Natur aufhört, beginnt der Kunststoff. Grundsätzlich gehören alle diese Dinge nicht in die durchschnittliche Nahrung, sondern leiten über in das Gebiet der Technik, der Pharmakologie und der Therapie (s. WIENER, S. 84).

Es wäre reizvoll, diese Fragen bis ins einzelne zu verfolgen. Doch hier muß der Verfasser sich beschränken.

Der Zucker

Genaueres über Zucker ist im Lehrbuch der Hygiene des Verfassers ausgeführt. Es ist gelungen, Zucker in reiner Form herzustellen, und er hat wirtschaftlich eine weit größere Bedeutung als gesundheitlich. Vom Ernährungsstandpunkt aus gesehen, soll er als Fruchtzucker *mit den ganzen Früchten* genossen werden oder durch die Einwirkung der Verdauungsfermente aus Stärke gebildet werden. Dann hat er seine erforderlichen Begleitstoffe. In dieser Form ist er Nahrung. Wird er aber in reiner Form und in großer Menge genossen, dann wird er zu einem einseitig wirkenden Präparat.

Die beste Wirkung besitzt der reine Zucker in konzentrierter Lösung *als Konservierungsmittel* für Obst, sodann als *Gewürz,* um Getränke oder andere geeignete Speisen schmackhafter zu machen, ihnen den erwünschten Geschmack „süß" zu geben. In gesättigter Zuckerlösung können Bakterien nicht leben und sich vermehren, weil die Hilfsstoffe fehlen und der Wasserhaushalt gestört ist. Marmeladen und Säfte lassen sich so am unschädlichsten konservieren, sie behalten ihre Obsteigenschaften, man spart Hitze und Kälte, den Zusatz obstfremder Konservierungsmittel. Der Nachteil ist, daß die Gefäße größer sein müssen, der Vorteil, daß die frischen Früchte des Gartens monatelang derart aufbewahrt werden können.

Den Zucker direkt als Nahrung, als Nahrungsmittel zu empfehlen, läßt sich vom naturwissenschaftlichen und biologischen Standpunkt nicht verantworten, da die Möglichkeit des Mißbrauchs zu groß und verführerisch ist. Wird er dann noch mit klebrigen Stoffen verabfolgt, dann bleibt er zum Teil an den Zähnen kleben, und säurebildende Bakterien können die Zähne schädigen, sofern durch eine vorhergehende Fehlernährung die Schmelzsubstanz bereits geschädigt worden ist. Zucker ruft nicht die Karies hervor, fördert aber den Verfall, der von innen her durch Fehlernährung eingeleitet wird.

Im großen genossen und vom Darm aus resobiert, wirkt Zucker im Gewebestoffwechsel als „Vitamin-B_1-Großverbraucher", so daß eine an sich vitaminarme Kost noch weiter verarmt. Es sind Fälle bei Sportlern bekannt geworden, in denen durch pfundweisen Verbrauch von Zucker zur Erlangung von Höchstleistungen die Vitaminverluste so stark wurden, daß Beriberi eintrat (STEPP und SCHROEDER). Deshalb ist er als Sportnahrung auf keinen Fall ärztlicherseits zu empfehlen. Trockenfrüchte, Mandeln, Nüsse leisten auf natürlichem Wege weit mehr und sind sicher unschädlich.

Zucker ist also an sich nicht schädlich, er wird es aber bei zu massenhaftem und einseitigem Verbrauch. Richtig angewendet, für seine bestimmten, ihm möglichen Wirkungen zur Besserung des Geschmacks usw. bringt er Nutzen. Einseitig gebraucht, muß er auf die Dauer schädlich wirken.

Man müßte Gesundheitsinteressen und Wirtschaftsinteressen in der Propaganda scharf trennen, und ein neues Nahrungsgesetz müßte eine Formulierung finden, die diesen Verschiedenheiten entspricht. Im Schweizer Gesetz ist dies versucht, aber noch nicht gelöst, insofern es nicht erlaubt ist, Nahrungsmittel als „gesund" zu bezeichnen. Das läßt sich nicht verallgemeinern, könnte aber eine Grundlage für eine Differenzierung bilden, derart, daß „natürliche" Produkte ohne fremde Zusätze von den Präparaten irgendwie unterschieden werden. Daß dies nicht leicht ist, ist zuzugeben, aber es ist notwendig.

Wo das Präparat beginnt, ist die Einheit des Naturprodukts beendet.

Wirtschaftsbelange haben den Gesundheitsbelangen nachzustehen, und der Verfasser ist überzeugt, daß sich für alle Präparate reichlich Absatz findet, wenn man sich in den durch die physiologischen Erfordernisse nun einmal gegebenen Grenzen hält.

„Fremdstoffe" oder „nahrungsfremde" Stoffe?

Bei der Neufassung des Lebensmittelgesetzes hat man aus Verfahrensgründen den Begriff „Fremdstoffe" eingeführt. Es ist nicht gelungen, für diesen Begriff eine eindeutige und praktisch brauchbare Definition zu geben, so daß auf die entsprechenden Verordnungen (s. Lit.-Verz.) zur Orientierung verwiesen werden muß.

Wahrscheinlich kann man unter Fremdstoffen nur chemisch reine und synthetische Präparate verstehen. Aber auch dies ist zweifelhaft. Durch die fehlende Definition ist mißbräuchliche Verwendung bedenklicher Stoffe nicht ausgeschlossen, andererseits ist es möglich geworden, daß nützliche und unentbehrliche Zusätze dadurch unmöglich gemacht werden.

Verwendung der Antibiotika, Sulfonamide und Schädlingsbekämpfungsmittel

Ein Beweis für die herrschende Unordnung im Denken ist, daß seit längerer Zeit zunehmend chemische Mittel, die bei der Bekämpfung gefährlicher Infektionskrankheiten ihre unzweifelhafte Bedeutung erwiesen haben, bei der Gewinnung und Aufbewahrung von Lebensmitteln sowie von Nahrungsmitteln benutzt werden. Es handelt sich grundsätzlich darum, Bakterien, Pilze und tierische Schädlinge von der für den Menschen bestimmten Nahrung fernzuhalten, ohne daß ausreichende Vorsichtsmaßnahmen für die Unschädlichkeit der mit diesen Mitteln behandelten Produkte getroffen worden sind oder auch nur Richtlinien bestehen.

Grundsätzlich dürften alle diese Stoffe erst dann zugelassen werden, wenn der *sichere Nachweis geführt worden ist, daß sie weder bei* direktem noch indirektem, weder bei *vorübergehendem Genuß noch bei dauerndem Gebrauch über 6 bis 8 Generationen hinweg einen Schaden hervorrufen.* Auch dürfen sie *nicht die Mund- und Darmflora schädigen* oder auch nur gefährden, auch nicht die unserer Nutztiere.

Bereits die älteren *Konservierungsmittel,* wie Benzoesäure, Salizylsäure, schädigen die Vitaminproduktion der Darmflora; die *Sulfonamide* können zur Abtötung der Darmbakterien führen; in noch stärkerem Umfang gilt das für die *Antibiotika.*

Der Wirkungsmechanismus der meisten dieser chemischen Stoffe beruht wohl immer darauf, daß durch sie bestimmte lebenswichtige Teilvorgänge im inneren Gewebstoffwechsel aufgehoben oder gehemmt werden. Dabei kann es sich um Beeinflussung von Vitaminen, Fermenten, auch wohl von Hormonen handeln. Die Lebewesen müssen dann folgerichtig absterben.

Am bedenklichsten sind Stoffe, die frei im Handel verkäuflich sind und deren Giftigkeit nicht ausdrücklich nebst den entsprechenden Vorsichtsmaßnahmen bekanntgegeben wird. Nur einige Beispiele können hier angeführt werden.

Antibiotika werden heute in großem Umfange bei der Aufzucht von Schlachttieren verfüttert (S. 131). Zwar wird aus kurzfristigen Versuchen in USA gefolgert, daß das Fleisch dieser Tiere für den Menschen nicht schädlich sei. Langfristige Versuche fehlen. GRASHUIS erwähnt z. B. bei den mit Antibioticis gefütterten Tieren: *Vergrößerung der Thymusdrüse, gestörte Relation zwischen Hypophyse und Ovarien, Dünnerwerden der Darmwand, Störungen der Darmflora, Störungen der Bildung von Vitamin K, Veränderungen des Blutbildes.* Die Schlachtqualität ist anscheinend manchmal vermindert in Form *geringeren Eiweißgehaltes* und bezüglich der Fettqualität. Da es sich bei Schlachttieren um reale Geldwerte handelt, ist man vorsichtiger als bei dem Zusatz zu menschlicher Nahrung. Der Mensch hat keinen „Schlachtwert"; der Mensch steht noch nicht unter „Naturschutz".

Hinzu kommt, daß bisher keine Klarheit darüber herrscht, auf welchem Wege die Gewichtszunahme der Tiere erfolgt, ob durch eine „Giftwirkung" des „Antibiotikums" oder durch eine Vitalstoff-Synthese der Schimmelpilzkulturen, deren Rückstände auf diesem Wege wirtschaftlich verwendet werden.

Bis zur Klärung dieser Frage wird man sich gegen diese Methoden aussprechen müssen, um keine falschen Gewohnheiten entstehen zu lassen. Außerdem gibt es zuverlässige und sicher harmlose und sehr wirksame Aufzucht-Methoden. *Es besteht also keine zwingende Notwendigkeit, diese gefährlichen Stoffe zu verwenden. Sie für die Ernährung von Kindern zu verwenden, ist ein unverantwortlicher Leichtsinn.*

Im neuen Lebensmittelgesetz sind sie für Fleischwaren in vielen Fällen verboten (§ 4 b) (s. Anhang).

Schädlingsbekämpfungsmittel

Ungleich gefährlicher sind die schon erwähnten modernen Schädlingsbekämpfungsmittel. Ausführungen von E. Tornow entnehme ich folgendes:

Es sind sogenannte „E-Präparate", Ester der Thiophosphorsäure, die eine Hemmung des Ferments Cholinesterase bewirken. Diese baut die Vermittlersubstanz für Nervenreize — das Azetylcholin — ab. Wird der Abbau durch E-Substanzen gehemmt, so häuft sich das Azetylcholin an, es kommt zu Pupillenverengerung, Erblindung, Bewußtlosigkeit, Krämpfen und Tod. (Atropin ist ein Gegengift bei rechtzeitiger Gabe!)

Landwirte, Gärtner, Kleingärtner, Müller, Lagerverwalter sind bedroht, da E-Stoffe durch Einatmen und Berühren in den Körper gelangen. Die Warnung kann nicht scharf genug sein. Doch verschweigt die chemische Industrie die wirklichen Gefahren, Selbstmorde mit Hilfe dieser Stoffe werden kaum in Zeitungen veröffentlicht. Die von den Herstellerfirmen empfohlenen Vorsichtsmaßnahmen reichen nicht aus.

Weder die Arbeiter noch die Ärzte sind ausreichend orientiert über die Krankheitsbilder und die Gefahren. Unaufhörliche Veröffentlichungen sind dringend erforderlich.

DDT, das erste insektizide Mittel, das früher für den Menschen als unschädlich bezeichnet wurde, ruft am Tierkörper krankhafte Ausfallerscheinungen hervor. Nach neueren Feststellungen werden diese insektiziden Stoffe im Körperfett und in den Lipoiden (Gehirn, Nerven) gespeichert. Die gesundheitlichen Schäden lassen sich noch nicht absehen. Arbeiter, die es verstäuben, sind gefährdet. Bei Mesotrophie ist noch keine Prüfung erfolgt.

Besonders bedenklich ist, daß die gleichen Präparate unter verschiedenen harmlosen Namen im Handel sind. E 605 z. B. als Parathion, Alkron, Borchers TOX 47, Corothion, Fosferna, Genithion, Kilphos, Mackothion, Niran, Paraphos, Penphos, Plantthion, Thipopus 3422, Vapaphos, DPP, DNTP, AAT.

Pflanzen werden geschädigt, aber auch Gemüsefrüchte wie Gurken und Tomaten, also gerade solche, die gern roh gegessen werden. Abwaschen reicht nicht aus, um diese Pflanzen zu entgiften. Im Getreide bleibt die Substanz mindestens 4 Wochen wirksam. Gesprizte Weintrauben liefern gifthaltigen Wein, was sich durch Beeinflussung der Weingärung bereits auswirkt. Systox wird von Hopfen aufgenommen, kann also in Bier gelangen. TEPP ist eine besonders giftige Verbindung. In der Schweiz sind diese Stoffe bereits teilweise verboten.

Apfelsinen und Zitronen werden mit Diphenyl behandelt zum Schutz gegen Fäulnis und Schimmelbefall.

Hier liegt ein merkwürdiger Fall vor: Diphenyl hemmt zwar die Verderbnis, nimmt den Früchten aber das normale Aroma. Der Geruch wird sehr unangenehm.

Vorher hatte man Thioharnstoff (Thiourazyl, Thiourea) verwendet, wobei eine Schädigung der Schilddrüse eintritt. Um nun einerseits ein hochwirksames Mittel (Thioharnstoff) verwenden zu können, seine Gefährlichkeit aber zu verschleiern, hat man gelegentlich das thioharnstoffhaltige Einwickelpapier als „Diphenyl"-Papier bezeichnet, so daß diesem dann Giftwirkungen zugeschrieben werden konnten.

Weitere Auswirkungen

Durch die Insektizide und ähnlich wirkende Stoffe wird die *Bodenflora geschädigt* und *verliert die Kraft, sich zu regenerieren.* Nützliche Insekten, wie Bienen, werden schwer geschädigt. Sollten die Stoffe nicht auch in den Honig gelangen?

Unbedingt zu fordern ist:

1. Kenntlichmachung!
2. Offene Aufklärung der Bevölkerung!
3. Warnung vor Genuß von Obst, das bitter oder fremdartig schmeckt oder das nach Medikamenten riecht!

Eigentlich bleibt nur die Selbsthilfe: *Ablehnung gespritzter Ware.* Man müßte also leicht geschädigte, angefaulte Früchte vorziehen und Angst haben z. B. vor erstklassig aussehenden Apfelsinen.

Eine natürlich belassene Ware müßte bevorzugt angepriesen werden dürfen, da dies einen wesentlichen Gesundheitsschutz bedeuten würde.

Alle diese chemischen Stoffe beeinflussen direkt oder indirekt die Vitaminwirkungen.

Sinngemäß gilt das, was in diesem Absatz gesagt wurde, auch für alle sogenannten krebserzeugenden Substanzen. Diese werden nach DRUCKREY durch Oxydation unschädlich. Wenn aber die Oxydationen im Gewebe gehemmt sind, wie z. B. bei manchen Mangelkrankheiten, dann müßten solche Stoffe doch bevorzugt schädlich wirken. Viel spricht dafür, daß in dieser chronischen Schädigung der Gewebsatmung durch mesotrophische Fehlernährung eine *unspezifische Voraussetzung für die Krebserkrankungen* liegen könnte. Der Krebs ist dann die „zweite Krankheit". Die Frage ist gestellt, die Versuche könnten beginnen. Aber wo werden sie durchgeführt? Hat der Staat wirklich kein Geld oder ist er nicht unabhängig genug, um hier seine Pflicht tun zu können? Müssen die großen Versicherungs-Gesellschaften hier als Auftraggeber eintreten?

„Schönung" — „Verfälschung"

In diesem Zusammenhang soll auf die Gewohnheit verwiesen werden, den Handelswaren durch naturfremde Zusätze künstlich ein *besseres Aussehen* zu verleihen, als es ihrer Zusammensetzung entspricht. Dies nennt man „Schönung".

Alle Zusätze, die möglich sind, dürfen nur dann gegeben werden, wenn ihre Unschädlichkeit nicht nur mit den bisherigen Methoden, sondern auch bei der
Mesotrophiediät und über die Wirkung bei mindestens fünf Generationen von
Ratten oder Mäusen geprüft und bewiesen wurde. Dann kann man aber immer
noch dagegen einwenden, daß das Gesamtprodukt unter Umständen durch den
Zusatz nur eine Schönung erfahren hat, die einen *tatsächlichen Unwert verdeckt,
den Käufer also täuscht.* Vor allem: Die Notwendigkeit muß bewiesen sein.

Zusammenfassung zu e) und f)

Die in diesen Kolumnen angeführten Objekte können unter den Begriff einer
„natürlichen" Nahrung *nicht eingeordnet* werden. Sie sind nahezu ausnahmslos nur dadurch entstanden, daß die zivilisationsbedingten Umwelt-Verände-
rungen zu ihrer Herstellung geführt haben. Deshalb wurden sie auch unter dem
Begriff „Zivilisationskost" zusammengefaßt.

Obwohl alle diese Stoffe aus natürlichen Produkten stammen bzw. ihnen
nachgebildet sind, sind sie sämtlich mehr oder weniger der industriellen Produktion zuzuordnen. Als solche sind sie nicht Produkte der Natur, sondern
unserer Zeit.

Der Vollwert-Begriff

Der in seinen Methoden deduktive Teil dieses Buches kann hier abgeschlossen werden. Es dürfte deutlich geworden sein, daß diese alte Denkmethode auch heute und gerade heute geeignet ist, uns zwar nicht neue Wege zu weisen, wohl aber, die *Güte der alten Wege schätzen* zu lernen. Mehr sollte auch vernünftigerweise nicht erwartet werden. Denn andernfalls würde man sich in Vorstellungen verlieren können, die irreal sind. *Die Grenze aber einzuhalten, die durch die Erfordernisse des Lebendigen nun einmal gegeben ist, ist absolutes Gesetz.*

Um trotzdem nun aber jene Vorgänge verstehen zu können, die mit der unvermeidlichen Zivilisation verbunden sind, muß nun im nächsten Teil eine Darstellung des induktiven Forschens gegeben werden. Dabei wird allerdings darauf Wert gelegt werden müssen, nicht sowohl das zu zeigen, was erreicht worden ist, sondern was *noch nicht erreicht* werden konnte. Denn nur so kann man den Ansprüchen des Induktiven ebenfalls Grenzen setzen.

Für die Nahrungswahl dürften die in Abb. 2—12 gegebenen Schemata eine praktische Anregung geben: Man braucht von der Chemie der Nahrung nur das einfachste zu wissen, um zu verstehen, daß die *Wertstufen von links nach rechts sich vermindern.* Das kommt der Tatsache entgegen, daß niemand auf dem Markt oder im Handel Eiweiß oder Vitamine usw. kauft, sondern Brot und Fleisch oder Milch, Käse, Gemüse usw. Für diese optische Orientierung soll diese Ordnung dienen. Sie erlaubt sofort die richtige Wahl und läßt der Forschung Zeit, nach Verbesserungen zu suchen und ihr Wissen abzurunden.

Diese Ordnung unserer Nahrung nach Wert und Rang enthält voraussichtlich die von der *Natur gebotenen Möglichkeiten optimal.* Aus diesem Grund dürfte diese Ordnung der Nahrung geeignet sein, als Programm für die zukünftige Ernährung der Völker zu dienen, so verschieden sie auch sein mögen. Hat bisher die Menschheit ihr Hauptziel darin gesehen, Nahrungsmengen zu produzieren und durch Konservierung sicherzustellen, um den *Hunger* zu bekämpfen, so wird als Ergebnis der wissenschaftlichen Arbeit die *zweite wichtige Aufgabe des landwirtschaftlichen Aufbaus, der Handelsmethoden und der Küchenverfahren nunmehr darin zu sehen sein, die Nahrung qualitativ zu fördern. Neben den Nahrungsmitteln müßten auch die Lebensmittel ihrem Wert entsprechend hervortreten; den Acker, den Garten und den Wald muß man so pflegen, daß die von der Natur gebotenen Lebensmittel in ausreichenden Men-*

gen und optimal verfügbar sind. Dazu gehört auch der Wasserhaushalt der Länder.

Man darf sagen, daß dieses Ziel durch die Ergebnisse der wissenschaftlichen Ernährungsforschung wesentlich gefördert werden kann und daß an die Stelle der ungesteuerten Erfahrung und Gewohnheit die bewußt gesteuerte, auf sicheren Tatsachen beruhende Leitung der Gesamternährung aufgebaut werden muß. Darin liegt eine klare Aufgabe der ärztlichen Wissenschaft.

Der Verbraucher ist bei jedem Fehler schließlich der Leidtragende, der das „Leid trägt". Er muß lernen, was seiner Gesundheit dient. Diesem Ziel soll das einfache Schema dieses Buches dienen.

Führend ist der Gedanke der Erhaltung des „Natürlichen"; die Chemie hat die Aufgabe, zu kontrollieren, inwieweit dies Ziel erreicht ist. Die Chemie der Nahrung und Ernährung hat darin ihre begrenzte Aufgabe und keinen Alleinanspruch auf Führung.

Eine Nahrung, die alles enthält, was der Organismus zu seiner Erhaltung und zur Erhaltung der Art benötigt, darf man mit Recht als „vollwertig" bezeichnen, und so ist der Begriff „Vollwert-Nahrung" gerechtfertigt.

Für den Menschen wird eine *gemischte Kost* am sichersten zum Ziele führen, wenn die pflanzliche Nahrung Grundnahrung ist und tierische Nahrung nur als Ergänzung und gelegentlich hinzugenommen wird.

Allerdings gibt es, wie gesagt, zwei Lebensmittel, die jedes für sich allein, beide zusammen aber mit Sicherheit eine Vollwertnahrung ergeben, das sind *Vollgetreide-Produkte* und die *Vollmilch*, wobei gewisse Veränderungen jeweils in Kauf genommen werden könnten, zur Abwechslung. Beide können sich gegenseitig ergänzen. Deshalb wird auch später jedes dieser Produkte ausführlicher behandelt werden.

Mit diesen beiden Ausnahmen, Getreide und Milch, gibt es aber wohl nichts, was für sich allein auf die Dauer die Erhaltung von Leben und Gesundheit herbeizuführen vermag.

Es ist die logische Folgerung, daß diese Bewertung nur jenen Produkten zuerkannt werden kann, die den Kolumnen a—d zugehören.

Der Begriff Vollwert muß aber noch insofern genauer gekennzeichnet werden, als er mit dem Zusatz „Reinwert" zu verbinden ist. Das ist eine praktische Notwendigkeit geworden, weil zu viele und oft schwer erkennbare Zusätze gegeben werden können.

Daß der Begriff „Vollwert" oder „vollwertig" für Objekte der Gruppen-Kolumnen e und f nicht zulässig ist, ergibt sich von selbst.

Es ist hingegen zulässig, den Begriff Vollwert auf eine aus verschiedenen Produkten zusammengesetzte Mischnahrung anzuwenden als *„Vollwertnahrung"*. Hier sind der Phantasie nur insofern Schranken gesetzt, daß naturfremde, also synthetische Stoffe fehlen müssen.

Ein Hinweis für die Bewertung möge gegeben werden: Je mehr ein Naturprodukt vorbehandelt werden mußte, desto teurer pflegt es zu sein. Das naturnahe Produkt bleibt meist das billigere. Die Sonne arbeitet kostenlos. Deshalb
ist der biologische Wert entgegengesetzt dem Handelspreis: *Mit zunehmender
Verfeinerung steigt der Preis,* der biologische Wert aber sinkt. Dieser Satz wird
scheinbar ins Gegenteil verkehrt, wenn die verfeinerte Ware zur Massenware
geworden ist, die naturbelassene dagegen zur Seltenheit, die besonders angepriesen werden muß.

Nun ist es unmöglich, die Lebensmittel völlig unbearbeitet zu lassen. Denn
Gewohnheit und Wohlgeschmack müssen berücksichtigt werden. Doch sollte
man einige Grundsätze nicht außer acht lassen:

1. Aus den Lebensmitteln dürfen nur solche Produkte *entfernt* werden, deren
*Nicht*notwendigkeit in jahrzehntelangen Beobachtungen sicher erwiesen ist.

2. Entsprechend dürfen nur solche Stoffe *zugegeben* werden, deren *Unschädlichkeit* ebenso sicher bewiesen ist.

Es steht in Widerspruch zum Recht eines jeden auf Gesundheit, wenn man
nachgewiesenermaßen gesundheitsschädliche oder auch nur bedenkliche Methoden nur deshalb beibehält, weil wirtschaftliche Interessen dies angeblich erfordern. Bei gutem Willen kann man stets bessere Methoden finden.

Es ist einleuchtend, daß die Beurteilung der Nahrung nach rein wissenschaftlichen Richtlinien vom jeweiligen Stand der Wissenschaft abhängen muß. Die
alte Ernährungslehre war dadurch begrenzt, daß man zur Zeit LIEBIGS zwar
Eiweiß, Fette, Kohlehydrate, Aschegehalt und den Gehalt an Kalorien bestimmen konnte, daß die feineren Analysen jedoch noch nicht bekannt waren. Auch
heute ist noch kein Abschluß der Erkenntnisse abzusehen, und deshalb ändert sich
die auf den chemischen Analysen beruhende Ernährungslehre fortwährend,
so daß das Publikum allmählich das Vertrauen verliert. Glaubte man doch bisher,
daß z. B. das Eiweiß nach seinem Gehalt an lebenswichtigen Aminosäuren
beurteilt werden könne oder Kohlehydrate nach den einzelnen Zuckerarten usw.,
so reicht dieser Maßstab nicht aus.

Man hat „Wechselwirkungen" entdeckt, die zwischen den chemisch reinen
Stoffen in der Zelle stattfinden und ganz neue Aspekte eröffnen. Nach TÄUFEL
(s. S. 59) können diese „durch gegenseitige Beeinflussung an den Partnern des
organischen Systems eines Lebensmittels zustandekommen; in Betracht zu ziehen
ist dafür die ganze Stufenleiter der Prozesse von der mechanisch-adsorptiven
bis zur echten, definierten chemischen Verknüpfung". „Die dabei entstehenden
Zwei- und Mehrfach-Systeme faßt man unter dem Namen *„Symplexe"* zusammen. Ein Lebensmittel stellt sich, von dieser Warte aus betrachtet, einmal dar
als ein System aus einem bzw. mehreren Symplexen von miteinander „sym-
pathisierenden" Stoffen bzw. „Stoffgruppen". Durch Wechselwirkungen können
trotz der als typisch betrachteten Eigenschaften der Einzelkomponenten Ab-

wandlungen und Veränderungen sich ergeben. Und dadurch können im Ernährungsvorgang große Verschiedenheiten entstehen, die nahezu sämtlich noch kaum untersucht sind. TÄUFEL betont, daß „Lebensmittel in der Mehrzahl der Fälle der lebenden Materie entstammen und vielfach noch als lebend oder als partiell lebende Substanz zu betrachten sind". Damit nähert sich diese Auffassung eines Nahrungschemikers meinen Vorschlägen, dem Unterschied zwischen lebender und toter Nahrung (s. S. 83, Zitat von BARTHELMESS).

Die „Teilwerte"

Aus den Naturprodukten kann man mit den modernen Verfahren ihre Bestandteile in immer größerer Reinheit gewinnen. Dies ist der Weg zu den „Präparaten". Über deren biologischen Wert wurde oben das Wichtigste gesagt. Kein Präparat kann mehr leisten, als es seiner chemischen Eigenschaft nach leisten kann. Je reiner ein Produkt ist, desto einseitiger kann seine Wirkung sein. Dabei ist zu erwägen, daß die meisten Stoffe nicht für sich allein wirken, sondern stets in Gemeinschaft mit anderen wirksam werden. In zu großer Menge und isoliert gegeben, werden sie fast immer Störungen herbeiführen.

Aus diesem Grunde ist vor der beliebten „Anreicherung" von vorher verfeinerten Produkten mit reinen Präparaten zu warnen. Dabei können sekundär Verschiebungen der natürlichen Relationen eintreten, und vor allem, unbeachtete und doch gesundheitswichtige Faktoren bleiben weiter im Rückstand. Langsam machen sich dann die Mängel bemerkbar, z. B. in Generationen.

Die Prüfung der Produkte im Tierversuch

Obwohl diese Methode eigentlich nicht in den deduktiven Teil dieses Buches gehört, ist es doch didaktisch zweckmäßig, auf die Grenzen hinzuweisen. Am zweckmäßigsten prüft man alle Nahrung im Rattenversuch, da auch die Ratte ein Allesfresser ist, wie der Mensch. Aber die Mehrzahl der Versuche mußte bisher viel zu kurzfristig durchgeführt werden, weil bei den meisten Mangeldiäten die Ratten vorzeitig starben. Die übliche Versuchsdauer dürfte bisher $1/2$ Jahr kaum überstiegen haben[1].

Bei aller Wertschätzung der Tierversuche kann man sich doch des Eindrucks nicht enthalten, daß sie keine absolut gültigen Ergebnisse enthalten, sondern nur Anregungen, und daß man für den Menschen einen andern Maßstab verwenden muß, nämlich den Menschen selbst. Eine Unterlassung liegt darin, daß man die *Geschichte* und *Kulturgeschichte* zu wenig berücksichtigt hat.

---

[1] 1 Rattenjahr setzt man 30 Menschenjahren gleich. Demnach bedeutet ein Rattenversuch von 4 Wochen etwa $2^1/2$ Jahre beim Menschen. 4 Wochen beim Menschen würden bei der Ratte 1 Tag entsprechen – es ist widersinnig, daraus Folgerungen ziehen zu wollen.

HINDHEDE hat seine Versuche mit vegetarischer Koch-Kost etwa 2 Jahre durchgeführt, also etwa 24 Tage für Ratten geltend.

Die Uhren der Lebewesen gehen verschieden, wir müssen zu anderen Maß-
stäben kommen, wenn wir die Tierversuche sinnvoll anwenden lernen wollen.

Besteht die Gefahr einer „abstrakten Nahrung"?

Die Besprechung der Kolumne 6 „Präparate" läßt erkennen, daß diese sowohl
bei der Aufzucht der Tiere, der Behandlung der Pflanzen wie auch bei der
Ernährung der Menschen eine zunehmende Rolle spielen. Eine so auffallende
Abweichung von den alten Gewohnheiten verdient die Aufmerksamkeit des
Historikers ebenso wie die des Hygienikers. Denn es könnte darin ein Hinweis
auf die treibenden Kräfte gesehen werden, die zu dieser Entwicklung geführt
haben. Diese muß man aber kennen, wenn man sie bekämpfen will und möglicherweise bekämpfen muß.

An ganz anderer Stelle fand sich ein Hinweis, der beachtlich genug sein
dürfte, um hier erwähnt zu werden. W. HAFTMANN schreibt in seiner „Malerei
im 20. Jahrhundert": „Der Gedanke ist nicht so abwegig, daß *auch die Weise
der naturwissenschaftlichen Erkenntnis wesentlich ein Stilphänomen* ist und die
verwendbaren Tatsachen schafft, die der existentiellen Situation des Menschen
an einem bestimmten geschichtlichen Ort zukommen — wie die Architektur, die
Skulptur, die Malerei auch." Er spricht den Wunsch nach einer „schöpferischen
Phantasie" aus, die aus der gegenwärtigen Spaltung herausführen möge.

Eine ähnliche Erscheinung spielt sich auf dem Gebiet der Musik ab, in der
an Stelle der früheren verständlichen und den Hörern begreiflichen Tonalität
die *atonale Musik* als etwas *völlig Neues* auftritt. Losgelöst vom Organisch-
Ganzen schreiten die Töne einher, man „weiß nicht, woher man kommt und
wohin man geht; ein Gefühl des Ausgeliefertseins an die Macht elementaren
Seins ergreift die Hörer. Freilich ist nicht zu leugnen, daß hiermit ein bestimmter
Ton im Lebensgefühl des modernen Menschen angeschlagen ist" (WILHELM
FURTWÄNGLER). „Das Chaotisch-Ahnungsvolle atonaler Gestaltung wird er-
kauft mit einem Mangel biologisch-vitaler Art; denn das ist es, was wir hier
Mangel an Orientierung nannten." Diese Musik gerät in den Nachteil, sie muß
als „biologisch minderwertig" angesprochen werden. „Dieser biologischen Minderwertigkeit mag eine intellektuelle Hochwertigkeit gegenüberstehen; das
ändert an der Tatsache nichts." (FURTWÄNGLER, S. 124). Der große Dirigent
sieht *eine* der Ursachen in dem Wesen des heutigen Menschen, ahnt aber den
Zusammenhang mit dem Wandel des Naturbildes, wenn er auf die Auswirkung
der Entdeckung des KOPERNIKUS und damit auf die Entwicklung der experimentellen Naturwissenschaften hinweist. Er erkennt, daß diese kopernikanische
Entdeckung den Menschen zu einem Stäubchen im Kosmos gemacht hat. In der

Tat ist ja nicht nur die Erde aus ihrer bis dahin angenommenen zentralen Stellung entthront worden, sondern im Verlauf der Forschung auch der Mensch in seiner Position in Frage gestellt worden. Doch dies sind Fragen, die hier nur angedeutet werden sollen.

Was nun wichtig ist, das ist die Ähnlichkeit der Vorgänge auf so verschiedenen Gebieten. LIEBIG war sich noch dessen bewußt, daß „der Chemismus nie imstande sein wird, ein Auge, ein Haar, ein Blatt zu erzeugen" (l. c. S. 24). Er kann nur die chemischen Bestandteile analysieren — induktiv arbeiten.

Es ist nun auffallend, daß in den letzten Jahren von verschiedenen Stellen öffentlich erklärt worden ist, der Begriff „des Natürlichen müsse aus der wissenschaftlichen Ernährungslehre eliminiert (!) werden". An dessen Stelle soll nur das in Zukunft gelten, was chemisch nachgewiesen und allgemein anerkannt ist. Hier verschwindet der Begriff der Ganzheit (des Natürlichen) hinter den Ergebnissen der Teilforschung, und es eröffnet sich die Aussicht, daß die Nahrung in Zukunft nur noch dann als wissenschaftlich zulässig anerkannt werden soll, wenn sie aus chemisch reinen Teilchen zusammengesetzt worden ist.

Dies würde in der Tat dem Vorstellungsbild entsprechen, das die induktive Forschung von sich selbst und ihren Aufgaben hat. Auf dem Gebiet der Kunst hat diese Tendenz einerseits zur abstrakten Malerei und ungegenständlichen Plastik, andererseits zur atonalen Musik geführt. Das kann man mit Interesse oder auch mit Ablehnung hinnehmen, da man darin keinerlei lebensgefährliche Prozesse anzunehmen braucht. Wenn sich dies Denken aber auf die Ernährung erstreckt und der lebende Organismus, dessen Wesen wir doch nicht kennen, einer solchen bis zur letzten Konsequenz abstrakten Umwelt ausgesetzt werden soll, dann droht uns mit einer „abstrakten Ernährung" der höchst konkrete Verfall der Gesundheit. Denn bevor die letzten Teilchen erforscht worden sind, dürfte das Menschengeschlecht aussterben.

Es kann sein, daß ich mich irre, aber ich kann den Eindruck nicht los werden, daß hinter diesen Forschungstendenzen eine Art Wettrennen der biologischen Forschung mit der Atomforschung stehen könnte. Die erstaunlichen Ergebnisse dieser analytischen Forschung bis in unvorstellbar kleine Teilchen lassen offenbar die Hypothese zu, daß man auf diesem Wege auch den Geheimnissen des Lebendigen näherkommen könne. Und gerade diese Hypothese ist mit größter Wahrscheinlichkeit völlig unbegründet. Man übersieht, daß zwar alles Lebendige aus Atomen und Molekülen, in erster Linie aber aus Kolloiden besteht, aus Makromolekülen, und daß *deren* Eigenschaften es sind, die das lebendige Geschehen möglich gemacht haben, nicht die Eigenschaften ihrer Bausteine, der Atome.

Der Geologe CLOOS hat dies sehr treffend ausgedrückt: „Vor zwei Milliarden Jahren hatte eine weise Vorsehung ihre stärksten Kraftreserven in so winzige und doch so feste Panzerschränke gesperrt, daß sie für alle Zeiten gesichert schienen. Vorwitzig, mehr klug als weise, hat der Mensch diese uralten Asyle gesucht, gefunden und gesprengt. Und nun hängt es von seinem Belieben ab — oder ist es auch das noch nicht einmal? — wann, wie und wo die größten Energien des Weltraums in das irdische Geschehen, es tief verändernd, eingreifen werden."

„So ist von einem Augenblick zum andern das Leben auf einem Gestirn zu einem entscheidenden Faktor im Werdegang des eigenen Weltenkörpers geworden, und hat im gleichen Augenblick begonnen, und wird nicht wieder aufhören, auch seine uralte, bisher noch nie erschütterte Gesetzlichkeit frech und willkürlich zu unterhöhlen" (CLOOS, S. 293).

Das Erstaunliche an dem Geschehen im Bereich des Lebendigen ist es nun aber, daß alles mit einem Minimum an Kraftaufwand, bei niedrigen Temperaturen, nahezu neutraler Reaktion usw. geschieht — und daß hier eigentlich die Forschungsprobleme der Biologie liegen, nicht in der Analyse der Atomkerne usw. Die Biologie ist nun einmal grundsätzlich von der reinen Chemie und Physik zu unterscheiden. Beachtet man diesen unleugbaren Tatbestand nicht, dann besteht allerdings die größte Gefahr für die gesamte Zukunft. Und deshalb muß hier vor einer Entwicklung gewarnt werden, die den seinem Wesen nach unbekannten lebendigen Organismus den abstrakten Stoffen und Energien aussetzt, denen er nicht gewachsen ist. Vielleicht würde er wirklich mit einer Erbänderung reagieren, die z. B. in einem Verlust von Genen bestehen könnte. Dann allerdings erledigen sich alle menschlichen Probleme von selbst, und die Ektropie des Lebendigen würde mit seinem Erlöschen dem zwangsläufig zum Tode führenden Geschehen der Entropie des Unbelebten Platz machen müssen.

Die natürliche Ernährungslehre als Teil der Ökologie

Diese Ausführungen gehören in die umfassende deduktive Wissenschaft der „Ökologie". Für diesen von ERNST HAECKEL geprägten Fachausdruck hat THIENEMANN die Definition gegeben: *„Lehre vom Gesamthaushalt der Natur"*, des Zusammen- und Gegeneinanderwirkens aller Lebewesen und ihrer Umwelt. THIENEMANN kennzeichnet das Arbeitsgebiet:

„Ökologische, d. h. ganzheitliche Arbeit, also Praxis, bedeutet keine Unterschätzung analytischer Forschung, baut vielmehr auf ihr als sicherer Grundlage auf, *geht aber ihre eigenen Wege.* Inhalt und Umfang der Ökologie sind nicht etwa künstlich konstruiert, sondern das *Ergebnis einer Entwicklung, die sich jetzt mit Macht vollzieht. Ihr sich nicht entgegenzustemmen,* wie es wohl hier und da noch versucht wird, *sondern sie zu fördern, ist Befehl der Zeit"* (S. 129).

„Die angewandte Ökologie ist der getreue Eckart der Wirtschaft, wenn sie auf ihre Planlosigkeit, ihre Maßlosigkeit, ihr Unverständnis gegenüber den Dingen der Natur hinweist (FRIEDERICHS); ihre Bedeutung wächst mit der

Zunahme der kulturellen Erschließung eines Gebietes. Denn mit ihr steigt die Gefahr einseitiger Maßnahmen, die das Gleichgewicht des Ganzen stören können" (l. c. S. 131). „Die Herrschaft des Menschen über die Natur hat naturgesetzte, naturgesetzliche Grenzen." „Auch der Kulturmensch verstößt nicht ungestraft gegen das Naturgesetz. Eine Zeitlang mag es scheinen, als könne er die Natur vergewaltigen. Auf die Dauer rächt es sich aber doch." Und ganz eindeutig sagt THIENEMANN:

> „Alles wirkt sich auf die Ernährung aus."

Diesen allgemeinen Zusammenhängen muß die induktive Ernährungsforschung unbedingt Rechnung tragen, da sie sonst Gefahr läuft, die ihr gezogenen Grenzen zum Nachteil des Ganzen zu überschreiten. Bisher findet man allerdings keine Anzeichen dafür, daß die Notwendigkeit dieser Selbstbeschränkung eingesehen worden ist.

B. Die induktive Nahrungs- und Ernährungsforschung

Diese Forschung, die heute nahezu allein die Lage beherrscht, kann man in drei Teile gliedern:

1. Die Bildung der Nahrung
2. Die Zusammensetzung der Nahrung
3. Der Ernährungsvorgang

Jeder dieser Teile kann in diesem Buch nur in den wesentlichsten Grundzügen dargestellt werden. Ein Anspruch auf Vollständigkeit wird nicht erhoben. Es liegt nur die Aufgabe vor, die Tatsachen sinngemäß so zu ordnen, daß der Leser sich an Hand der ausführlicheren Bücher ein selbständiges Urteil bilden kann, sowohl über das, was man weiß, wie über das, was man nicht weiß.

Auf einige Schwierigkeiten, die alle drei Teile betreffen, muß zunächst aufmerksam gemacht werden:

1. Unser Wissen hängt von dem Stand der chemischen, physikalischen und physiologischen Forschung ab. Da die Methoden sich *dauernd verfeinern*, werden Befunde, die ursprünglich einfach erschienen, immer komplizierter. Bisher hat sich kein einziger Befund ergeben, der nicht im weiteren Verlauf andere Deutungen erfahren mußte als zu Anfang.

2. Die Deutungen der Befunde sind wesentlich bestimmt davon, ob man die Phänomene *ausreichend lange beobachtet* hat. Auch diese Forderung ist in den meisten Fällen nicht erfüllt. Je tiefer wir in die Zusammenhänge eindringen, desto mehr erkennen wir, daß kurzfristige Versuche sehr leicht zu Überschätzungen führen. Vielmehr kann man endgültige Urteile nur fällen, wenn die Versuche sich über mindestens 5—10 Generationen erstreckt haben und man sicher weiß, daß die späteren Generationen gesund bleiben und voll fortpflanzungsfähig sind.

3. Unser Wissen ist um so genauer, als die untersuchten Objekte anorganisch sind oder die Bestandteile der Lebewesen nach dem Tode analysiert werden. Damit aber entschwindet alles, was Stoffe und Energien während des Lebens bedeutet haben. Denn *noch niemand weiß, was eine lebende Zelle wirklich ist*, und niemand weiß, was sich im Moment des Todes wirklich ereignet. Wir arbeiten also an einer unbekannten Größe.

4. Besonders beim Menschen kommt eine weitere Schwierigkeit hinzu, daß sich die Individuen nach ihrer *Konstitution* und auch nach ihrer *geistigen Verfassung unterscheiden*, daß absolut gültige Regeln nicht aufgestellt werden können.

5. Uns fehlt ein leicht zugänglicher und anerkannter *Maßstab,* um den *Begriff „Gesundheit"* zu definieren. Die Medizin hat sich seit Jahrzehnten wohl mit Krankheitsforschung und Therapie-Forschung beschäftigt, nicht aber mit Gesundheitsforschung. So fehlt ihr der sichere Untergrund zur Beurteilung für das, was als „krank" zu bezeichnen wäre. Man behilft sich mit der Annahme von „Übergangs"-Erscheinungen. Gerade diese aber sollten das besondere Interesse der Forschung finden.

6. Trotz aller Krankheitsforschung fehlen uns zahlreiche Erkenntnisse davon, wie denn *eigentlich eine „Krankheit" sich bildet.* Erst in vorgeschrittenen Stadien können wir Abweichungen erkennen, die Anfänge bleiben unerkannt und verborgen.

7. Infolge dieser großen Lücken besteht bei allen Teilergebnissen die Gefahr, daß sie unter- oder überschätzt werden. Unglücklicherweise sind die Biologen und Ärzte nicht in der beneidenswerten Lage der Geographen, daß sie auf dem Globus die unerforschten Stellen als weiße Gebiete kennzeichnen können. Wir sind auf Schätzungen angewiesen.

8. Der letzte hier zu erwähnende Umstand liegt in der *verschiedenen Konstitution der Forscher,* die bei der Deutung der Befunde maßgebend beteiligt ist. Daraus entwickelt sich der leidige „Streit der Gelehrten", obwohl diese Differenz auch durchaus positiv bewertet werden kann. Denn nur dadurch, daß die Menschen verschieden sind, ist es möglich, daß ein Phänomen von den verschiedensten Seiten her behandelt und durchdacht werden kann und nicht nur einseitig.

9. Eine zwar nachgeordnete, aber doch wichtige Tatsache muß noch erwähnt werden, daß nämlich jeder biologische Versuch genau wie jedes andere Experiment *nur* für die Bedingungen gilt, unter denen der Versuch durchgeführt wurde. Die kleinsten, meist unterschätzten Abweichungen können andersartige Resultate ergeben. Dies gilt z. B. wahrscheinlich auch für so sichere Methoden wie bei der Chemie. Es spricht vieles dafür, daß z. B. allein die Eigenschaften des Glases unserer Reagenzgläser unsere Befunde, etwa am Blut und beim Gerinnungsvorgang, wesentlich beeinflussen. Denn in Bernsteingefäßen, vielleicht auch in Kunststoffgefäßen, sollen die Reaktionen andersartig verlaufen. Man kommt auf Grund dieser Möglichkeit zu der Erkenntnis, daß die Wissenschaft sich weitgehend dadurch zu der jetzigen Lage entwickelt hat, daß man auf Grund unausgesprochenen Übereinkommens *stets die gleichen „Versuchsfehler"* macht. Das ist etwas scharf formuliert, trifft aber den Kern dessen, was gesagt werden sollte. In der Vitaminforschung wird ein Beispiel angeführt werden.

Die Mehrzahl der Fachleute ist sich natürlich über diese Unsicherheiten unseres Wissens im klaren, aber der Laie weiß dies meist nicht. Deshalb kommt er leicht zu Fehldeutungen und Überschätzungen angeblich zweifelloser Befunde.

Die meisten Menschen überschätzen „die Wissenschaft" und die „Wissenschaftler" und ahnen nicht, wie eng die Grenzen des wahrhaften Wissens sind.

NORBERT WIENER kennzeichnet die Situation sehr treffend, wenn er von der falschen Beurteilung der Naturwissenschaft und Naturwissenschaftler in der öffentlichen Meinung spricht. „Trotz aller naturwissenschaftlichen Erziehung in unsern Schulen und aller naturwissenschaftlichen Popularisierung und Propaganda in unsern Zeitschriften weiß der Mann auf der Straße zwar einiges von den Resultaten wissenschaftlicher Erfindungen und Entdeckungen, die sein tägliches Leben berühren, hat aber nicht die geringste Vorstellung von den inneren Begriffen der Wissenschaft und von der Aufgabe des Wissenschaftlers. Für ihn ist der Wissenschaftler genau dasselbe, was der Medizinmann für den Wilden ist: Eine von Geheimnis umwitterte zweideutige Gestalt, die verehrt werden muß als Träger geheimnisvollen Wissens und als Mittler geheimnisvoller Kräfte, die man aber auch fürchtet, ja haßt, und die auf ihren Platz verwiesen werden muß. Der Medizinmann mag eine Macht sein, aber er ist auch ein sehr willkommenes Opfer für die Götter."

Die Entstehung unserer Nahrung

Die Erforschung dieses Vorganges umfaßt das gesamte Gebiet der spontanen und der gewollten, kultivierten Produktion unserer Nutzpflanzen und Nutztiere. Zwar gibt es allgemeine Regeln, aber schließlich ist für jede Art eine besondere Methodik zur optimalen Produktion erforderlich. Letzten Endes ist alles zurückzuführen auf drei Grundphänomene: 1. die chemischen *Mineralien des Bodens und die Bestandteile der Luft,* 2. die *Gesetze des Energieablaufs* und 3. die *Gesetzmäßigkeiten der arteigentümlichen Erbanlagen.* Diese drei wiederholen sich bei allem lebendigen Geschehen in verschiedenen Variationen.

Welche Elemente sind für das Leben unentbehrlich?

In Abb. 13 ist das Periodische System der Elemente wiedergegeben, das die bekannten natürlichen Elemente enthält. Diese sind durch Kennzeichnung der Felder nach ihrer Bedeutung für das Leben gekennzeichnet. In der Unterschrift kann man sich über die einzelnen orientieren.

Dieses System ist aber, wie wir jetzt wissen, unvollständig. Denn von vielen Elementen gibt es mehrere Ausgaben, die chemisch zwar gleichartig, physikalisch aber unterschieden sind. Diese Formen nennt man „Isotope". Wir kennen bisher 275 stabile Isotope und 1200 nicht stabile, die unter Aussendung von „Strahlung" zerfallen. Dann sprechen wir von Radioaktivität. Von dem lebenswichtigen Kalium gibt es z. B. ein Isotop, das sich in den lebenden Zellen nachweisen läßt und beweist, daß dessen Strahlen unmittelbar im Zellinnern entstehen und sich auswirken können. Es gibt wohl kein Nahrungsmittel, das dieses Isotop nicht enthält. Die Intensität dieser Strahlung ist aber von dem der lebenzerstörenden kurzwelligsten Strahlung zweifellos unterschieden. Welche Bedeutung man diesem Vorkommen offiziell zuerkennt, habe ich nicht feststellen können. Bei der Feststellung künstlicher Radioaktivität muß diese „natürliche" stets berücksichtigt und abgezogen werden.

In Abb. 14 sind die Beziehungen der Elemente zu den biochemischen Prozessen wiedergegeben. Obwohl diese Zusammenhänge schon lange bekannt sind, ist ihre systematische Bearbeitung noch nicht erfolgt. Man findet nur zufällige Einzelangaben. Immerhin sind folgende Tatsachen auffallend:

1. Das Lebendige setzt sich vorzugsweise aus Elementen mit niedriger Ordnungszahl zusammen (weiß in schwarzem Felde).

2. Die Steuerung des Wasserhaushalts erfolgt durch die im System benachbarten Elemente in ihrem ionisierten Zustande: *Natrium:* Wasser retinierend, *Kalium:* entwässernd, *Magnesium:* permeabilitätserhöhend für die Zellmembranen, *Kalzium* hingegen abdichtend [1].

Aus dieser gegenseitigen Beziehung können wir erkennen, daß nur eine Berücksichtigung aller 4 Ionen einen Rückschluß auf die stattfindenden Prozesse erlauben kann, nicht die Einzelbestimmungen.

3. Elemente mit hohen Ordnungszahlen (über 75) scheinen durchweg lebensfeindlich zu sein, wenn sie auch in den Lebewesen vorkommen. Doch werden sie anscheinend nach Möglichkeit an Stellen abgelagert, wo sie wenig Schaden anrichten können, in Knochen, im Retikuloendothel.

4. Eine Gruppe von besonderer Bedeutung sind z. B. die Elemente 25—30, die das Gemeinsame haben, daß sie in mehreren „Wertigkeiten" auftreten können, sowohl in reduzierter wie in oxydierter Form. Außerdem sind diese Wertigkeiten reversibel, umkehrbar. Durch diese Eigenschaft sind sie dazu geeignet gewesen, in die Stoffwechselvorgänge einzugreifen und für diese unentbehrlich zu sein. Eisen, Kupfer, Mangan, Kobalt sind z. B. für die Blutbildung und die Gewebsatmung unentbehrlich, wenn auch erst in ihren organischen chemischen Verbindungen, wie Hämoglobin usw. Die Art ihrer gegenseitigen Abhängigkeit wird unten besprochen (Abb. 16).

5. Die noch nicht erwähnten Elemente sind zum Teil biologisch in geringsten Mengen wirksam und *auf die Dauer* unentbehrlich, doch läßt sich heute nur bei einigen eine spezielle Aufgabe erkennen. 10—12 Spurenelemente sind immerhin „anerkannt", wahrscheinlich aber werden es viel mehr sein. Da die erforderlichen Dosen nach den bisherigen Erfahrungen — mit Ausnahme des Jods und vielleicht des Arsens — weit *unterhalb der eventuellen Schädlichkeitsgrenze* liegen, ist gegen eine *entsprechend vorsichtig dosierte regelmäßige Versorgung der Äcker mit diesen Elementen nichts einzuwenden* und dann, wenn die Durch-

---

[1] Eine weitere Regulation erfolgt durch das Verhältnis von Lezithin : Cholesterin in den Zellmembranen.

Reihen ↓	0	I	II	III	IV	V	VI	VII	VIII	Perioden
		₁H			+⁶C	+⁷N	++⁸O			1
	₂He	+₃(Li)	₄Be	₅(B)	₆C	₇N	₈O	₉F		2
	₁₀Ne	₁₁Na	₁₂Mg	₁₃Al	₁₄Si	+₁₅P	++₁₆S	₁₇Cl		3
	₁₈Ar	₁₉K	₂₀Ca	₂₁Sc?	+₂₂Ti	+₂₃(Va)	++₂₄Cr?	++₂₅Mn	₂₆Fe ₂₇Ni ₂₈Co	4
		₂₉Cu	₃₀Zn	₃₁Ga	₃₂Ge	++₃₃(As)	++₃₄(Se)	++₃₅(Br)		
	₃₆Kr	₃₇Rb	₃₈Sr	₃₉Y?	+₄₀Zr?	₄₁Nb	+₄₂(Mo)	₄₃Ma	₄₄Ru ₄₅Rh ₄₆Pd	5
		₄₇Ag	₄₈Cd?	₄₉Jn?	₅₀(Sn)	₅₁Sb	+₅₂(Te)	+₅₃J		
	₅₄X	₅₅Cs	₅₆Ba	₅₇La?	Seltene Erden: (Ce) Pr (Nd) Sm Eu					6
		Gd Tb Dy Ho Er Tu Yb Lu ₇₁	₇₂Hf	₇₃Ta	₇₄W	₇₅…	₇₆Os ₇₇Ir ₇₈Pt			
		+₇₉Au	₈₀Hg	+₈₁Tl	+₈₂Pb	+₈₃Bi	₈₄Po	₈₅		
	₈₆Em	₈₇	₈₈Ra	₈₉Ac	+₉₀Th	₉₁Pa	+₉₂Ur			7

1. Wasserstoff, H.
5. Bor, B.
6. Kohlenstoff, C.
7. Stickstoff, N.
8. Sauerstoff, O.
9. Fluor, F.
11. Natrium, Na.
12. Magnesium, Mg.
13. Aluminium, Al.
14. Silicium, Si.
15. Phosphor, P.
16. Schwefel, S.
17. Chlor, Cl.
19. Kalium, K.
20. Kalcium, Ca.
21. Scandium, Sc.

22. Titan, Ti.
23. Vanadium, V.
24. Chrom, Cr.
25. Mangan, Mn.
26. Eisen, Fe.
27. Nickel, Ni.
28. Cobalt, Co.
29. Kupfer, Cu.
30. Zink, Zn.
33. Arsen, As.
34. Selen, Se.
35. Brom, Br.
39. Yttrium, Y.
40. Zirkonium, Zr.
42. Molybdän, Mo.
44. Ruthenium, Ru.

45. Rhenium, Rh.
46. Palladium, Pd.
47. Silber, Ag.
48. Cadmium, Cd.
49. Indium, In.
50. Zinn, Sn.
52. Tellur, Te.
53. Jod, J.
57. Lanthan, La.

Seltene Erden:

Cer, Ce.
Prasedoym, Pr.
Neodym, Nd.
73. Tantal, Ta.
74. Wolfram, W.

76. Osmium, Os.
77. Iridium, Ir.
78. Platin, Pt.
79. Gold, Au.
80. Quecksilber, Hg.
81. Thallium, Tl.
82. Blei, Pb.
83. Wismut, Bi.
84. Polonium, Po.
88. Radium, Ra.
89. Actinium, Ac.
90. Thorium, Th.
91. Protaktinium, Pa.
92. Uran, Ur.

Die nicht untersuchten Elemente sind:

2. Helium, He.
3. Lithium, Li.
4. Beryllium, Be.
10. Neon, Ne.
18. Argon, Ar.
31. Gallium, Ga.
32. Germanium, Ge.
36. Krypton, Kr.

37. Rubidium, Rb.
38. Strontium, Sr.
41. Niobium, Nb.
43. Masurium, Ma.
51. Antimon, Sb.
54. Xenon, X.
55. Caesium, Cs.
56. Baryum, Ba.

Seltene Erden:

Samarium, Sa.
Europium, Eu.
Gadolinium, Gd.
Terbium, Tb.
Didym, Dy.
Holmium, Ho.

Erbium, Er.
Ytterbium, Yb.
Lutetium, Lu.
72. Hafnium, Hf.
86. Emanation, Em.

Unbekannt:

75, 85, 87.

 = Nicht untersucht　　　H = Bestandteile organischer Substanz.

Ti = Biol. wichtige Spurenelemente.　　　Sc? = Nicht sicher nachgewiesen.

Au = Lebensfeindliche Elemente.

Abb. 13. Periodisches System der Elemente I (aus KOLLATH, Einheit der Heilkunde) und Erklärung zum Periodischen System der Elemente (Münch. med. Wschr. 1938).

Leistungsgruppen der Elemente II

Reihen ↓	0	I	II	III	IV	V	VI	VII	VIII	Perioden
	E d e l g a s e									1
				B	Organische		F		2
		Wasser-	Al	Si	Substanz	Cl		3
		haushalt				Oxydations-	4
		Katalysatoren		Spuren-Elemente		
			(Oxydationskatalysen)		5
			(Photoaktivität)		
			(Organspezifität)		6
		Lebensfeindliche Stoffe					7

Abb. 14. Leistungsgruppen der Elemente II.

schnittsnahrung übermäßig mechanisch verfeinert ist, dürften sich auch *regel-mäßige Zugaben* entsprechender Mischungen beim Menschen nur nützlich be-merkbar machen. Dabei ist daran zu denken, daß diese mit der Nahrung aufgenommenen Spurenelemente eine *Zwischenstufe* durch ihre Bindung an die Körpersubstanz von Darmbakterien erfahren können, also in organische Bin-dung übergeführt werden dürften.

Mineralstoffe

Alle Mineralstoffe sind natürlich, sofern sie die Elemente 1—92 enthalten und nicht die künstlichen radioaktiven Elemente wie Plutonium usw. In der Natur kommen alle Elemente fast niemals rein vor, sondern in Gemischen. Sie sind im Lauf der Erdgeschichte entstanden, viele durch Mitwirkung lebendi-ger Organismen in neue Gemische umgesetzt worden, z. B. in den Kalkgebirgen, ferner in den Ablagerungen der Urmeere oder in Süßwasserseen. Diese werden immer wieder von Pflanzen, durch diese von Tieren in einen neuen Kreislauf gebracht, bleiben aber immer die gleiche chemische Substanz. Dieser Mineral-kreislauf ist der eigentliche Stoffwechsel im Bereich des Lebendigen. Gewinnt man aus den meist stark verunreinigten — z. B. mit organischen Resten — Roh-ablagerungen die *mehr oder weniger reinen Mineralien,* so *bleiben sie doch immer, was sie waren: natürlich. Unnatürliche Mineralien gibt es nicht.*

Man muß leider sagen, daß die Mineralien in der Ernährungsforschung bisher unterschätzt und wie ein Stiefkind behandelt worden sind. Und dabei sollten sie doch eigentlich die Basis alles Geschehens sein, wie in dem Werden des Lebendigen. Sie bilden die Voraussetzung, daß sich organische Substanz bilden kann. In gewissem Sinne ist mit der Zurücksetzung der Mineralien dasselbe geschehen wie mit der Einschätzung des Skeletts und der Zähne. Man hat die Prozesse an den weichen Organen, weil sie dort technisch leichter und schneller nachzuweisen sind, in den Vordergrund geschoben, ohne zu beachten, daß das *Skelett nicht nur die Stützsubstanz, sondern auch die große Mineralreserve des höheren Organismus* ist (S. 92, 109, 127).

Statt das Gebäude der Ernährungslehre von unten herauf, von den Mineralien aus, zu errichten, hat man mit dem Dachgeschoß und der Einrichtung begonnen, dem Eiweiß und den andern organischen Substanzen. Dadurch erklären sich die vielen Lücken in den Kenntnissen.

Die Beurteilung ist außerdem deshalb erschwert, weil die Mineralien in ihren verschiedenen Formen nicht nur untereinander Korrelationen aufweisen, sondern auch zu den Vitaminen. Es scheint kein Vitamin zu geben, das nicht mit einem oder mehreren Mineralien koordiniert ist. Da nun schließlich alle diese Funktionen bei jeder Pflanzen- und jeder Tierart verschieden sein können, erscheint es unmöglich, auch nur annähernd richtige Tabellen für die Ernährung jedes Lebewesens, einschließlich des Menschen, herzustellen. Man sollte das *Angebot* so *reichhaltig wie möglich* machen und der *Auswahlfähigkeit der Lebewesen vertrauen*. Stellt man Gemische aus möglichst reinen Substanzen her, wird man die biologische Wertigkeit nach Abb. 14 mit berücksichtigen müssen, d. h. lebensfeindliche Elemente auszuschließen bemüht sein.

Eine Sonderstellung nehmen die Elemente ein, die die organische Substanz bilden; Kohlenstoff, Stickstoff, Wasserstoff, Sauerstoff, zuzüglich Schwefel und Phosphor.

Für die Bewertung der Mineralien unterteilt man die verfügbaren zweckmäßig in zwei Gruppen:

Mineralien I: Verbindungen von *Kalzium, Phosphor, Natrium, Magnesium, Kalium* sind in größeren Mengen erforderlich und können als *Hauptelemente* bezeichnet werden. Das *Eisen* steht an der Grenze zu den

Mineralien II: Verbindungen der in geringeren bis geringsten Mengen erforderlichen Elemente.

Grundsätzlich sind *alle Mineralien natürliche Verbindungen*. Denn es ist noch nie gelungen, „künstliche" Mineralien zu synthetisieren. Die Elemente mit höchsten Ordnungszahlen über 92 (Uran) gehören nicht in diesen Bereich, ebensowenig die Spaltungsprodukte, die bei Zerfall der radioaktiven Elemente entstehen, auch wenn sie künstlich hervorgebracht werden.

Die Frage, ob unsere Mineralversorgung ausreicht, läßt sich nicht bejahen. Wir besitzen einen *brauchbaren praktischen Maßstab in dem Bedarf unserer Zuchttiere an Futterkalk.* Denn *nur bei seiner Zugabe entwickeln sich Skelett und Gebisse ausreichend und optimal. Die sonstige Kost reicht also nicht aus.*

Der Grund: 75—80 % unserer Böden sind kalkarm, ein Mangel, der sich natürlich auch an den Produkten auswirken muß, auch bei der Milch. Es ist sehr wahrscheinlich, daß infolgedessen *auch die Menschen kalkarm ernährt* sind. Dies führt vielleicht zu einem ersten Verständnis für den *zunehmenden Gebißverfall,* obwohl Kalkarmut nur *eine* der Ursachen ist.

Viel schwieriger ist die Versorgung mit den andern Mineralien zu beurteilen, insbesondere den Spurenelementen. Denn das Fehlen dieser SpEl tritt nicht in kurzer Zeit in Erscheinung, sondern teilweise erst nach Generationen. Ich verweise auf die unten zu erwähnenden Versuche von POTTENGER (Lit.-Verz.).

Hier liegen ungelöste Probleme, wie es möglich ist, daß das *Fehlen* geringster Mengen von Spurenelementen sich *erst nach 6–8 Generationen bemerkbar* macht und daß 3–4 *Generationen erforderlich sind,* bis die Versuchstiere *wieder völlig gesund* werden. Beim Menschen würden dazu, um einen Mangel offenbar werden zu lassen, 200–300 Jahre erforderlich sein, und zur Wiederherstellung etwa 100 Jahre. Im Zeitalter der Isotopenforschung ist es durchaus möglich, diese unheimlichen Probleme zu erforschen und das Schicksal der einzelnen radioaktiven Isotopen in den Geschlechtszellen zu bestimmen.

Auch ist die Entfernung von Spurenelementen durch mechanische Verfeinerung nicht zu verantworten, wenn deren Erhaltung keine nachweisbaren kurzfristigen Schäden hervorruft. Andererseits kann man sich günstige Wirkungen versprechen, wenn man Spurenelement-Gemische regelmäßig verabreicht, die unterhalb pharmakologischer Dosierungen liegen und aus Elementen niedriger bis höchstens mittlerer Ordnungszahlen bestehen. Es gibt solche Gemische, die bei der Zucht von Versuchstieren mit synthetischen Diäten benutzt werden (s. KOLLATH, Vollwert d. Nahrung, Band I, S. 203).

Angesichts dieser Beobachtungen ist es notwendig, jederzeit für einen ausreichenden Gehalt an Spurenelementen in der Nahrung zu sorgen, da das Schicksal der nächsten Generationen in unserer Hand liegt. Aber auch selbst für den Fall, daß man nicht so weit zu denken vermag, wird man mindestens die Lebensdauer der einzelnen Menschen als Maßstab berücksichtigen müssen. Denn nicht nur „nützliche" SpEl gibt es, sondern auch schädliche. Und solche könnten mit den geplanten synthetischen Nahrungsmitteln in unsere Kost gelangen.

NORBERT WIENER schreibt z. B. in seinem Buch „Mensch und Menschmaschine" (S. 43): (s. dazu auch S. 67)

„Die *wirkliche Gefahr* bei der Medizin liegt viel tiefer. Der Wandel in unsern diätetischen und sonstigen Methoden ist tiefgehend und wird mit jedem Jahr größer in dem Maße, wie sich *unsere natürliche Ernährungsversorgung er-*

schöpft und wir zu ihrer Ergänzung weiter Umschau halten müssen. *Nicht alle diese Veränderungen dürften unschuldiger Natur sein.*" WIENER kommt dann auf die synthetischen Fette zu sprechen. „Diese chemische Reinheit bedeutet nicht notwendig physiologische Reinheit. Wir müssen immer auf der Hut sein, daß nicht *kleine Mengen Katalysatoren . . . schleichend vergiftende Wirkungen haben, die sich erst in einem Menschenalter zeigen.*" Es könne sich um winzige Mengen krebsfördernder oder krebserzeugender Stoffe handeln. „Nach vielen Jahren scheinbar harmlosen Gebrauchs können selbst winzige Mengen dieser und anderer verderblicher Stoffe verhängnisvoll werden und zu Degenerationskrankheiten beitragen[1]. *Es ist sicher, daß die Nahrungsmittelversorgung unser ganzes Volk, wenn nicht sogar die ganze Menschheit Gefahren aussetzt, die sich erst zeigen werden, wenn man nicht mehr viel gegen sie tun kann.*"

Im Zeitalter der Atombombenexplosionen, die dem Lebendigen gegenüber ein einziges internationales Verbrechen sind, sind neue Gefahren entstanden, die unabsehbar sind.

Ausblick

Es ist nach meinen Versuchen nicht sehr wahrscheinlich, daß die in Deutschland wachsenden Ernten einen optimalen Mineralgehalt haben. Die üblichen synthetischen Diäten sind allerdings nicht geeignet, diese Mängel aufzudecken. Die einzige, mir bisher bekannt gewordene Diät besteht aus autoklaviertem Fleisch + Rindertalg, einem Gemisch, dem man die reinen Vitamine zuzusetzen hat. Dann entwickeln sich langsam in den Versuchstieren die verschiedensten Symptome, in dem Grade, wie lebenswichtige Organe von den Reserven weniger lebenswichtiger leben. Und an diesen letzteren Organen kann man dann die Krankheiten diagnostizieren und eventuell heilen, oder vorbeugend behandeln, indem man bekannte Mineralien zugibt. Ich habe Versuche mit Getreiden aus Mecklenburg, Schleswig-Holstein, der Rheinebene angestellt und große Differenzen erhalten. Diese Differenzen waren, soweit meine Beobachtungen reichten, eher auf Mineralmangel als auf Vitaminmangel zurückzuführen. Auf Grund dieser eigenen Erfahrungen halte ich unsere Mineralversorgung in Deutschland im Durchschnitt für unzureichend und halte es für notwendig, 1. dieses Problem experimentell zu studieren, und 2. Mineralstoffe so lange der Durchschnittskost zuzusetzen, bis eines Tages unsere Böden wieder mit staatlichen Mitteln regeneriert worden sind. Denn diese Aufgabe geht über die Leistungsmöglichkeit der Landwirte hinaus, und eine solche Hilfe aus öffentlicher Hand ist erfolgreicher und besser als die üblich gewordenen „Subventionen", die das Übel nicht an der Wurzel packen. Als Ausgangsmaterial

---

[1] s. S. 83. Zitat von BARTHELMESS über seelische Veränderungen.

für die Prüfung von Mineralgemischen kann man z. B. das Gemisch von McCollum No. 185 wählen.

Diese Ausführungen sind Vorschläge für Versuche, die mir selbst nicht mehr möglich sind. In der Isotopenforschung besitzt man heute Bestimmungsverfahren, mit denen man den Weg der einzelnen Isotopen verfolgen kann.

Hertz, Leipzig, hat auf der 9. Nobelpreisträger-Versammlung in Lindau berichtet, daß z. B. markierter Luftstickstoff nur dann direkt über die Knöllchenbakterien den Pflanzen zugeleitet wird, wenn der Boden daran Mangel leidet; daß hingegen bei stickstoffreichen Böden die Pflanze die wasserlöslichen Salze bevorzugt. Diese Beobachtung sollte auf alle Elemente ausgedehnt werden (s. S. 130 Darmbakterien).

Man könnte daran denken, daß man bei Nahrungsmangel zwar einen Ersatz durch Injektionen geben kann, daß der Organismus aber die natürliche Resorption aus dem Darm allen intravenösen Injektionen vorziehen würde, wie die Lippenblütler die Resorption aus dem Boden anstelle der Versorgung aus der Luft.

Ein besonderer Grund für die Verstärkung der Mineralstoff-Forschung liegt meiner Ansicht nach darin, daß anscheinend kein Vitamin ohne bestimmte Mineralien zu wirken vermag. Ein vorläufiges Schema möge hier angeführt werden:

1. *Denaturiertes Eiweiß*, Öl, Kohlehydrate + Mineralgemisch McCollum 185 dienen durch entsprechende Variationen der Erzeugung akuter Mangelkrankheiten.
2. *Natives Eiweiß*, Vitamin B_1, Kaliumphosphat + Zinksulfat dienen der Entstehung der Mesotrophie. In deren Gebiet gehört auch das Rachitisgebiet, bei dem die Relationen Ca : P bedeutungsvoll sind.
3. *Fleisch-Talg-Kost*, zusätzlich aller Vitamine *ohne* Mineralien läßt zuerst Krankheiten der Zähne und des Skeletts entstehen, später zahlreiche Organveränderungen.

Da nun die Durchschnittskost bezüglich ihrer Zusammensetzung eine unangenehme Ähnlichkeit mit den beiden Gruppen 2 und 3 aufweist, besteht die Wahrscheinlichkeit, daß auch beim Menschen viele Störungen durch Mineralstoffmangel entstehen. Dieser kann über mehrere Generationen zurückreichen und eventuell erst in mehreren Generationen behoben werden. Diese Möglichkeit muß angesichts der Katzenversuche von Pottenger zur Diskussion gestellt werden (s. S. 83, Zitat von Barthelmess).

Über den Stoff- und Energie-Haushalt

Von der Besprechung der Bildung der organisierten Stoffe wird hier abgesehen, nur das Eiweiß wird gesondert besprochen werden. Statt dessen soll in dem „Schema der Wandlungen" (Abb. 15) eine Übersicht über die großen Zusammenhänge gegeben werden, wie aus Mineralien durch die Tätigkeit von Bodenbakterien und Pflanzen die Fülle der organischen Stoffe entsteht und

Kreislauf der Stoffe und Energien

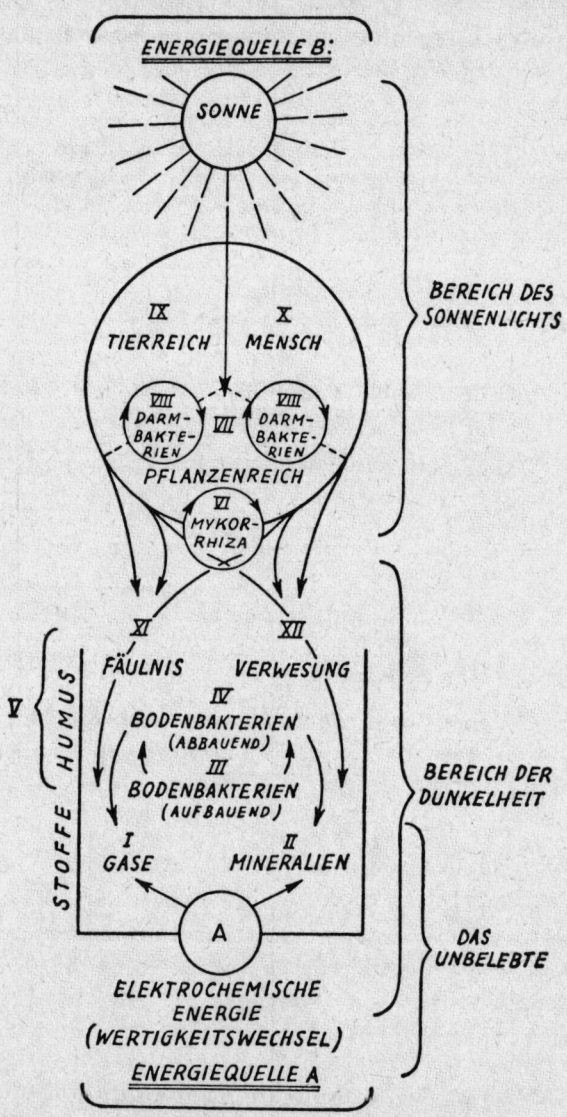

Abb. 15. Schema der Wandlungen

Erklärung zu Abb. 15

Kreislauf der Stoffe: a) Die anorganischen Grundsubstanzen, aus denen die lebende Substanz ihre Verbindungen aufbaut, sind außer Kohlenstoff Gase (I) (Stickstoff, Wasserstoff, Sauerstoff) und Mineralien (II), von denen Phosphor, Kalzium, Natrium, Chlor, Schwefel, Ammonium in großen Mengen erforderlich sind, zahlreiche andere aber nur in Spuren (sog. Spurenelemente) (z. B. Bor, Aluminium, Silizium, Titan, Fluor usw.). Ein Teil von diesen dient dem Aufbau bestimmter Körpersubstanzen, z. B. das Jod, ein anderer Teil, der in verschiedenen Wertigkeitsstufen auftreten kann, dient der Vermittlung elektrochemischer Energie (Mangan, Eisen, Cobalt, Nickel, Kupfer, Zink) der Energiequelle A.

In voller Dunkelheit, d. h. ohne Mitwirkung strahlender Energie in Form von Licht, bauen Bodenbakterien (III) ihre Körpersubstanz auf zu organisch-chemischen Verbindungen des Kohlenstoffs und Stickstoffs (Eiweiß). Andere Bakterien bauen die abgestorbenen Leiber der ersten Gruppe ab, ihre Stoffe dem anorganischen Zustande wieder zuführend (IV).

Langsam baut sich aus dieser Tätigkeit kleinster Lebewesen der Humus-Boden (V) auf, in dem höhere Pflanzen (VII) eine Existenz finden können. Sie sind aber durch ihre die Wurzeln umgebende Bakterien- und Pilzwelt (VI) mit den niederen Organismen zu einer Lebenseinheit verbunden, bezüglich ihres Energiebedarfs aber nicht mehr allein auf die elektrochemische Wertigkeitsenergie angewiesen, sondern können durch die besondere Eigenschaft des magnesiumhaltigen Blattgrüns (Chlorophyll) die strahlende Energie der Sonne (Energiequelle) zu einem gesteigerten Aufbau verwenden. Es ist nicht ausgeschlossen, daß noch kleinere Einheiten als die Bakterien eine weitere Lebensgrundlage der Bakterien und Pflanzen darstellen.

Das Tierreich (IX) setzt die Existenz des Pflanzenreichs voraus, und die Menschen (X) leben von Pflanzen und Tieren. Aber auch in dem Leben von Tier und Mensch spielen Bakterien (VIII) eine wichtige Rolle: im Darminnern, der „inneren Umwelt", produzieren Darmbakterien wichtige Stoffe für Leben und Gesundheit, so daß alle höheren Lebewesen diese Symbionten zu ihrer Existenz notwendig haben. Die Bedeutung dieser Symbionten beruht, wie wir jetzt sicher wissen, darin, daß sie lebens- und gesundheitswichtige Wirkstoffe bilden, die vorübergehende Mangelzeiten ausgleichen können. Bei einer vollwertigen, alle Stoffe enthaltenden Nahrung sind diese Darmbakterien allerdings nicht notwendig, sondern man kann Tiere dann steril aufziehen (GUSTAFFSON). Die Natur rechnet aber anscheinend mit vorübergehenden Mangelzeiten und ließ daraus das Prinzip der Darmbakterien entstehen.

Die Körper der toten Individuen werden durch abbauende Bakterien wieder in die Ausgangsstoffe zerlegt, entweder durch sauerstofffreie Fäulnis (XI) oder durch sauerstoffhaltige Verwesung (XII). Es entstehen wieder Gase (I) und Mineralien (II), eine neue Wandlung kann beginnen.

einem dauernden Wandel unterliegt, bis das Lebendige wieder zum neuen Werden in den mineralisierten Zustand zurückverwandelt wird. Stoffe und „Energie" wirken hier zusammen.

Jede Besprechung der Rolle der „Energie" trifft von Anfang an auf die Schwierigkeit, daß in der Umgangssprache unter „Energie" eine persönliche Charaktereigenschaft verstanden wird, in der Physik aber der viel engere wissenschaftliche Begriff (s. S. 151 fg.). Man redet leicht aneinander vorbei (s. JUL. HUXLEY, l. c. 93).

Die zweite Klippe ist die moderne Atomphysik und die Lehre von dem Übergang der Energie in Materie (s. BARTHELMESS, 1. c. S. 83, über die Bewertung des Empfangsapparats). Diese Geheimnisse sind nun für die Lebensprozesse aber anscheinend belanglos, da sie sich in den viel kleineren Regionen der Atomkerne und Atome abspielen, nicht an den großen organischen Komplexen des Lebendigen. Hier herrschen übersichtlichere und meßbare Funktionen. Ohne auf Einzelheiten eingehen zu können, soll hier nur das große Geschehen des Kreislaufs der Energien in diese Darstellung aufgenommen werden (Abb. 15; s. auch S. 135 Entropie).

Die Entwicklung der Stoffwechselfunktionen

Zweifellos sind Milliarden von Jahren seit der ersten Entstehung des Lebens im heutigen Sinne auf unserer Erde vergangen. Durch die modernen Methoden der Archäologie, insbesondere der Zeitbestimmung durch den Zerfall der radioaktiven Isotopen, hat man ziemlich sichere Werte für die Dauer der vergangenen Zeiten erhalten, doch lange vor diesen bestimmbaren Zeiten gab es schon Leben, wahrscheinlich, sobald Wasser in heutiger Form, vielleicht mit einer Temperatur von 70—80 ° erste Lebensformen ermöglichte.

Daß die höheren Lebewesen auf dem Wege einer Entwicklung (Evolution) entstanden sind, ist wahrscheinlich. Aber diese Hypothesen beruhen doch letzten Endes auf dem Studium der *Formen,* die uns erhalten geblieben sind. Nun können aber logischerweise diese Formen nicht von selbst entstanden sein, sondern dürften der *Ausdruck der vorhergehenden oder gleichzeitigen „Entwicklung der Stoffwechselfunktionen"* sein. Diese können wir zwar selbst nicht feststellen, doch hat es den Anschein, als ob die uralten Prozesse sich *bis jetzt in jeder lebenden Zelle erhalten haben und nachweisen* lassen, so daß durch entsprechende Methoden die Schritte, die der Stoffwechsel tun mußte, um zu dem heutigen Gesamt-Phänomen zu werden, sich auch an heutigen Lebewesen nachweisen lassen müßten.

1937 habe ich in einem Vortrag in Rostock die Annahme ausgesprochen, daß sich das Leben wahrscheinlich aus der Anaerobiose zur Aerobiose entwickelt hat. Zuerst gab es eine Auseinandersetzung mit der Ur-Atmosphäre. Diese enthielt keinen freien Sauerstoff, sondern bestand aus Methan, Wasserstoff, Cyan usw.

Mit zunehmender Abkühlung wurden diese Gase chemisch gebunden, andere traten an ihre Stelle, und schließlich entstand eine Atmosphäre aus Kohlenoxyd, Wasserstoff und Stickstoff.

Sollten damals schon Lebewesen existiert haben, so müssen sie von den jetzigen verschieden gewesen sein. MEYER-ABICH hat früher die Annahme ausgesprochen, daß sie statt Kohlenstoff- Siliziumverbindungen enthalten haben könnten.

Potentiell könnte „Leben" stets vorhanden gewesen sein, entstehen und vergehen, bis seine Geschöpfe beständig wurden. Schöpfung und Leben wären dann eine Einheit.

Die frühesten Lebewesen waren sicher ohne Sauerstoff lebensfähig, Anaerobier. Freier Sauerstoff ist höchst wahrscheinlich erst mit der Bildung chlorophyllhaltiger Pflanzen entstanden. Die frühere Annahme, daß bei einer Synthese von $6\,H_2O + 6\,CO_2$ Zucker ($C_6H_{12}O_6 + 6\,O$) entstanden sei, ist jetzt verlassen.

Nach SAM GRAWICK verläuft der Prozeß nach der Formel

$$2\,H_2O \xrightarrow{\text{Chlorophyll} + nh\nu} O_2 + 4\,H^+ + 4\,e,$$

$nh\nu$ bezeichnet die erforderliche Energie in Quanten, e die Elektronen. Es entstehen in kurzer Frist bereits nicht nur Zucker, sondern auch andere komplizierte Verbindungen.[1]

Bei diesem Vorgang wurde die strahlende Energie zur zweiten Energiequelle B des Lebens, neben der in ihrer Bedeutung zurücktretenden physikalischen Energiequelle A des Wertigkeitswechsels. Beide Formen aber finden sich durch alle Lebewesen als Energiequellen und -überträger, nur wurden aus den einfachen Wertigkeitselementen komplizierte organisch-chemische Verbindungen, zu denen wichtige wasserlösliche Vitamine gehören. Dunkelheit und Licht, elektrische und photochemische Energie wechseln sich ab.

Wenn diese Prozesse auch unendlich lange zurückliegen, so finden sie doch noch dauernd in den heutigen Lebewesen statt. Diese haben mit größter Wahrscheinlichkeit die verschiedenen Entwicklungsstufen beibehalten und so wäre das früheste Geschehen heute noch zu studieren. Das wäre eine chemische Analogie zu dem, was uns die Knochen der ausgestorbenen Tiere erzählen.

Allerdings: um diesen Gedanken fruchtbar zu gestalten, muß man die Möglichkeiten, die uns die Vitaminforschung eröffnet hat, ganz anders beurteilen als es gewöhnlich geschieht, daß die Vitamine nur dazu vorhanden seien, „Krankheiten" zu verhüten oder zu heilen. Dazu bedarf es vielmehr der Einsicht, daß diese Faktoren uns die Möglichkeiten geben, das Werden des Gesunden in seinem langsamen Werden nachzuarbeiten. Ein Programm für eine Forschergeneration.

---

[1] Innerhalb weniger Minuten entstehen bei der Assimilation der Kohlensäure unter Lichteinfluß bereits etwa 50 verschiedene organisch-chemische Stoffe.

Bedeutung der Redox-Systeme und Redox-Potentiale

Im Innern der lebenden Zellen gibt es zwei verschiedene Gruppen von organischen Stoffen, die einen ihrer *Menge* nach bedeutsam (Kohlehydrate, Fette), und die andern, die ihre Bedeutung durch die *Zeit* erhalten, die verfügbar ist. Diese letzteren sind die *reversiblen Systeme,* auf die oben bei den Elementen mit Wertigkeitswechsel hingewiesen wurde. Die lebende Substanz hat neben den anorganischen Elementen zahlreiche organische Systeme entwickeln können, die nach bestimmten Gesetzmäßigkeiten wirken und deren Ordnung meßbar geworden ist. Es sind die *Redox-Systeme,* die zum Teil die Qualität der Nahrung bestimmen.

Wir kennen von diesem Prozeß nur einige Phänomene, die zum Teil die wechselnde Funktion einzelner Fermente mit der Veränderung der Wasserstoffionen-Konzentration umfassen, am besten aber doch auf dem Gebiet der Reduktionen und Oxydationen studiert worden sind.

Es handelt sich um das Phänomen, das oben bereits als Wertigkeitswechsel von Elementen erwähnt worden ist, z. B. bei Eisen, Mangan, Kupfer usw.

Ohne jeden Zweifel entnimmt die lebende Zelle ihre benötigte Wärme der Oxydation von organischen Bestandteilen, wie den Kohlehydraten, den Fetten und eventuell auch dem Eiweiß. Diese Oxydation ist aber, wie oben schon gesagt, keine Verbrennung, sondern erscheint unter dem Bild der Gärung oder Atmung. Und das ist ein fundamentaler Unterschied, dessen Nichtbeachtung schuld an der materialistischen Auffassung der lebenden Organismen ist.

Bei der Verbrennung kommt es zur sofortigen Zerlegung unter Flammenerscheinung, bei der Gärung und Atmung aber kommt es zwar letzten Endes zu dem gleichen Wärmegewinn, aber schrittweise und unter Auftreten zahlreicher Gärungs- oder Atmungsprodukte. Dieser stufenweise Abbau wird dadurch erreicht, daß zahlreiche reversible organische, vielleicht auch anorganische Substanzen eingeschaltet sind, die in dauerndem Wechsel in reduzierter Form (Red) oder oxydierter Form (Ox) auftreten und die man deshalb kurz als *Redox-Systeme* bezeichnet.

Diese Redox-Systeme hat man durch zweckmäßige Potential-Messungen in eine Ordnung bringen können, und man weiß, daß das *Gefälle* der Oxydation *von den am stärksten reduzierend wirkenden Systemen zu den am stärksten oxydierend wirkenden Systemen erfolgt.* Man spricht von Redox-Potentialen. Keines dieser biologischen Systeme kann aber für sich allein wirken, sondern alles greift ineinander über. In schematischer Weise ist in Abb. 16 ein solches Geschehen dargestellt (s. S. 132 PAUL EHRLICH).

Obwohl die Möglichkeit besteht, daß die Abb. 16 vielfach mißverstanden werden kann, soll doch versucht werden, wenigstens einen Eindruck der tatsächlichen Komplikationen zu geben.

Hier sind 4 Systeme angegeben, ein Sulfhydril-System I als *Spender*, das Vitamin C (System II) (als *Vermittler*), ein „Atmungsferment" (System III) als *Actor* und ein ableitendes *Ferment*, das die Ausscheidung vorbereitet, z. B. Peroxydasen oder Katalasen (System IV) als *Ableiter*.

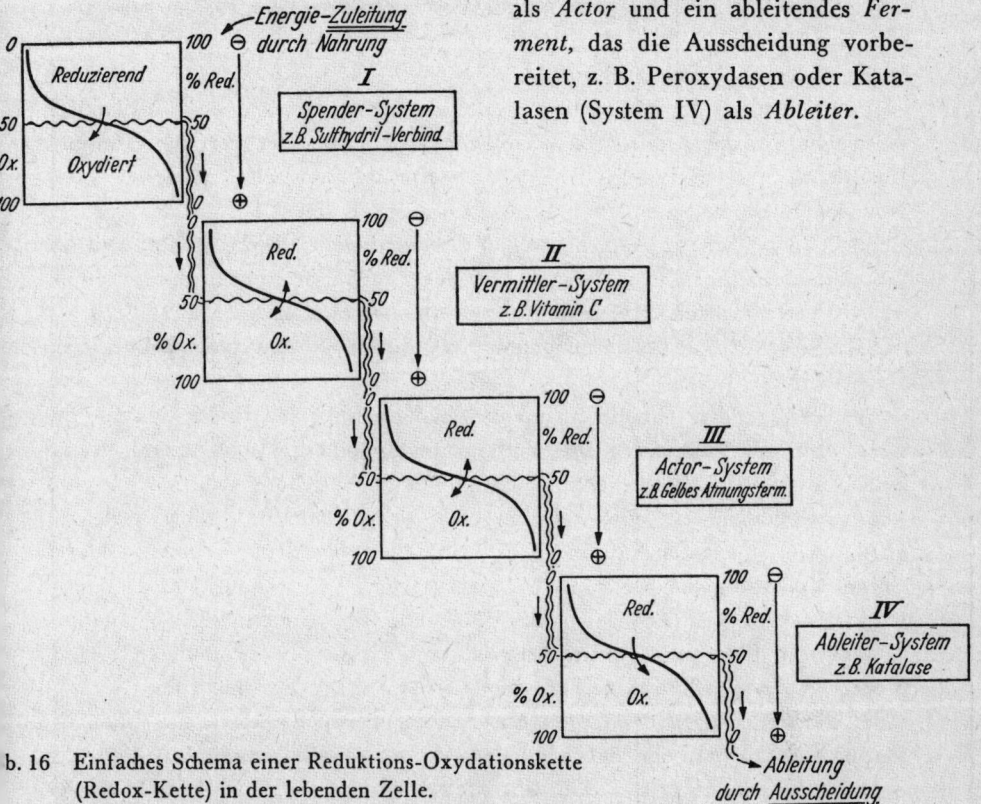

b. 16   Einfaches Schema einer Reduktions-Oxydationskette (Redox-Kette) in der lebenden Zelle.

Mit der Nahrung wird z. B. das reduzierte System I aufgenommen. Im Zellinnern kann es auf ein dort vorhandenes Vitamin C in Ox-Form reduzierend wirken (wenn auch nur teilweise) und es in die physiologisch wirksame Red-Form überführen. Als solches hat es bestimmbare Spezialaufgaben gegenüber anderen Nahrungsbestandteilen. Es kann aber auch seine Energie abgeben an ein Atmungsferment (die keine Fermente, sondern Redox-Systeme sind), und von dort erfolgt dann die Ausscheidung eventuell als Wasser und Kohlensäure. Zwischen diesen Systemen liegen aber viele andere, so daß man dies grobe Schema nicht mißverstehen darf. Es soll daraus nur verstanden werden, daß *kein System für sich allein ausreicht*, sondern nur in Zusammenhang mit allen anderen [1].

---

[1] Aus diesen Gründen kann man keine absolute Tagesdosis für das Vitamin C angeben. Ferner besitzt der Mensch ebenso wie die Ratte bei einer vollwertigen Ernährung die Fähigkeit einer Vitamin-C-Synthese in seiner Leber. Bei Mangelkost, z. B. denaturiertem Eiweiß, verliert er diese Fähigkeit, ebenso wie die Ratte.

Hinzu kommt, daß diese Systeme wiederum auf den „inneren Arbeitsflächen" der Zelle lokalisiert sind, so daß hier ein wahrlich imponierendes Ganzes vorliegt. Dieses Ganze kann schwer gestört werden, wenn *ein* System *fehlt* oder eines im *Übermaß vorhanden* ist. Da die einzige Sicherheit, daß alle Systeme in der Nahrung ausreichend und im richtigen Verhältnis vorhanden sind, dann gegeben ist, wenn die natürlichen Produkte gegeben werden, ist es bedenklich, wenn man *nur* das verabreicht, was bekannt ist. Denn dies stört die Ordnung.

Fehlt nun ein solches System, das der Körper nicht selbst aufbauen kann, dann kommt es zu einer Lücke in der Ordnung, zu einem Sprung der Energie, einem „Redox-Kurzschluß". Es fehlen dann entweder wichtige Stoffwechselprodukte, oder es treten fehlerhafte auf. Als Ergebnis kommt es dann zu dem, was wir vereinfachend „Avitaminose" nennen, z. B. Skorbut.

Alles hängt von dem Zusammenhang mit anderen Systemen ab, keines wirkt für sich allein.

In der folgenden Tabelle 5 sind einige der wichtigsten Redox-Systeme zusammengestellt, gleichzeitig aber auch in der 3. Kolumne eine Anzahl Krankheiten aufgeführt, die zu diesen Potentiallagen in Beziehung stehen.

Einen Teil dieser Redox-Systeme kann der Organismus selbst aufbauen, andere muß er mit der Nahrung über die Pflanzen beziehen. Zu diesen gehören einige der wichtigsten Vitamine, wie das Vitamin C (als Coferment der Carboxylase). Andere Vitamine wie B_2, B_1, A und D_3 stehen indirekt zu Redox-Systemen in Beziehung. Schließlich gehören auch die sog. „Atmungsfermente" hierher, die, wie gesagt, keine Fermente, sondern Redox-Systeme sind.

Im Sinne der oben erwähnten Entwicklung des Stoffwechsels darf man die Hypothese aussprechen, daß die der Wasserstoff-Elektrode naheliegenden Systeme die entwicklungsgeschichtlich ältesten sind. Sie sind für den Ablauf von Gärungsvorgängen unentbehrlich. Vor allem handelt es sich um Schwefelverbindungen (Sulfhydrilverbindungen!). Nach und nach, in Anpassung an die Anreicherung der Atmosphäre mit Sauerstoff wurden immer neue Systeme nutzbar, die abwärts von der Wasserstoff-Elektrode angeordnet sind und schließlich als bisher jüngste finden wir die sog. „Atmungsfermente". Der Abbaustoffwechsel findet hier sein intrazelluläres Ende, und Wasser und Kohlensäure werden ausgeschieden.

Dieser Entwicklungsgedanke kann bedeutende Folgen haben. Denn die jüngsten Erwerbungen sind am leichtesten zu schädigen und können verloren gehen. Deshalb wird man nun prüfen müssen, ob die Neigung der Körperzellen, „bösartig" zu entarten, nicht mit diesem biologischen Gesetz zusammenhängen könnte, und ob man *sich bemühen* muß, die „*positiven" Redox-Systeme zu schützen*, um die Entstehung der Krebskrankheit zu verhindern. Es ist logisch, daß nach Verlust der „Atmungsfermente" die negativen Systeme an ihre Stelle treten, wie es H. JUNG wohl zuerst ausgesprochen hat. WARBURG hat diese

Hypothese jetzt auch zum Teil übernommen an Stelle der früheren, daß Krebs eine verstärkte Gärung erhalten habe[1].

Es sind aber noch viele andere Krankheiten, die auf engem Potentialraum sich abzuspielen scheinen. Das außerordentlich große und komplizierte Gebiet kann hier nur erwähnt werden, konnte aber nicht ausgelassen werden, da es unmittelbar mit den Ernährungsfragen, speziell den Abbauvitaminen zusammenhängt.

Fällt ein solches Vitamin aus, dann erfolgt, wie gesagt, ein Potentialsprung, eine Art Kurzschluß, es kommt zu abnormen Stoffwechselprodukten, und diese können dann die Krankheits-Symptome hervorrufen.

Man kann folgende Tabelle aufstellen, die durchaus nicht erschöpfend ist:

Tabelle 5   **Redox-Prozesse in Physiologie und Pathologie[2]**

Skala	Systeme	Zugehörige „Krankheiten"
H_2-Elektrode		Diabetes?
	Bact. coli, System unbekannt	Ultra-Rot-Wirkung
— 0,150	Thioglykol-Säure	Strahlenschäden ↑
	Leberzellen	Hunger ↑
	Glutathion, Vitamin B_2	Neuritiden
	(Kathepsin) Laktoflavin	Schmerzgefühl ↑
— 0,1	(Papain), Gelbes Atmungsferment	Narkose
	Bernsteinsäure - Fumarsäure	Schmerzstillung ↓
	Vitamin B_1 als Co-Ferment der Carboxylase	Tuberkulose-Gebiet
∓ 0,0	Vitamin C (Vitamin A und D, geschützt durch C)	Skorbut
	„Roter Körper" Cytochrom Dioxyphenylalanin	Addisonsche Krankheit Pellagra
	Oxyd. Adrenalin	Blaulicht – Wirkung
	„Rotes Atmungsferment" Thiochrom	Karzinogene Stoffe schalten positive Systeme aus
O_2-Elektrode	Katalase, Peroxydase	Stark oxydierend wirkende Mittel, Desinfektionsmittel

[1] Auf dieser überholten Auffassung beruhen die unbegründeten Hypothesen von der Rolle, die die *Milchsäure* beim Krebs spielt. Sie ist *Folge, nicht Ursache*.

[2] s. KOLLATH, Lehrb. d. Hygiene Bd. 1 (S. 88–95).

Die angeführten Beziehungen sind nur eine kleine Auswahl aus der Zahl der möglichen Vorgänge. In diese Prozesse können Gifte, Mikroorganismen, Viren usw. eingreifen und ihr Wirken kann durch entsprechende Farbstoffe im Mikroskop sichtbar gemacht werden. Die Zusammenstellung erfolgt als Anregung für die Forschung.

Diese Redox-Systeme haben zwar als physikalisch-chemische Substanzen eine an sich unspezifische Potentialeigenschaft, können aber *in der lebenden Zelle ganz spezifische Teilaufgaben* erfüllen. Insofern dürfen wir sie mit dem Begriff der *Spezifität* in Zusammenhang bringen.

Die unspezifischen Komplexe des Stoffwechsels

Vom Wesen der lebenden Zelle, „lebendes" und „totes" Eiweiß

Niemand weiß, was eine *lebende Zelle wirklich* ist, und niemand kennt die ausschlaggebenden Eigenschaften ihres wichtigsten Bestandteiles, des *lebenden Eiweißes.* Zwar wissen wir, daß der Lebensprozeß vielleicht nur durch ein Zentralmolekül, die Thymonukleinsäure, gesteuert wird, und daß mit dessen Zerstörung das Leben erlischt. Aber ungeklärt bleibt immer noch, wie es kommt, daß während des Lebens die Inhaltsstoffe der Zelle von ihren eigenen abbauenden Fermenten nicht angegriffen werden können. Ungeklärt ist, wie sich diese „lebenden Eiweiße" bilden und viele andere Fragen (s. S. 103 ff).

Nach ABELINs Mitteilung auf dem Internationalen Kongreß für Eiweißforschung 1943 in Bern soll *lebendes* Eiweiß die Gruppen $> C = NH$, *totes* hingegen die Gruppen $> C < {}^{NH_2}$ besitzen. *„Gereinigtes (totes) Eiweiß und lebendiges Eiweiß sind zwei Einzelgebilde, welche trotz ihres ähnlichen Gehalts an Aminosäuren sehr viele verschiedene Merkmale aufweisen."*

Wenn ich meine Versuche mit synthetischen Diäten hier erwähnen darf, so ist die lebende Zelle in der Lage, aus „gereinigtem" (mit Alkohol extrahiertem) Casein *lebendes Eiweiß aufzubauen, sofern man Getreidekörner* oder Hefen oder ähnliche lebende Substanzen zugibt, die den gesamten B-Komplex enthalten. Von den bekannten Vitaminen gehört keines zu diesem Prozeß, vielleicht mit Ausnahme der Pantothensäure, doch ist auch diese noch nicht ausreichend.

Diese Funktionen sind an die Zellkerne gebunden und färberisch dadurch erkennbar, daß diese Kerne mit Hämatoxylin anfärbbar sind. Sie stehen unter dem Einfluß des Vorderlappens der Hypophyse (eosinophile Granula).

Nach DYCKERHOFF gibt es „aufbauende Fermente", sog. Regeneresen, die vom Eiweiß dadurch unterschieden sind, daß sie keine Allergien hervorrufen, und daß sie zur Verjüngung älterer Individuen beitragen (S. 112, 140).

Die wirksamen Diätfaktoren vertragen Temperaturen bis $+160°$ C, sind wasserlöslich und außerhalb der Zellen durch Oxydation leicht zerstörbar.

Wir wollen zuerst das *„tote Eiweiß"* diskutieren. Es hat den Anschein, als ob hier ein Trugschluß vorliegt, der die Vitaminforschung in einseitige Bahnen geführt hat.

Die Mesotrophielehre

„Spuren"-Hypothese oder Eiweiß-Denaturierung?

Als Mitte der 20er Jahre die zahlreichen Rachitis-Versuche gemacht wurden, gab es viele Mißerfolge. Gute Ergebnisse traten erst ein, als das für die Diät verwendete Material, insbesondere das Casein, mit Alkohol extrahiert wurde. Man erklärte dies damit, daß „Spuren" von Vitamin D, die durch das Fettlösungsmittel Alkohol entfernt worden seien, nunmehr den Rachitis-Versuch nicht mehr beeinflussen konnten. Mir sind aber keine Versuche bekannt geworden, in denen man festgestellt hätte, bis zu welchen Bruchteilen von Milligrammen diese Spuren reichen konnten, ebensowenig habe ich irgendwo gelesen, daß man in dem Extraktionsmittel nachträglich solche Spuren nachgewiesen hätte. In dem Alkohol hätten diese doch angereichert sein müssen. Folglich fehlt ein schlüssiger Beweis für diese allgemein angenommene Hypothese der „Spuren"-Wirkungen.

Nun habe ich viele Versuche mit „totem" Casein in den Diäten gemacht, bei denen ich die bekannten Vitamine zugesetzt habe. Selbst die als ausreichend angesehenen Vitamin-Dosen für A und D_3 zeigten keine Wirkung, wenn sie zu solchen Diäten gegeben wurden. Es war gleichgültig, ob man sie gab oder fortließ. Man kann darin wohl einen Gegenbeweis für die „Spuren"-Hypothese sehen.

Dann ging ich zu einer *Reinigung mit Äther* über (S. 107), das als exquisites Fettlösungsmittel doch eine noch bessere Reinigung (Beseitigung der fettlöslichen Vitamine) hätte herbeiführen müssen. Der Effekt war aber ganz anders. Dabei spielte nun allerdings eine *andere Versuchsmodifikation* mit, darin bestehend, daß ich nicht das allgemein angewendete gelbliche Handelscasein benutzte, sondern *schonend hergestelltes, weißes Casein Merck.* (Dieses wird seit der Zerstörung der Fabrik-Anlagen durch Bombenwürfe nicht mehr hergestellt.) Praktisch werden *alle Vitaminversuche in der Welt mit synthetischen Diäten nur mit „totem" Casein durchgeführt.*

Der nach meiner Ansicht wesentliche *Unterschied* zwischen der Alkohol- und meiner Ätherextraktion liegt *in der Temperatur:* Äther erlaubt die schonende Extraktion bei $+34°$, Alkohol erfordert $+74°$ C. Es hat nun den Anschein, als ob Milcheiweiß bei einer Temperatur über $+65°$ irreversibel verändert wird. Es ist jene Temperatur, bei der PASTEUR früher seine Milchbehandlung durchführte. Deswegen enthält pasteurisierte Milch denaturiertes Eiweiß.

POTTENGER hat in seinen Katzenversuchen gezeigt, daß weibliche Katzen, die mit roher Milch und rohem Fleisch + D₃ gefüttert wurden, sich normal entwickelten, bei *pasteurisierter Milch als Hauptkost mit verminderter Gebärfähigkeit und Knochenveränderungen reagierten. Die Jungen entwickelten sich anomal.* Die *Männchen* zeigten *noch stärkere Schädigungen,* starben in etwa 2 Monaten. Die Pasteurisierungs-Temperatur dürfte über 65 ° betragen haben. Es handelte sich also um *„totes" Casein.* POTTENGER erklärte dies vorzugsweise mit Vitamin-D-Schädigung.

Ein geschichtlicher Rückblick zur Eiweißfrage

AUGUST HIRSCH gibt in seiner „Historisch-geographischen Pathologie" wichtige Hinweise, die kurz erwähnt werden müssen:

Skorbut: Auf Schiffen kommt es zu Skorbut, wenn ein *Mangel an Nahrungsmitteln* infolge in die Länge gezogener Reisen eintritt, insbesondere Mangel an frischen Vegetabilien unter gleichzeitiger *Verringerung der Rationen.* Auch die Möglichkeit „schädlicher" Stoffe wird erwogen. Der Mangel an Kaliumkarbonat (Pottasche) sei charakteristisch für die Skorbutkost. Wichtig ist folgende Bemerkung:

„Es wäre wohl denkbar, daß die *eigentümliche Nahrungsweise der Bewohner des äußersten Nordens* (Finnen, Lappen, Samojeden), die *vorzugsweise auf eine animalische Kost angewiesen* sind, *in einer uns bisher ganz unbekannt gebliebenen Weise, für den Ausfall der vegetabilischen Diät einen Ersatz leistet,* da dieselben notorisch selten oder gar nicht vom Skorbut heimgesucht werden."

Beriberi: Als prädisponierend erwähnt HIRSCH *„mangelhafte Nahrungsmittel".* Wir kennen heute den Zusammenhang mit der einseitigen kohlehydratreichen, *eiweißarmen* Kost.

Pellagra: Armut, Elend und vor allem mangelhafte und schlechte Nahrungsmittel als das wesentliche und direkte, pathogenetische Moment der Krankheit, insbesondere in Zeiten von Mißernten und Hungersnot (l. c. S. 479). Der Zusammenhang mit dem Genuß von Mais war bekannt. Er ist gekennzeichnet durch den großen Gehalt an Stärkemehl, das geringe Quantum stickstoffhaltiger Materien und den gänzlichen Mangel an Kleber, also an dem minderwertigen Mais-Eiweißstoff, dem Zein (S. 480). Es ist vorzugsweise eine Krankheit der Armen. Die heilende Wirkung durch eine zweckmäßige Fleisch- und Brotnahrung in Anfangsfällen war bekannt (S. 483).

Skrofulose: Angeführt werden verkehrte und fehlerhafte Ernährungsweise, wie dicker Mehlbrei, künstliche Auffütterung der Kinder, *fast völliges Fehlen von tierischer Nahrung* außer Milchgerichten.

Diese wenigen Beobachtungen weisen auf die *Möglichkeit* hin, daß ein *quantitativer und qualitativer Mangel an Eiweiß* bestehen könnte.

Prüft man nun die modernen synthetischen Diäten, mit denen diese Krankheiten bei Ratten hervorgerufen werden, so treffen wir auf einen sehr bemerkenswerten Umstand:

Kürzlich hat SCHORMÜLLER über das „Nahrungseiweiß in seiner biologischen Bedeutung" geschrieben. Obwohl er im Anfang den Satz von PFLÜGER anführt: „Nur das Eiweiß ist lebendig", findet man in diesen Ausführungen keine Hinweise darüber, wie dies Wort „lebendig" aufzufassen oder nachzuweisen ist. Im Wesentlichen weist er auf die „essentiellen Aminosäuren" hin und deren gegenseitige Ergänzung durch verschiedene Nahrungsmittel. So wenigstens ist wohl „die überragende Bedeutung ausreichender, biologisch hochwertiger Eiweißzufuhr, deren Wichtigkeit auch in Tagen kalorisch genügender, oft sogar übermäßiger Nahrungsbeschaffung mit allem Nachdruck betont werden muß" zu verstehen. Es wirkt wie eine Umschreibung für: möglichst viel tierisches, weil hochwertiges Eiweiß. Totes und lebendes Eiweiß enthält aber doch die gleichen Aminosäuren. Das Problem ist wesentlich komplizierter und von grundsätzlicher Bedeutung.

Aus den Ausführungen von A. HIRSCH kann man schließen, daß *bei allen großen Mangelkrankheits-Epidemien ein quantitativer und qualitativer Eiweiß-Mangel in unspezifischer Weise den Boden für die später einsetzende Avitaminose vorbereitet* zu haben scheint. Wenn man nun die bekannten synthetischen Diäten der Vitaminforschung durchsieht, so ist dies infolge der zur Gewohnheit gewordenen *Alkohol-Extraktion überall der Fall.* Man darf ruhig sagen: *Dieser allgemein angenommene Versuchsfehler ist die Voraussetzung für die heutige Vitaminlehre geworden.* Wenn aber alle etwas falsch machen, wird es darum doch nicht richtig. Und so bleiben eben einige tatsächliche Probleme der menschlichen Ernährung ungelöst und unbeachtet.

Die Fleisch-Kost der Alt-Steinzeit ist doch kaum von Avitaminosen begleitet gewesen, obwohl pflanzliche Vitamine in den wenigen Monaten des halbarktischen Sommers doch sicher kaum ausreichend gegessen werden konnten (s. auch HERRMANNS, Nomaden in Tibet, S. 20). Wenn heute Lappen, Samojeden und Finnen vorzugsweise Fleisch essen, so ist doch auch die Vitaminversorgung mit Tang oder Algen minimal, und doch gibt es kaum Skorbut (s. oben).

Schließlich kennt wohl jeder von uns ältere und *alte Menschen,* die ihr ganzes Leben lang *vorzugsweise von Fleisch und Kochkost gelebt* haben, und *trotz der herrschenden Vitaminlehre „gesund"* im heutigen Sinne *geblieben* sind. Eine systematische Untersuchung, die sich auch auf das psychische Verhalten erstrekken müßte, wäre sehr erwünscht und sicher lohnend (s. meine Mesotrophie-Ratten, ihre Bissigkeit! S. 107 ff.).

Man darf auch den heutigen hohen Fleischverbrauch der zivilisierten Menschen anführen, bei dem es nicht mehr zu Skorbut oder Beriberi kommt, angeblich, weil der Genuß an Südfrüchten entsprechend gestiegen ist. Aber ist denn diese Deutung richtig?

Nun, nach meinen Versuchsergebnissen an Hunderten von Ratten entsteht keine Avitaminose lediglich durch das Fehlen eines speziell zu ihrer Verhütung geschaffenen Vitamins, sondern setzt sich stets aus mehreren Komponenten zusammen. Die unspezifischen Voraussetzungen sind z. B. 1) „totes" Casein, 2) Fehlen des B-Komplexes. Sodann bedarf es bei der *Beriberi* einer massiven Kohlehydratnahrung und zuletzt des Mangels an Vitamin B_1. Beim *Skorbut* der Ratten, der pathologisch-anatomisch dem Altersskorbut des Menschen entspricht, steht wieder als erste Voraussetzung das „tote Casein" im Vordergrund, sodann reichlich „ungesättigte" Fettsäuren!, die heute so hoch wie Vitamine eingeschätzt werden und ohne die es keine Blutungen gibt. Und als drittes kommt dann erst das Vitamin C. Die Behauptung, daß Ratten keinen Skorbut bekommen könnten, hält sich trotz der Widerlegung durch WIDENBAUER und HUHN hartnäckig in der Literatur, weil „man" es einmal behauptet hat. Bei *Pellagra* liegen die Dinge komplizierter, weil hier neben einer Eiweißänderung das Magnesium eine auslösende Rolle spielt.

Noch wesentlich komplizierter ist die Entstehung der Rachitis, die *sicher* nicht nur auf Mangel an Vitamin D_3 zurückzuführen ist[1], sondern ein höchst komplexer Prozeß in den frühen Kinderjahren ist, bei dem die Lebensleistungen alle stark herabgesetzt sind, und zwar die Resorptionsprozesse an der Knorpel-Knochengrenze noch stärker als die Prozesse der Neubildung (der Produktion), so daß sich doch noch ein „Überschuß" ergibt, also „Gewichtszunahme". Aber diese ist nicht nur auf die sog. Rachitisdiät zurückzuführen (z. B. McCOLLUM 185 oder SHERMAN-PAPPENHEIMER), sondern zugleich auf die Aufzuchtdiät und die im Körper gestapelten Substanzen. Die Pathologen M. B. SCHMIDT und ERDHEIM haben diese Befunde schon richtig gedeutet, und man kann dies experimentell beweisen. Keine sog. Rachitis-Diät führt dauernd zu Wachstum, sondern sie läßt nur in einer vorübergehenden kurzen Phase die „typischen" Bildungen entstehen, die alsbald resorbiert werden und unter Gewichtsabfall verschwinden. Dann sterben die Ratten an anderweitigem Mangel.

Zur Entstehung sind unter anderem folgende Bedingungen erforderlich: Phosphormangel bei Kalkreichtum (beides relativ!), geringe Mengen B-Komplex (aus der Vordiät gestapelt), Vitamin B_1, A-Mangel, der die Kapillarbildung verhindert, eine Hormonstörung der Epithelkörperchen[2], deren Hormon die Bildung der Osteo- und Chondroblasten anregt. Das *Eiweiß* scheint

---

[1] Klin. Wschr. 1942, S. 313 ff.

[2] Die Vergrößerung der Epithelkörperchen ist keine Mehrleistung, sondern ein vergeblicher Versuch des Körpers, durch Vergrößerung des spezifischen Gewebes den Ausfall an Hormon zu kompensieren.

hier zurückzutreten. Die eigentliche Gefahr der Rachitis liegt nicht in dem Fehlen des D₃, sondern in der Senkung der Resorptionsprozesse, die durch eine *Herabsetzung der reduktiven-oxydativen Prozesse* herbeigeführt wird. Diese verminderte Leistung kann sich beim Erwachsenen in anderer Form bemerkbar machen. Es muß auf meine früheren Originalarbeiten verwiesen werden.

Dies sind einige Beispiele für die Analyse der Mangelkrankheiten, die dahin zielen, *nicht in den Vitaminen die einzige Ursache zu sehen, sondern das Entstehen des Krankhaften aus dem Werden des Gesunden derart zu erklären, daß feststellbare Ausfälle nachgewiesen werden.*

Man sollte dahin kommen, die *Vitamine nach ihren physiologischen Funktionen zu benennen,* nicht nach den durch sie angeblich verhüteten Krankheiten. Die derzeitige Nomenklatur der Vitamine ist ungefähr so zufällig, wie wenn man die Elemente nach der Reihenfolge ihrer Entdeckung numeriert und heute noch numerieren würde an Stelle des Periodischen Systems der Elemente.

Wenn der Laie die Schwierigkeiten einer umfassenden Analyse begriffen haben wird, wird er die Vorteile eines einfachen, anschaulichen Systems der Nahrung wesentlich leichter begreifen und anwenden lernen.

Bis diese Fragen geklärt sind, werden Jahrzehnte vergehen. Deshalb dürfen wir nicht warten, bis wir alles wissen, sondern müssen uns möglichst bald an das halten, was die Menschen der Vergangenheit zur Verfügung hatten: die natürlichen Eigenschaften.

Eine Durchsicht über die *Mangelkrankheiten, die „totes Eiweiß"* in quantitativer und qualitativer Minderwertigkeit *zur Voraussetzung haben,* ergibt uns die *„akuten und subakuten Mangelkrankheiten",* von denen die meisten lebensgefährlich sind, weil es sich um Faktoren handelt, die lebenswichtige Funktionen des Gewebestoffwechsels beeinflussen. Vor diesen Mangelkrankheiten ist man z. Z. durch den reichlichen Fleischgenuß geschützt. Aber was passiert, wenn wir nun „natives, d. h. vitales Casein" verwenden? Was ist „natives" Fleisch?

Während die Erklärung der Wirkung von „Spuren" eine reine Hypothese ist, beruhen meine Versuche auf exakten Tatsachen, die jeder nachprüfen kann. Man kann sie zwar totschweigen oder mit „Spurenwirkungen" erklären, aber das liegt außerhalb wisenschaftlicher Forschung.

Die Wirkung „nativen" Caseins (äther-extrahiert) mit reichlich Fett

Die von mir benutzte Diät (18 a) besteht aus ätherextrahiertem Rohcasein, Reisstärke, Rindertalg, Erdnußöl, Kaliumphosphat, Zinksulfat, Vitamin B₁ und Lebertran. Alle andern Vitamine und Mineralien fehlen, bis auf Spuren, die in den genannten Substanzen enthalten sind oder die von den Ratten aufgenommen werden, indem sie am Gitter oder an den Glasschalen knabbern.

Der mehrfach geäußerte Einwand, daß in diesem Casein oder der Stärke eben noch „Spuren" anderer Vitamine vorhanden seien, konnte dadurch widerlegt werden, daß die *bekannten* Vitamine A, D, E, K, B₂, B₆, Nikotinsäureamid, C, Folsäure, p-Aminobenzoesäure, Inositol, Cholinchlorid und Ca-Pantothenat zugelegt wurden. Lediglich dem letzteren kam eine kurze ansatzfördernde Wirkung auf einige Wochen zu, alle andern waren ohne jede erkennbare Wirkung.

Sollten trotzdem noch „Spurenstoffe" wirken, so müßten diese anderer Natur sein, oder man muß annehmen, daß die eigentümliche Wirkung dem „nativen Eiweiß" als Casein zukommt. *Beides wäre interessant,* denn dann hätte man eine Methode in der Hand, die physiologische Wirkung des nativen Eiweißes zu studieren und in weiterem Verlauf, die chemische Natur dieses „Nativen".

Als ich vor nahezu 30 Jahren die ersten hierher gehörenden Ergebnisse bei meinen Ratten erhielt, mußte ich die auffallende Verlängerung der Lebensdauer ohne Gewichtsverlust der Zugabe des Vitamins B₁ zuschreiben. Jetzt bin ich *überzeugt,* daß es sich *um eine Kombinationswirkung des nativen Eiweißes mit dem B₁* unter den genannten Bedingungen handelt, und daß *dem nativen Eiweiß die Rolle der unspezifischen Voraussetzung zukommt.* Auch ist es mir klar geworden, daß es sich um ein bislang unbekanntes physiologisches Prinzip handelt, das nicht nur in der Ernährungsforschung, sondern auch in der Krankheitsforschung Neuland zugänglich gemacht hat. Wenn ich jetzt nach so viel Jahrzehnten versuche, die Folgerungen zu diskutieren, so liegt sicherlich keine Übereilung vor.

Im Gegensatz zu den vorhin beschriebenen „akuten" und „subakuten" Mangelkrankheiten handelt es sich um eminent *chronische Prozesse,* in denen das jeweilige Symptomenbild zwar durch die Ernährung mit dem synthetischen Komplex ermöglicht wird, im Einzelnen aber durch die Art der Zucht- und Vordiät bestimmt wird. Die oben schon erwähnte Tendenz des Organismus, bei chronischen Mangelzuständen lebenswichtige Organe zu Lasten weniger lebenswichtiger zu versorgen, tritt hier *als pathogenetisches Prinzip* in Funktion.

Wenn die bisherige Vitamin-Ernährungslehre *richtig wäre,* dann müßte man bei der so extrem einseitigen Mesotrophie-Diät 18 a erwarten, daß mit Ausnahme der Beriberi (B₁ ist vorhanden!) alle andern Mangelkrankheiten auftreten müßten. Aber keine einzige von ihnen entsteht, vielmehr erweist es sich als völlig gleichgültig, ob man die oben genannten Vitamine zugibt oder nicht.

Eine früher von mir nicht genügend beachtete Voraussetzung ist, daß die Ratten bei Versuchsbeginn mindestens 60 g, besser 80 g schwer und vorher möglichst optimal ernährt sein müssen. Sie können in dieser Zeit viele Stoffe aufnehmen und zu ihrem Körperaufbau verwenden, die ihnen in der später einsetzenden Mangelkost-Zeit für die „Innere Selbstversorgung" zur Verfügung stehen. Versuche an erwachsenen Ratten habe ich nicht mehr durchführen können. Sie müssen nachgeholt werden.

Ferner ist regelmäßig eine tägliche Zugabe von autoklaviertem Rindertalg, etwa 0,5 g, erforderlich. Dann, und nur unter diesen Bedingungen, bleibt der erwartete Gewichtsabfall mit baldigem Tod aus, die Ratten behalten vielmehr ihr Gewicht und nehmen in Abständen von einigen Monaten sprungweise zu, bis sie nach etwa 1—1¹/₂ Jahren bei 180 g, dem halben Normalgewicht, ihr Endgewicht erreicht haben. Sie können bis zu 3 Jahren am Leben bleiben und sterben dann als „Greise" mit einer Fülle von „Alterskrankheiten", die sich bei der Sektion erkennen lassen. Vorher kommt es zu Haarausfall, zu Ekzemen, manchmal zu einer Art Schüttellähmung, oft werden sie bissig und angriffslustig. Oft tritt Krätze auf. Die Darmflora verliert ihre Anaerobenflora. Am markantesten sind die *Störungen des Kalkstoffwechsels*, Kalkablagerungen in vielen weichen Organen, schwere Störungen der Zähne, des Knorpels.

Ferner werden die Tiere empfindlich gegen Stoffe, die bei normalen Ratten unbedenklich sind, auch gegen Bakterien. Die Befunde sind in meinen einschlägigen Veröffentlichungen beschrieben, so daß ich hier darauf verweisen kann (Vollwert der Nahrung, Bd. II).

Im Gegensatz zu den akuten Avitaminosen sind die einmal entstandenen Symptome irreversibel, unheilbar. Und damit wird das große Gebiet des Unheilbaren experimentell zugänglich. Insgesamt ist es nicht zu viel gesagt, wenn die Befunde mit denen bei menschlichen Zivilisationskrankheiten zu vergleichen sind.

Die *Erklärung*, die ich jetzt geben möchte ist folgende:

Das „native Eiweiß (Casein)" wirkt in Kombination mit dem B₁, Kaliumphosphat und Zink in Spuren *wie ein „Halbfertigfabrikat"; es vermag im inneren Stoffwechsel die meisten Vitamine zu ersetzen*, „maskiert" gewissermaßen deren Fehlen. Der so ernährte Organismus *gewöhnt sich an diese vorbereitete Kost und verlernt, die natürlichen Vitamine zu verwenden.* Diese Gewöhnung läßt sich der mangelnden Übung eines Muskels vergleichen, der bei fehlendem Training die chemischen Vorgänge, die zu seiner Kontraktion führen, verlernt. Es kommt also zu einem *fehlenden Training bei der Verdauung und Nahrungsverwertung, insbesondere bei der Gewebsatmung.*

Da nun aber ein erheblicher Mangel an Vitaminen und namentlich Mineralien vorliegt, sieht der Organismus sich *gezwungen, zur Aufrechterhaltung seiner Lebensvorgänge die weniger lebenswichtigen Organe ihrer Stoffe zu berauben.* Dabei werden vor allem solche Organe und Zellen befallen, die dem *Mesoderm* entstammen, während die lebenswichtigeren Zellen meist Abkömmlinge des Ekto- und Entoderms sind. Insgesamt kommt es also zu einer *Minderwertigkeit der Stützgewebe* und beim *Gewebsstoffwechsel zu einer Herabsetzung der Stoffwechselvorgänge.*

Grad und Ausdehnung der Befunde sind von der *Zucht-* und *Vordiät* abhängig, nicht nur von der gegebenen Kost. Wie weit diese Zuchtdiät sich rückwärts auswirkt, ist noch nicht zu sagen. Nur so viel darf gesagt werden, daß auf dieser Basis eine *unspezifische Grundlage* der bösartigen Tumoren durchaus denkbar und verständlich ist, während die spezifische, örtliche Ursache den karzinogenen Stoffen zuzuschreiben wäre. Ohne eine unspezifische, z. B. mesotrophische Vor-Ursache käme dann die sog. spezifische Wirkung kaum oder weniger zur Geltung.

Schädigung des Ernährungstrainings

Eine der *gefährlichsten Eigenschaften* dieser mesotrophischen Ernährungsform ist also *der Verlust des Trainings, die Unfähigkeit, sich aus eigener Kraft bei Umstellung der Kost zu helfen.*

Eine der Diät 18 a nicht unähnliche Diät habe ich um 1930 meinen Ratten gegeben, als ich sie mit *autoklaviertem Pferdefleisch und Rindertalg* ernährte. Die, die nach 15 Wochen noch lebten, tötete ich mit Gas; nur wenige waren vorher gestorben. Die Ratten, die anfangs gekeimte Gerste als Zulage erhalten hatten, zeigten die schwersten Skelettveränderungen, die in den Bereich der sog. Ostitis fibrosa gehören. Zugabe von Vitaminen wirkte lebensverkürzend, Zugabe von Mineralgemischen wie McCollum führte zu Gesundung.

Neben vielen Spontanfrakturen fanden sich schwere Verbiegungen der Wirbelsäule, so daß man an die heute so weit verbreiteten Bandscheibenschäden denken muß. Diese Versuche bedürfen noch weiterer Variationen. Diese Versuchsreihen führen zu dem Verständnis der menschlichen Zivilisationskrankheiten. Hier muß man also ansetzen!

Aus diesen Versuchen schließe ich

1. natives Eiweiß maskiert das Fehlen der meisten Vitamine, ebenso der Mineralien.

2. Da im Laufe einiger Monate die Zugabe von Vitaminen oder Mineralien den Normalzustand nicht wiederherstellt, verliert der Organismus anscheinend die Fähigkeit, diese Vitalstoffe richtig und aus eigener Leistung zu verwerten.

3. Eine Nahrung, in der Fleisch die bevorzugte Stellung einnimmt, schädigt den Organismus also dadurch, daß es ihn der normalen Vitalstoffe entwöhnt und zu einer Halbernährung zwingt.

4. Da der Stoffwechsel ein chemischer Prozeß der lebenden Zelle ist, wie im Vorhergehenden dargestellt, fehlt dem Organismus mit der Länge der Fleischnahrung das Training, ähnlich etwa, wie der nicht geübte Muskel seine chemische Leistung einbüßt.

5. Will man also einen optimal gesunden Organismus entstehen lassen, dann darf Fleisch nur Zukost sein, und die Haupt- oder Grundnahrung muß der vollwertigen Getreidekost und vegetarischen Kost angehören.

Diese Deutung stimmt mit den Erfahrungen überein, daß die reichlich er-
nährten Menschen der Vergangenheit sich trotz minimaler Vitaminnahrung am
Leben hielten, und zweitens, daß bei allen Spontan-Avitaminosen stets ein
quantitativer und qualitativer Mangel an Eiweiß Voraussetzung ist. Die Praxis
scheint diese Deutungen also zu bestätigen (S. 104).

Für diese bis dahin unbekannte und bei Ratten experimentell hervor-
zurufende Ernährungsform habe ich die Bezeichnung *„Halbernährung"* oder
„Mesotrophie" gewählt. Ich sehe in ihr

1. ein *Forschungsmittel,* um die vielen ungelösten Probleme um „das Eiweiß"
zu bearbeiten. Wenn man z. B. bisher den *„Wachstumswert"*, d. h. die Wachs-
tumsförderung junger Tiere als Indikator des Eiweißes benutzt hat, so ist diese
Methode nicht „rein". Denn zum Wachstum gehören zahlreiche weitere, zum
Teil unbekannte oder ungenügend bekannte Vitalstoffe, so daß sie das Resultat
beeinträchtigen können. Demgegenüber würde eine *Mesotrophiediät wesentlich
reinere Bedingungen* bieten: Es handelt sich darum festzustellen, welche Mengen
des zu prüfenden Eiweißes zur *Erhaltung* des Körpergewichts erforderlich sind.
Man kann also mit Ausnahme von Vitamin B_1, Kaliumphosphat und Zinksulfat
alle andern Faktoren weitgehend ausscheiden. Da das Casein als nahezu ideales
Protein gelten darf, hat man in ihm die beste Testmöglichkeit als Vergleichsdiät.
Ja, man könnte auch versuchen, ob nicht einige der sog. essentiellen Aminosäuren unter bestimmten Zugaben vom Organismus doch noch synthetisiert
werden könnten. Vielleicht kann man den Organismus dazu trainieren? Dabei
wäre an das Methionin zu denken.

Ferner wird man in der Mesotrophiediät ein wesentlich besseres Verfahren
zur Bestimmung des *„biologischen Eiweißwertes"* haben, wenn man die Methode
entsprechend aufbaut. Der verschiedene Versuchsausfall mit der Diät 18 a und
der Fleisch-Talg-Diät zeigt den Weg, ebenso die Ergänzungsmöglichkeit durch
Mineralgemische.

Es ist auch klar, daß man so verschiedene Ergebnisse erhalten wird, wie es
Eiweiße gibt. Deshalb liegt der praktische Wert der Mesotrophieversuche auch
nicht darin, daß eines oder mehrere Eiweiße empfohlen werden sollen, sondern
darin, daß sie etwas anderes sind:

2. *eine Warnung,* nämlich davor, die tägliche Nahrung einseitig auf zu
große Mengen an tierischem Eiweiß auszurichten und danach die Nahrungsproduktion und die Wirtschaft zu gestalten. SCHORMÜLLER hat mit vollem Recht
darauf hingewiesen, daß „übermäßiges oder auch ungenügendes Angebot einer
oder einiger essentieller Aminosäuren diese Relation so stört, daß die Ausnutzung des Nahrungseiweißes in Frage gestellt oder gar unmöglich gemacht
wird". Ernährungsmäßig ist das eine zwecklose Belastung, gegen die der Körper
sich vielleicht durch die „spezifisch-dynamische Eiweißwirkung" wehrt (?), wirtschaftlich ist es Verschwendung.

Die Fragen sind anläßlich der unübersehbaren Menge von verschiedenen Eiweißarten ein wesentlicher Grund dafür, möglichst wenig von den natürlichen Zusammensetzungen der Lebensmittel abzuweichen. Dieses Ziel erscheint wichtiger, als ein jeweils verschiedenes „Eiweißminimum" zu suchen.

Mit zunehmendem Alter ist eine solche Kost um so wichtiger. Nach den von DYCKERHOFF zitierten Arbeiten von SCHOENHEIMER wird das Plasma- und Leberprotein schon in einer Woche zur Hälfte erneuert, besitzt also nur eine Lebensdauer von einem halben Monat. Nach SCHORMÜLLER nimmt die Leber eine zentrale Stellung im Eiweißstoffwechsel ein, sie produziert das Depoteiweiß, aus dem Plasmaalbumin und Organproteine entstehen, auch stapelt sie „Reserveeiweiße", die „auf Abruf" verfügbar sind. Hier liegt die Verbindung zur „inneren Selbsthilfe", wie sie bei der Mesotrophie beobachtet werden kann. Das Forschungsprogramm ist also riesenhaft, so daß die Praxis sich auf diese Ergebnisse vorläufig nicht wird stützen können, sondern auf die Gaben der Natur angewiesen bleiben wird. Das gilt auch für die „synthetischen Aminosäuren", deren biologische Qualitäten auch erst im Mesotrophieversuch geprüft werden sollten.

Nach DYCKERHOFF muß der Organismus alles Protein in einem halben Jahr durch neues ersetzen, täglich 100 g körpereigenes Eiweiß bilden. Dabei können die „Regeneresen" nur in vivo, nicht in vitro wirken, sind also an die unbekannte Lebensfunktion gebunden. Eine starke Energiezufuhr ist erforderlich, also wohl stark „negative Redox-Systeme"[1].

Wie schwierig das Problem ist, geht aus einer Angabe von PAUL LÜTH hervor, daß „entkernte Zellen ebenso, wie in ihrer Atmung durch Strahlung geschädigte Gewebe doch längere Zeit eine eiweiß-synthetisierende Fähigkeit besitzen" (zit. nach DYCKERHOFF)[2].

Insgesamt darf man wohl sagen: Stellt man *in das Zentrum einer umfassenden Ernährungslehre die Eiweißqualität,* dann werden viele Beobachtungen verständlich, die *weder mit der Kalorien- noch mit der Vitaminlehre allein zu erklären* sind. Man wird aber nie vergessen dürfen, daß eine Grundkost aus Fleisch letzten Endes eine Maternährung ist, und daß die *Sicherung eines ge-*

---

[1] Das Problem führt an die Grundfragen des Lebendigen. Während sich das Energiegefälle im Unbelebten nach dem Gesetz der Entropie = Entwertung (S. 82 ff.) richtet, kommt es im Bereich des Belebten *neben* der Entropie, die die Kalorienlehre umfassen würde, zu einer entgegengesetzten Bewegung, zur Ektropie = Aufwertung = Synthese. Wie dies möglich ist, ist bisher nicht bekannt.

[2] Bei Vitalfärbungen mit alkalischem Methylenblau kann man bei Zellen im Teilungsstadium beobachten, daß das äußere Plasma eine mittlere Blaufärbung aufweist, daß dann eine auffallend breite weiße, also reduzierte Zone um den Kern herum liegt. Dessen Inhalt ist tiefblau gefärbt. Die reduzierend wirkende Zone müßte die „ektropische" sein. Die Synthesen fänden im Plasma, nicht im Kern statt.

sunden Stoffwechsels mit einer vollwertigen pflanzlichen Grundnahrung weit besser fundiert ist. Fleisch als Zukost ist dann unbedenklich.

Angesichts dieser Versuche und Befunde ist es nicht zu verantworten, daß immer wieder das Heil des Menschengeschlechts in einem steigenden Verbrauch an Fleisch gesehen und dieser empfohlen wird. Unvoreingenommen muß man doch zu der Auffassung kommen, daß die empfohlene Kost eine verdächtige Ähnlichkeit mit der Mesotrophiekost der Ratten hat und daß man demnach in 30—50 Jahren mit einem schweren Gesundheitsverfall zu rechnen hat. Können wir diese Möglichkeit, auch wenn es nur eine Möglichkeit ist, außer acht lassen? Ich meine, nein!

Insbesondere ist es bio-unlogisch, die Schäden der sitzenden Lebensweise mit dem Mangel an Training noch durch eine trainingsarme Kost zu fördern, gegen die der Körper sich physiologisch durch die „spezifisch-dynamische" Eiweiß-wirkungs-Reaktion zur Wehr setzt. Diese Empfehlung der verstärkten Fleischkost entspricht nicht unserer Gegenwart, sondern den Bedingungen der Eiszeit.

Die Medizin wird sich Mühe geben müssen, den zur Zeit herrschenden Lehren mit größter Kritik entgegenzutreten und sich nicht bei der Therapie von Irrlichtern verführen zu lassen. Je früher die vollwertige Pflanzenkost, Milch und Milchprodukte zur Grundnahrung werden, desto besser. Dann braucht der Erwachsene nicht erst mühsam eine Umgewöhnung seines Stoffwechsels zu lernen.

Eine *weitere Aufgabe* liegt darin, daß man die Kinder von Jugend auf vorzugsweise mit einer *vollwertigen* vegetarischen Kost erziehen soll. Kinder, die gut zubereiteten Vollkorn-Frischschrot, zuerst feinst, später gröber vermahlen erhalten, kombiniert mit vollwertiger Milch, ferner bei zunehmendem Alter mit Gemüse- und Obst-Gerichten, können bei voller Gesundheit aufwachsen. Das beste Testverfahren scheint mir die Entwicklung der Gebisse zu sein (s. S. 126).

Die *herabgesetzte Regeneration* erscheint als Kennzeichen des Mesotrophiekomplexes.

Diese herabgesetzte Leistungsfähigkeit des Mesotrophen findet ihr Gegenstück in dem Ergebnis des *verstärkten Verschleißes* durch den Stress, wie es im folgenden kurz beschrieben ist und zu ganz ähnlichen Schäden führt.

Die Bedeutung des Zeitfaktors

Die Wichtigkeit der einzelnen Bestandteile der Nahrung und der Luft können wir daraus erkennen, wie lange sie entbehrt werden können.

Es ergibt sich dann z. B. folgende Reihe, in die auch Wasser und Luft einbezogen sind.

Die Wichtigkeit guter und ausreichender *Luft* wird meist unterschätzt, ebenso die von gutem frischem *Wasser,* und doch können sie am wenigsten entbehrt werden. Sodann kommen die Kalorienträger, Fette und Kohlehydrate an die Reihe. Man verhungert schneller, als daß man eine klassische Mangelkrankheit bekommt. Bei diesen handelt es sich stets um intrazelluläre feine Vorgänge, deren vorhergehender Ausfall kaum empfunden wird.

Tabelle 6
Lebensnotwendigkeit der Stoffe

Der Tod tritt ein:

bei Luftmangel	in wenigen Minuten
bei Hunger *ohne* Wasser	in etwa 17 Tagen
bei Hunger mit Wasser	in 60 – 80 Tagen,
bei Fehlen der „klassischen" Vitamine .	in 2 – 6 Monaten,
bei Fehlen des B-Komplexes	in Jahren bis Jahrzehnten
bei Fehlen von Mineralien	keine sicheren Angaben

Im Zusammenhang mit der vorstehenden Tabelle der Lebenswichtigkeit der einzelnen Nahrungsbestandteile wird man nunmehr die Abb. 17 verstehen, die die Gewichtskurven wiedergibt, innerhalb deren die experimentell hervorzurufenden Mangelkrankheiten sich ausbilden. Vom unteren Rand der Abb. 17 mit den kurzen Kurven nimmt die Lebensdauer der Tiere dauernd zu, so daß man die Unterschiede zwischen den akuten, subakuten und chronischen Mangelkrankheiten deutlich erkennen kann[1].

Der „Stress-Komplex" (Selye)

In der Abb. 18 ist aber noch ein zweites Geschehen wiedergegeben, das erkennen lassen soll, daß die gleichen Veränderungen nur zum Teil durch einen Mangel in der Nahrung hervorgerufen werden können, zum Teil aber auch durch *einen verstärkten Verbrauch, einen Verschleiß ohne zureichende Zellerneuerung.* Hierher gehören übermäßige körperliche Anstrengung, Erschöpfung, seelische Erschütterungen, Blutverluste, fieberhafte Erkrankungen, klimatische Faktoren usw. SELYE konnte einen Teil der zum Mesotrophie-Komplex gehörenden Krankheiten bei Ratten durch einseitige Belastung und Überanstrengung hervorrufen und zeigen, daß sich dabei Störungen in der Tätigkeit der Hormondrüsen entwickeln, die ihrerseits die eigentliche Ursache der Organveränderungen werden. Alle die Ursachen sowie Angst, Sorge, Überlastung usw. faßt SELYE unter dem Begriff des „Stress"-Komplexes zusammen. „Stress" heißt soviel wie Druck, Nachdruck, Betonung usw., es läßt sich im Deutschen

---

[1] Es ist darauf hinzuweisen, daß die Versuche für unsere Ernährung am Tier immer nur Anregungen geben können, und daß die Ergebnisse am Menschen nachgeprüft werden müssen. Dazu können klinische Beobachtung, statistische Untersuchungen, vor allem aber Selbstversuche über genügend lange Zeit dienen. Tierversuche haben für den Menschen entsprechende Gültigkeit, wenn es sich um Grundvorgänge des Lebens, nicht um artspezifische Funktionen handelt (s. BARTHELMESS, S. 83).

kaum mit einem Wort wiedergeben, es sei denn, man würde von einem „Dauer-schock" sprechen. SELYE definiert „Stress" kurz als „gesteigerte Geschwindigkeit der Abnützung", das ist also ein völlig unspezifischer Prozeß. *Voraussetzung* ist, daß *reichlich tierisches Eiweiß gegeben wird und ausreichend B₁*, was in der Durchschnittskost ja der Fall ist und was *durch die z. Z. herrschende Ernäh-rungslehre gefördert* wird und zugleich den Mesotrophie-Versuchen entsprechen dürfte. Diese sekundäre Entstehung mesotrophieähnlicher Krankheitssyndrome soll den Leser darauf hinweisen, daß es *nicht ausreicht, richtig zu essen, sondern daß er daneben auch seine ganze Lebensführung ordnen, einseitige Über-*

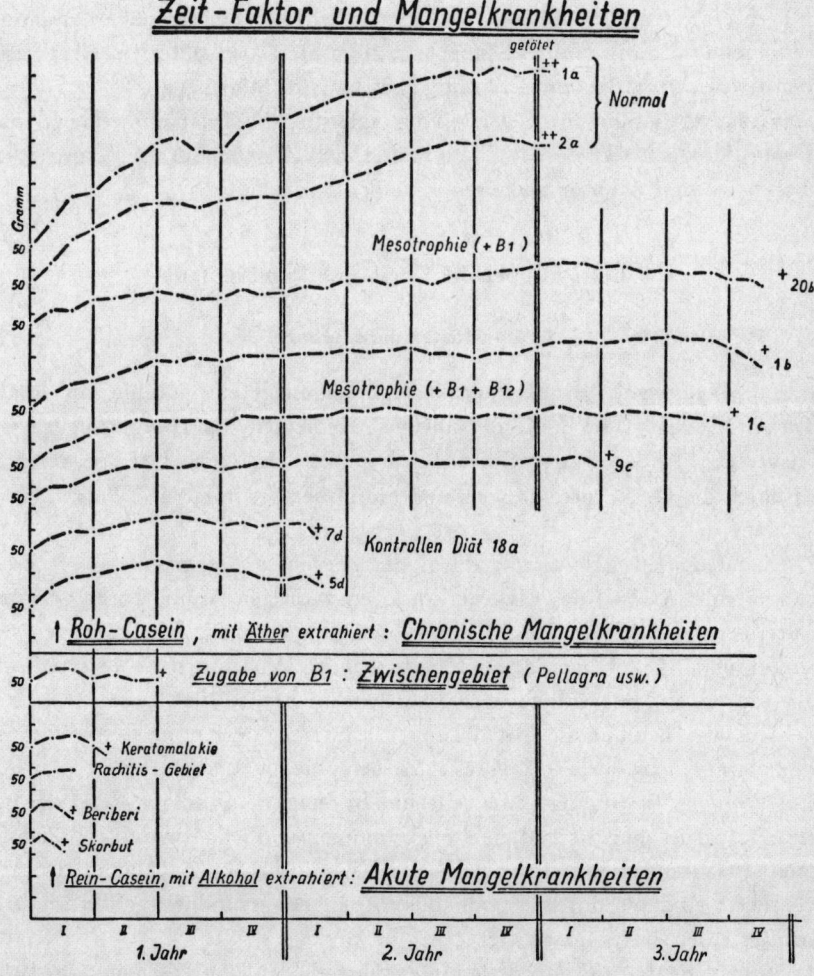

Abb. 17

lastungen vermeiden soll. Man kann auch von der besten Diät nicht alles erwarten! Am schlimmsten ist Fehlernährung kombiniert mit Stress!

Die vergleichenden Untersuchungen der beiden Phänomene wären von größtem Interesse, da sie dann den Gesamtkomplex „Zivilisation" umfassen würden. Mesotrophie-Nahrung und Stress müssen vernichtend wirken.

Wirkt der Stress-Komplex über die Störungen der Hormondrüsen, so wirkt die Mesotrophiediät auf dem Wege über die Verminderung der Prozesse in der Gewebsatmung, die fermentativer Natur ist. Es kommt zu einer allgemeinen Herabsetzung der Körperfunktionen, und nun können Gifte verstärkt wirksam werden, auch Stoffe zu Giften werden, die bei Vollernährung weniger schädlich sind. Hierher gehören z. B. Tuberkelbazillen als Erreger der Tuberkulose, aber auch krebserzeugende Stoffe usw. Und die Reihenfolge der Krankheiten umfaßt etwa folgende: Zahnverfall, Verstopfung, abnorme Darmbakterien, Herzkrankheiten, Kreislaufschäden und frühzeitig rheumatische Störungen.

Überträgt man nun diese Darstellung auf die Abb. 17, dann erkennt man, daß mit der Aufdeckung der Mesotrophie der Zugang zur Erforschung der Zivilisations- und Alterskrankheiten gefunden sein könnte.

Übersicht über die Ernährungskrankheiten

I. Krankheiten durch Mangel

1. *Kalorienmangel:* Krankheiten infolge ungenügender Zufuhr an Kohlehydraten (Zucker, stärkehaltige Nahrung) erscheinen als *Hungerfolgen:* Gewichtsverlust, Abmagerung, Einschmelzung von Organen. Der Schweregrad wird durch die Größe des Mangels und die Dauer bestimmt. Die Folgen treten schnell auf.

2. *Eiweißmangel* ist weniger durch die begrenzte Menge, als durch einen unzureichenden Gehalt des Eiweißes an lebenswichtigen Aminosäuren wirksam, die der menschliche Körper nicht von selbst aufbauen kann. Die Störungen sind zahlreich und hängen von den fehlenden, ihrer Wirkung nach verschiedenen Aminosäuren ab. Bei vollwertiger Pflanzenkost besitzt der Körper von Tier und Mensch, z. B. über die Mitwirkung der Darmbakterien, größere Synthesefähigkeiten als man bisher glaubte (s. Mesotrophie, S. 107 ff.).

3. *Fettmangel* verhindert einerseits die Bildung notwendiger Reserven und geht andererseits meist mit Mangel an Vitaminen und lebenswichtigen, ungesättigten Fettsäuren einher, denen teilweise Vitamincharakter zukommt. Denaturierte Fette sind oft durch fremde Beimengungen gesundheitsgefährlich (z. B. durch Reste der Extraktionsmittel).

4. *Mangel an fettlöslichen Vitaminen* führt zu der einen Gruppe klassischer Avitaminosen (Rachitis, rachitisähnliche Krankheiten, Keratomalazie, Sterilität

durch Vitamin-E-Mangel, Folgen des Vitamin-K-Mangels). Diese Krankheiten sind an sich nicht tödlich, können es aber durch hinzukommende weitere Schäden werden.

5. *Mangel an wasserlöslichen Vitaminen* führt zu meist bald tödlichen klassischen Avitaminosen: Beriberi, Skorbut, Pellagra seien als Beispiele genannt.

6. *Mangel an sogenanntem B-Komplex* ist noch ungenügend erforscht. Diese Forschungen werden durch die Entdeckung der Mesotrophie und ihrer Ursachen auf eine neue Grundlage gebracht. Unter diesen Krankheiten finden sich viele Organerkrankungen, Blutkrankheiten, Gebiß- und Skelettverfall usw.

II. Krankheiten durch Überernährung

1. *Überzufuhr von Kalorien* (Kohlehydrate, Fette) führt zu Fettansatz, Fettsucht bei entsprechender Veranlagung, mit den Folgen übermäßiger Belastung des Kreislaufs, einer Bewegungsarmut und ihren Folgeerscheinungen, Anhäufung von Schlacken usw.

2. *Überzufuhr von Eiweiß* ruft bei hohen Außentemperaturen starke Abwehrreaktionen in Form der „spezifisch-dynamischen Eiweißwirkung" hervor. Anscheinend werden auch ungenügend abgebaute Stoffe abgelagert (Harnsäure?). Es kommt zu Gefäßschäden, vor allem der Blutkapillaren, Nierenschädigungen und Stoffwechselerkrankungen (Leber).

3. *Überzufuhr einzelner Vitamine* (Hypervitaminose) kann durch Übersteigerung der physiologischen Wirkungen zu mehr oder weniger schweren Schäden führen durch Störung des natürlichen Gleichgewichts.

4. *Überzufuhr von Mineralien* (Salze) ergibt mannigfaltige Störungen, vor allem des Wasserhaushalts und der Ausscheidungsorgane (Niere, Haut). Als Typus sei die Kochsalzschädigung genannt.

III. Kombinierte Krankheitsursachen

1. *Einseitige kalorische Überernährung,* verbunden mit *relativem Vitamin- und Mineralmangel,* ist eine der häufigsten, vielgestaltig wirkenden Krankheitsursachen, deren Symptome nach den Konstitutionen schwanken.

2. *Fehlerhafte Zusammensetzung der Mahlzeiten* ist bisher wenig systematisch erforscht; MÖLLER stellte gewisse Regeln seiner alkalisierenden Eiweiß-Kohlehydrat-Diät (AEK-Diät) auf, nach denen Eiweiß und kohlehydrathaltige Nahrungsmittel nicht gleichzeitig zu einer Mahlzeit genossen werden sollen. Auf diese Richtlinien müssen Menschen mit bestimmten Konstitutionen besonders achten (s. Lit.-Verz. GERDA SIEKMANN).

3. Diesen Ursachen wird sich der *Stress-Komplex* anreihen.

4. Zu *heiße* und zu *kalte Nahrung* führt zu Schädigungen des Zahnschmelzes, zu Verbrühungen der Schleimhäute der Speiseröhre und des Magens, bzw. zu

Unterkühlung des Speisebreies, so daß die Magenfermente nicht oder verspätet zu ihrem Temperaturoptimum für den Verdauungsprozeß gelangen. Vorsicht vor allem bei eisgekühlten Getränken und leerem Magen!

Sonderbarerweise fehlen vollkommen Untersuchungen darüber, wie die *Temperaturherabsetzung durch größere Mengen kalter Getränke* sich auf die Fermentleistung im Magen auswirkt. Das kann nicht gleichgültig sein. Man sollte mit geeigneten Thermometern messen, wie lange es dauert, bis die Normaltemperatur von 37 ° C wieder erreicht wird. Daraus ließe sich die Verzögerung der Verdauung berechnen. Auch an Tieren könnte die etwaige Wirkung auf die Magenwände festgestellt werden.

Das Essen soll 15 – 45 ° C warm sein. Körperwarme Getränke bleiben genügend lang im Magen, zu kalte und zu warme werden schnell in den Darm entfernt.

Neben diesen tragbaren mittleren Temperaturen aber nimmt der Mensch regelmäßig viel zu heiße und zu kalte Nahrung zu sich. RHEDER hat mit Recht darauf hingewiesen, daß infolge Fehlens temperaturempfindlicher Nerven in der Speiseröhre und im Magen dort die schädlichen Temperaturen nicht empfunden werden. Trotzdem aber kommt es zu Verkühlung und zu „Verbrühungen". Die meisten empfinden eine Suppe erst bei 70° C als angenehm. Bei etwa 50° beginnen aber bereits die Schäden (Pasteurisieren S. 104, 227). Diese Extremtemperaturen schädigen übrigens auch Zähne, Schmelz und Mundbakterien. Alkoholmißbrauch, Tabakabusus, schlechte Zähne, falsche Verteilung der Mahlzeiten bewirken zusätzliche Schäden.

Die häufigsten Fehler der Kost liegen in den wenigen Worten: *zu heiß, zu schnell, zu viel, falsch und einseitig.*

Zu dieser Zusammenstellung, die nur einen summarischen Überblick geben kann, kommen die sekundären Mitwirkungen der gestörten Darmflora und die Folgen chronischer Reizkost, über die oben berichtet wurde. Man kann aber wohl sagen:

Mit Ausnahme jener Erkrankungen, die durch Gewalteinwirkungen (Unfall), durch Gifte (Blei, Arsen usw.), hochvirulente lebende Krankheitserreger, angeborene organische Schäden (Störungen der hormonalen Drüsen) hervorgerufen werden, *entsteht die große Mehrzahl aller anderen bekannten Krankheiten direkt oder indirekt durch eine fehlerhafte Ernährung.* Die klassischen Mangelkrankheiten stellen nur ein ganz kleines Kontingent der Gesamtschäden dar (Abb. 18, Tabelle 7).

Insgesamt wird man nun verstehen, daß Mangelzustände nicht nur durch mangelhafte Ernährung hervorgerufen werden können, sondern auch durch fehlerhafte Lebensweise, ferner durch Vergiftungen, durch Mißbrauch von Medikamenten, Genußmitteln usw.

Ein Vergleich

Man muß sich das Energiegefälle, das bei dem Ernährungsvorgang durch unseren Körper geht, vorstellen wie den *Antrieb eines Wasserrades:* Das fallende Wasser füllt die Fächer zwischen den Scheidewänden und drückt die eine Seite des Rades nach unten, die andere steigt geleert empor. Die gleichen Umsätze können durch *zwei Methoden* erreicht werden: *beschleunigter Umlauf* oder *verlängerte Zeit.* Es bleibt dem Körper keine andere Wahl, er muß in seinem Rhythmus bleiben. Ein *überfütterter* Organismus leistet nicht mehr, sondern lagert den Überschuß im Depot ab, z. B. in Fett. „Fett hat aber auch Hunger", muß bewegt werden mit dem Körper, fordert mehr Nahrung usw. Ein Organismus, der sich im vollen Ruhezustand befindet, kommt mit der geringsten Menge aus, es kommt aber zu langsamem Versagen der Prozesse aus Mangel an Übung.

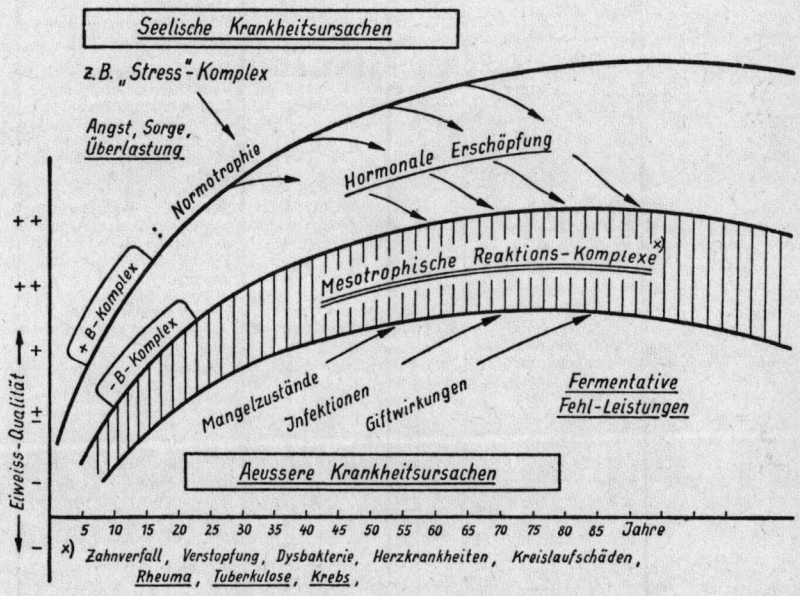

Abb. 18. Mesotrophie und Stress

Nun kann man sich vorstellen, daß aus einem Wasserrad einzelne Scheidefächer ausfallen und daß infolgedessen die zum Antrieb erforderliche Gewichtsmenge Wasser sich verringert. So etwa wirkt sich ein Vitaminmangel aus. Dazu kommt es, je nach der Größe und Wichtigkeit des Defektes, zu Störungen in der Umdrehung. Das kann sich dann als „Stoffwechsel-Kurzschluß" bemerkbar machen, und wir sprechen von einem krankhaften Symptom. Niemals aber macht *ein* Symptom eine Krankheit, sondern *stets* gibt es *einen Komplex.* Diese Sammlung von Symptomen läßt sich auf die *psychologisch begründete Wiederholung fehlerhafter Gewohnheiten der Menschen* zurückführen, und in ihnen, die sich mehr oder weniger häufen, finden wir eine wichtige, im Menschen selbst liegende Ursache.

Tabelle 7

Phasen des Ernährungsvorganges, zugehörige Krankheiten und deren wahrscheinliche Ursachen

I. Phasen der Ernährung	II. Substanzen	III. Physiol. Wirkung	IV. Pathologische Prozesse
1. Hunger als Voraussetzung der Nahrungsaufnahme	Kohlehydrate Fette Eiweiße	Erhaltung der Lebensvorgänge, Ersatz der verbrauchten Fette auch als Lösungsmittel für fettlösliche Vitamine	Hungertod, Unterernährung, Funktionelle Störungen der Organe
2. Appetit	Nervös gesteuerte Aufnahmebereitschaft (Einfluß der Konstitution)	Absonderung der Verdauungssäfte (Exkretion)	Ohne Appetit: Gefahr der Überlastung, Künstlicher Appetit durch Bitterstoffe angeregt
3. Das Kauen	Mitwirkung der Zähne, des Zahnfleisches, der Zunge und Kiefer	Mechanische Zerkleinerung, Durchmischung mit Speichel, Vorwärmung der Nahrung	Nervöse Magen-Darmstörung. Krankheiten der Zähne, des Zahnhalteapparates; bei zu kalt und zu heiß Störungen der Mundschleimhaut, der Flora, „Verbrühungen", Überreizungen
4. Verdauungsruhe nach der Mahlzeit	Beeinflußt durch Aroma- und Duftstoffe, Vorverdauung im Magen	Konzentration der Prozesse im Mageninnern (Andauung)	Störungen der Magenverdauung, Gastritiden, unspezifische Reizwirkungen und ungünstige Beeinflussung der Darmverdauung
5. eigentliche Verdauung (Eiweiß, Fett, Kohlehydrate)	Pepsinverdauung im Magen bei saurer, im Darm bei alkalischer Reaktion Körperfermente. Nahrungseigene Fermente bewirken „Anaerobiose" und wirken bei „Autolyse" mit	Schaffung des besten physikalischen Milieus	Folgen minderwertiger Verdauung, Achylie usw.
6. Nahrungsbrei (Chylus) und innere chem. Vorgänge	Chemische Eigenschaften der Stoffe	Vorbereitung zur Aufnahme durch die Darmwandungen	Veränderungen der Reaktion, unvollkommene Vorgänge, Belastung der unteren Darmabschnitte
7. Darmfunktion und Darmbeweg.	Nervöse Regulation, seelische Überlagerung, Bildung des Darmhormons: Azetylcholin; „Ballaststoffe"	Peristaltik, Fortbewegung und Durchmischung	Durchfall, Verstopfung und Stauungen, Nahrungsverluste, „Autointoxikation"
8. Mitwirkung d. Darmbakt.	Mitarbeit bei Aufspaltung des Breis, Bildung anregender und hemmender Stoffe, insbesondere von biogenen Aminen. Fäulnis anaerob, Verwesung aerob	Colibazillen Anaerobier	Mit 7. zusammen das Bild der „Dysbakterie" und vieler Sekundärstörungen entwickelnd; Oxydation von Vitaminen bei O_2-Anwesenheit
9. Resorption durch die Darmwand	Neben aktiver, biologisch bedingter Auswahl vor allem physikalisch-chemischen Gesetzen unterworfen	Verwertbare gelöste Stoffe werden in das Körperinnere aufgenommen, Ballast bleibt zurück, verändert durch Darmsäfte	Zahlreiche Störungen, abnorme Stühle, Kolitiden

Fortsetzung

I. Phasen der Ernährung	II. Substanzen	III. Physiol. Wirkung	IV. Pathologische Prozesse
10. Transport der Lymph- bahnen, Blutbahn und Zellen zur Leber (Synthesen)	Lymphflüssigkeit, Blutplasma, Leberzellen usw.	Transport ohne Umset- zungen zur Auffüllung d. Leber. (Rhythmus der Leber in 24 Stunden)	Unvollkommene Resorption, ungenügende Versorgung der Organe, Leberkrankheiten
11. Atmung durch die Lunge zwecks O$_2$-Aufn.	Roter Blutfarbstoff, Atmungsfermente	Voraussetzung für aeroben Abbaustoff- wechsel	Ungenüg. Verbrennungsvor- gänge bis zur lokalen (Nekrose, Gangrän) oder allgemeine Stö- rung, Erstickung
12. Das Blut als univer- sales Trans- portmittel aus Leber und Lunge	Sauerstoff ist zellgebun- den, gelöste Stoffe im Plasma, Herztätigkeit	Versorgung aller Körper- zellen mit Nahrung und Luftsauerstoff, Verhalten der Blutsymbionten	Zahlreiche lokale bis allgemein. Störungen
13. Austausch zw. Gewebs- saft und Zellinnerm	Komplizierter biolo- gischer (Auswahl durch Körperzellen) und physi- kalisch-chem. Vorgang, abhängig vom Gesund- heitszustand des Körpers	Ausbildung des Gewebs- milieus	Störungen der Zellversorgung
14. Austausch zw. Gewebs- saft und Zellinnerm	Zellmembran, Zellinne- res, Verteilung im Zell- innern nach elektrostati- schen Gesetzen und inne- rem Aufbau	Versorgung mit Zell- nahrung	Ungenügende Ernährung mit den verschiedenen Stoffen. Auf- nahme zellschädl. Gifte infolge Lipoidlöslichkeit
15. Geschehen im Zellin- nern a) Zell- plasma	Verteilung auf Reduk- tions- u. Oxydationsorte	a) Oxydativer Abbau, unter Mitwirkung der wasserlösl. Vitamine	Unvollkommene Verbrennung, abnorme Abbauprodukte, Bil- dung von CO$_2$, B$_1$-Mangel: Be- riberi (Kohlehydratstör.) C- Mangel: Skorbut (ungesättigte Fettsäuren) Spruefaktor: Darm- inneres
b) Zellkern	Tierwuchsstoffe (Auxone)	b) Mesotrophie	Bei Auxonmangel und bei B$_1$- Anwesenheit: irreversible Spät- veränderungen
		c) Aufbau Zellteilung Zellersatz Wachstum	Unvollkommene Gewebsrege- neration. D-Mangel: Rachitis, A-Mangel: Keratomalazie, Ka- pillarstörungen, E-Mangel: Ste- rilität usw.
16. Ausschei- dungsvor- gänge rück- wärts 14-5	Abbauprodukte Mineralien	Verschiedenartig	Bei Eiweißmangel und Koch- salzreichtum: Hungerödem
17. Tätigkeit der Niere, Stuhlgang			Krankheiten der Leber, des Darmes, der Niere usw.
18. Funktion der Haut	Salze	Wichtiges Ausscheidungsorgan	Hautkrankheiten
19. Hunger- zustand		Fasten als Heilmittel	
20. Wiederholung der Prozesse bei neuer Nahrungsaufnahme			

Folgerung aus diesen Ergebnissen für die Krankenernährung

Diese Auffassung wird zu einer Revolution in der Krankenbehandlung führen, wie sie schon vielfach versucht worden ist, aber immer ohne Erfolg. Man scheut sich, auch für sich selbst und vor allem auch für die Krankenhäuser die notwendigen Folgerungen zu ziehen, man will den Gewohnheitswünschen der Patienten Rechnung tragen, wartet die „Bestätigung" durch die offiziellen Vertreter der anerkannten wissenschaftlichen Lehre ab und wundert sich darüber, wenn Laien mit einem Gefühl für das Einfach-Richtige in der Natur sich von der Heilkunde abwenden, eigene, oft richtigere Wege gehend. Man sollte sich nicht wundern, sondern man sollte sich ändern und das viele Unzulängliche in unserem Wissen zugeben und der höheren Gesetzmäßigkeit der Natur mehr vertrauen. Ob einmal eine Klinik oder gar eine ganze Universität sich dieser Denkweise verschreibt, das noch Unerforschte beachtet, erforscht und jenen wissenschaftlichen klinischen Fortschritt zur Vereinfachung bringt, den wir so dringend brauchen? Die Freiheit der Lehre müßte mindestens gewährleistet sein.

Es ist selbstverständlich, daß nur der vollwertig ernährte Körper die Leistungen des Lebens in seiner Gesamtheit zu vollbringen vermag, und daß die vollwertige Ernährung vollwertige Naturprodukte zur Voraussetzung hat. In der erstaunlichen Anpassungsfähigkeit der lebenden Substanz liegt es begründet, daß das Leben auch bei schweren Störungen weitergehen kann, und dies Wunder ist vielleicht das größte. Unsere Maschinen würden derartige Fehlbehandlungen, wie wir sie unserem Körper zumuten, nicht vertragen. Und weil der Körper so viel mehr auszuhalten scheint, bevor er zusammenbricht, neigen die Menschen dazu, ihm viel mehr zuzumuten, als vernünftig ist. Gewiß gibt es Menschen und Berufe, die sich selbst aufopfern müssen, um bestimmte Aufgaben zu erfüllen, doch alles dieses soll doch dem Ziel dienen: der großen Mehrzahl der Menschen ein gesundes und glückliches Leben zu ermöglichen. Jedes Lebewesen ist dem Gesamtleben gegenüber ein Opfer. Das Leben ist nun einmal das über uns allen waltende geistige Prinzip, das wir nur in der Vielfalt der Erscheinungen in seiner Größe ahnen können.

Die Verdaulichkeit ist nicht der entscheidende Maßstab

Die derzeit herrschende Lehre bewertet die Nahrung z. B. nach der „Verdaulichkeit", d. h. der Zeitdauer, die bis zur Auflösung der Nahrung vergeht. Dieser Maßstab aber ist *absolut willkürlich. Es besagt nichts darüber, ob die entstehenden Produkte nach der Resorption in den Körper auch den Körper vollwertig ernähren. Es kommt aber auf dies Ergebnis an*, nicht auf Verschiedenheiten während einzelner Teilvorgänge allein. Der Nachweis des *verminderten Anschlagwertes* der Nahrung, wie FRIEDBERGER ihn in Tierversuchen ge-

führt hat, beweist die Berechtigung dieses Einwandes (s. POTTENGER). Wenn
z. B. behauptet wird, daß das rohe Ei schwerer, d. h. langsamer verdaulich sei
als das gekochte, so ist diese Tatsache an sich richtig, aber ohne Beweiskraft
gegenüber der Wirkung auf den Anschlagswert, der *gerade umgekehrt* verläuft.
Und wenn gegen die Lehre von den natürlichen Werten der Nahrung eine
geringere Verdaulichkeit angeführt wird, verglichen mit dem gleichen, aber
gekochten Material, dabei aber gleichzeitig der Hinweis auf den verringerten
Anschlagswert unterlassen wird, so bedeutet dies einen Verstoß gegen die
objektive wissenschaftliche Wahrheit.

Der Ernährungsvorgang oder die Mitarbeit des Organismus

Die ererbten Anlagen der lebenden Zellen führen regelmäßig zu einer opti-
malen Zusammensetzung in Abhängigkeit von dem Angebot aus der Umwelt.
Diese so reichhaltig wie nur möglich zu gestalten, ist Aufgabe der Land- und
Gartenwirtschaft.

Im allgemeinen begnügt man sich damit, den Inhalt aufzuteilen in Eiweiß,
Fette, Kohlehydrate, Mineralien oder Asche und Wasser. Daß viele weitere
Stoffe in geringsten, kalorisch bedeutungslosen Mengen notwendig sind, wissen
wir heute sicher. Ihre Unterschätzung ist dadurch möglich geworden, daß man
die früheren Kalorienmessungen als zureichende Methode ansah. Man hatte
nicht daran gedacht, daß an den Oxydationsprozessen andere Inhaltsstoffe der
Nahrung und der Zellen beteiligt waren. Aus diesem Trugschluß entwickelte
sich die einseitige Kalorienlehre, deren Kalorienwerte zwar richtig, deren
biologische Folgerungen aber unzureichend, wenn nicht falsch waren. Und auf
dieser fehlerhaften Denkweise entstand die Nahrungsindustrie und die Indu-
strienahrung, die dann als Durchschnitts- oder Normalnahrung in das Bewußt-
sein der Verbraucher einging und zur Gewöhnung führte, die wir heute so
schwer überwinden können.

Dieser Ernährungslehre fehlt vollkommen die Bedeutung der individuell
verschiedenen Mitarbeit des Organismus bei dem Ernährungsvorgang. Im folgenden wird diese in ihren wichtigsten Etappen dargestellt.

Infolge ihrer relativen Abgeschlossenheit wirkt jede Zelle wie ein elektrischer
Kondensator, in dem zusammengepreßtes Stanniol innerhalb einer Glaskugel
von außen durch einen Draht aufgeladen wird. Diesem Kondensator fehlt aber
die Reversibilität.

Insgesamt beachtet man nicht, daß *eine lebende Zelle kein Verbrennungsofen
ist, sondern aktiv bei dem biochemischen Oxydationsprozeß mitwirkt.*

Auf diese Tatsache müssen wir nun eingehen, indem wir den Ernährungsvorgang in seine erkennbaren Phasen zerlegen und diskutieren.

Die Phasen des Ernährungsvorganges und ihre Beziehungen zu Erkrankungen

Ich habe versucht, in der Tabelle 7 eine Übersicht über die einzelnen erkennbaren Phasen des Ernährungsvorganges im Individuum und die Beziehungen zu Erkrankungen zu geben, derartig, daß den einzelnen Phasen (Kolumne 1) die sie beeinflussenden Bestandteile der Nahrung bzw. die Körperreaktionen zugeordnet wurden (Kolumne 2). In Kolumne 3 sind physiologische Wirkungen gekennzeichnet und in Kolumne 4 Folgen des Ausfalls.

Aus dieser Zusammenstellung läßt sich erkennen, daß jede der angeführten Phasen unter verschiedenartigem Einfluß steht, so daß Störungen sich in dieses Schema einordnen lassen müßten. Eine solche Übersicht lehrt, *jedem Teilvorgang seine ihm eigene Wichtigkeit beizumessen, ihn weder zu unter-, noch zu überschätzen.*

Es geht aus dieser Anordnung aber hervor, daß *alle Phasen zueinander in Beziehung* stehen und daß eine isolierte Störung sich nach beiden Richtungen auf die zurückliegenden und die folgenden Phasen auswirken kann. Alle Mangelkrankheiten lassen sich auf einen Teilausfall zurückführen, und die dadurch gestörte physiologische Vollkommenheit wird unvollkommener, *„krank"*.

Die einzelnen Phasen werden anschließend diskutiert.

1. Hunger

Wenn die mit der letzten Nahrungsaufnahme aufgenommenen Stoffe oxydiert sind, macht sich der Hunger bemerkbar.

Nach BAADE sind von den $2^1/_2$ Milliarden Menschen der Gegenwart nur etwa $^1/_3$ nach den herrschenden Vorstellungen ausreichend ernährt mit durchschnittlich mindestens 2200 Kal. und mehr als 30 g tierischem Eiweiß täglich. Fast die Hälfte ist mengenmäßig schlecht ernährt, eine große Menge hat zwar genügend Reis, Mais und andere Getreide, aber höchstens 30 g tierisches Eiweiß.

Die sog. hochzivilisierten Völker kennen dagegen den „Hunger" überhaupt nicht, sondern essen pünktlich und regelmäßig „nach der Uhr" ohne Hunger, also — physiologisch betrachtet — zu viel. Das „Elementargefühl" Hunger ist den meisten weißen Menschen unbekannt. Und das Wort „Hunger ist der beste Koch" ist ein Sprichwort, nicht mehr. An die Stelle des Hungers trat

2. Der Appetit

Der Appetit ist eine *psychisch bedingte* Reaktion des Organismus, die sowohl beim Anblick einer geschätzten Speise, wie auch durch bloße Vorstellung eingeleitet wird. Sie bewirkt, daß die Verdauungsdrüsen in Tätigkeit treten und ihre Sekrete abzusondern beginnen. Auf welcher Stufe der Entwicklung der Tiere der Appetit sich zuerst bemerkbar macht, scheint unbekannt. Beim Menschen scheint er eine beherrschende Stellung gewonnen zu haben, und beim zivilisierten Menschen ist er an die Stelle des Hungers getreten.

Die Appetitreaktion läßt sich im PAWLOWschen Versuch am Hunde beobachten, ist also eine sichere Tatsache. Sie ist fast immer mit der alsbald erfolgenden Aufnahme von Nahrung verbunden und deshalb kann die dabei eintretende Reaktion mit der Appetitreaktion gemeinsam erörtert werden. Es
handelt sich um die

Appetit- oder Verdauungsleukozytose

Seit 1860 ist durch Mitteilung von VIRCHOW bekannt, daß bei Aufnahme
gekochter Nahrung im strömenden Blut eine Vermehrung der weißen Blut-
körperchen, eine „Leukozytose" eintritt, die in dieser Form *bei Tieren nicht*
vorkommt. ROESSLE hat auf dem Pathologenkongreß 1923 ausführlich über dies
Phänomen berichtet. Vorstufen dieser Leukozytose sind bei Tieren nachweisbar,
unter anderem Auswandern von Leukozyten in das Darminnere. ROESSLE
kennzeichnete den Vorgang als eine an der Grenze des Krankhaften stehende
„Entzündung", die gegen das Fremde gerichtet sei. Ist diese Deutung richtig,
dann müßte eine ausschließliche Kochkost eine „Reizkost" sein, die bei täglich
dreimaliger Wiederholung langsam zu Überreizungen führen könnte.

Diese Leukozytose scheint eine Entsprechung darin zu finden, daß nach
DEUTSCH-RENNER bei Genuß warmer Kost eine Erweiterung der Blutkapillaren
eintritt, wodurch sich das alsbald einsetzende Wärmegefühl erklärt, das besonders deutlich bei Genuß warmer Suppen ist.

Das Phänomen wird aber durch *Versuche mit Rohkost,* die KOUSCHAKOFF angestellt hat, auf eine ganz andere Basis gestellt. Dieser fand, daß bei Genuß
roher, pflanzlicher Kost die „Leukozytose" ausbleibt, sowohl wenn allein Rohkost gegeben wird, wie wenn diese zuerst und nachträglich Kochkost gegeben
wird. Wird aber zuerst Kochkost und dann Rohkost gegeben, dann tritt die
Leukozytose doch ein.

Diese Vorgänge kann man so deuten, daß Rohkost die natürliche Nahrung
ist und die Kochkost erst später zur Hauptnahrung wurde. Die Reihenfolge der
Gerichte ist also offenbar wesentlich. Die Leukozytose ist nun sicherlich durch
das autonome Nervensystem gesteuert, also eine komplexe, den ganzen Körper
ergreifende Reaktion. Die einfachste Annahme wäre, daß Kochkost eine „Mangelkost" ist, der die natürlichen Aromastoffe der pflanzlichen Frischkost fehlen.
Deren chemische Substrate sind nun meist ätherische Öle (Ketone, Aldehyde?),
die bereits von der Schleimhaut des Mundes aufgenommen werden und um-
gehend auf die Nervenzentren wirken. Es handelt sich um eine Sofortreaktion.
Man könnte sich vorstellen, daß durch diesen Einfluß der Appetitreiz, der seine
Aufgabe erfüllt hat, gedämpft wird, so daß eine Überreizung nicht eintreten
kann. Kochkost wäre demnach eine körperfremde Kost, der die beruhigenden
Aromastoffe fehlen. Diese entstammen dem Pflanzenreich. Die Forschung hat

hier noch viele Aufgaben zu lösen, z. B. zu prüfen, ob die Rohkost über den Nervus vagus, die Kochkost über den Sympathikus wirkt.

An sich scheint dieser Prozeß ein *Residuum der Entwicklung des Menschengeschlechts* zu sein, die in ihrer Bedeutung unterschätzt ist. Die Richtigkeit der Versuche von Kouschakoff[1] konnte ich in Selbstversuchen bestätigen. Zur Demonstration muß man mindestens 3 Tage reichlich Obst und Frischgemüse essen, da der Organismus erst von der Reizreaktion „entwöhnt" werden muß. Auch gibt es Menschen, die auf die Kochkost statt mit einer Leukozytose mit einer Leukopenie, also einer Verarmung im strömenden Blut reagieren (Hyperfunktion der Schilddrüse?). Letzten Endes handelt es sich um eine interne Verschiebung der Leukozyten aus den Depots. Auch müssen die Mahlzeiten mengenmäßig nicht zu knapp bemessen sein. Eine einzelne Möhre reicht nicht aus.

Insgesamt handelt es sich um ein zu Unrecht vernachlässigtes Grundphänomen der Ernährung, bei dem die Mitwirkung des Organismus im Vordergrund steht.

Diese Reihenfolge der Nahrung: roh-gekocht ist bereits den Griechen bekannt gewesen und von dem Arzt Diokles von Karystos (S. 193, 215) empfohlen worden. Bestimmte Pflanzen, wie Rettich oder Gurken, sollten aber zum Schluß gegessen werden. Man sieht, es ist nicht leicht, diese physiologischen Reaktionen in die vereinfachte schematische Kalorien-Vitaminlehre einzubauen.

3. Das Kauen und die Zähne

Ausreichendes und gründliches Kauen ist eine Voraussetzung für gute Verdauung. „Was den Zähnen ein Spiel, ist dem Magen eine Arbeit und dem Darm eine Last."

Voraussetzung für gutes Kauen sind aber gesunde Zähne, und *der Gebißverfall der zivilisierten Menschen ist nahezu 100%ig.* Es handelt sich beim Kauen nicht nur um die mechanische Zerkleinerung, sondern auch um die gute Durchmischung mit dem Speichel, dessen Fermente die Vorverdauung einleiten.

Die *Zahnentwicklung* wird durch den Gesundheitszustand der Mutter bereits während der Schwangerschaft entscheidend beeinflußt. Nach Schröder (Dtsch. med. Wschr. 1950, 351) kann Mangelernährung der schwangeren Mutter in den ersten Wochen Ursache von Mißbildungen der Frucht werden, ebenso wie einige Infektionskrankheiten.

Der Zahn bildet sich aus zwei Teilen, einem von innen ausgehenden mesodermalen Anteil, aus dem Pulpa und Dentin entstehen, und einer äußeren Kappe, die wie eine Gußform wirkt, in die sich die erste Anlage hineinbegibt, und die den Schmelz bildet. Diese Zweiteilung der Entstehung wirkt sich durch das ganze Leben hindurch bei den Zahnkrankheiten aus. Die meisten entstehen von innen her.

---

[1] Die Arbeit von Kouschakoff (s. Literatur-Verzeichnis) ist in der Bibliothek des Senckenbergischen Instituts in Frankfurt/Main, erhältlich.

Im 5. Monat beginnt die Verkalkung der Milchzähne, die erst im 3. Lebensjahr beendet wird. Während dieser ganzen Zeit können Schädigungen eintreten. Die Verkalkung der bleibenden Zähne beginnt im 4. Monat nach der Geburt und ist erst im 16. Lebensjahr beendet. Die Weisheitszähne verkalken zwischen dem 18. und 25. Lebensjahr. (Kessler, S. 17–20).

Nach Wannenmacher ist heutzutage bei jedem Patienten zwischen 30 und 50 Jahren durchschnittlich mit 2,5 pulpenlosen Zähnen zu rechnen. Diese bringen die große Gefahr der Granulombildungen mit sich, die alsdann die Herde für die *„fokale Intoxikation"* (nicht Infektion!) werden.

Man muß nun bei der Aufklärung z. B. der Kariesätiologie aufs strengste unterscheiden zwischen Konstitution, Disposition und äußeren Ursachen (mikrobielle, chemische, mechanische).

Nach Gins erfolgt die Säurezerstörung der Zähne, wenn diese *infolge* fehlerhafter *Ernährung chemisch falsch zusammengesetzt* sind. Gesunde Zähne werden kaum angegriffen. Die Säurebildner können also nur bei minderwertigen Gebissen Schäden anrichten, und die richtige Nahrungszusammensetzung ist die Voraussetzung für Gesundheit und spätere Krankheit.

Nach Proell sind die unteren Schneidezähne der Ratten sehr geeignete Modelle für die Beurteilung der Nahrungswerte, die auch für den Menschen zu gelten haben. Denn es handelt sich ja um einen stammesgeschichtlichen Vorgang, der alle Tiere umfaßt, und auch den Menschen. Dies Kunststück der Zahnbildung hat die Natur nur einmal fertig bekommen, ebenso wie das des Skelettwachstums.

Zwar besteht ein Unterschied zwischen dem das ganze Leben hindurch wachsenden Rattenzahn und dem menschlichen. Dafür kann man aber in seiner Länge die verschiedenen Altersstufen unterscheiden; die jüngsten liegen an der Wurzel, die ältesten an der Spitze.

Normalerweise ist der gesunde Zahn völlig klar und scharf aufgebaut, so daß die Schichten exakt nebeneinander liegen: In der Mitte die Pulpa, die an der Schneidefläche offen ist, dann unverkalktes schmales Prädentin, sodann die verkalkte breite Dentinzone. Das darüber liegende Schmelzorgan stammt aus dem Ektoderm. Dieser Schmelzteil ist der ältere, der innere der jüngere. Die breite Dentinzone ist nicht homogen verkalkt, sondern in sie sind verschieden große Kalkglobuli eingelagert, zwischen ihnen bestehen schmale Interglobularräume. Die Globuli wirken wahrscheinlich als mechanische Puffer besser als eine homogene Verkalkung.

Skelett und Zähne sind aber *nicht nur Stützorgane, sondern zugleich Mineralreserve*. Doch diese Rolle lernen wir erst jetzt kennen (s. unten).

Es ist schwer begreiflich, daß die heutige Ernährungslehre den *Mineralien* nicht nur wenig Beachtung schenkt, sondern die ausreichende Versorgung sogar nahezu bekämpft, weil „die Zusammenhänge noch nicht bewiesen seien". Dieser beliebte pseudowissenschaftliche Slang muß immer herhalten, wenn eine Schulmeinung angegriffen wird und ins Wanken gerät. Man sollte endlich zugeben, daß jeder experimentelle Fortschritt in der Ernährungslehre geeignet sein kann, früher begangene Fehler aufzudecken, die mit der Billigung der maßgebenden Kreise erfolgt sind. Traurig ist dabei nur, daß unschuldige Menschen die Opfer dieser Fehler sein müssen und nicht diejenigen, die die Fehler begangen haben. Bei dem verbreiteten Mineralmangel unserer Böden, der Notwendigkeit, dem

Vieh „Futterkalk" zu geben, sollte man sich doch dazu entschließen, auch den Menschen so gut wie seine Haustiere zu ernähren. Schließlich ist er als Zivilisationsprodukt ja doch einem Haustier in seinen vegetativen Funktionen sehr ähnlich geworden.

Tier und Menschen zeigen in dem Werden des Skeletts grundsätzlich volle Übereinstimmung, so daß hier eine *feste Vergleichsbasis* vorliegt.

Ich habe in meiner Analyse der Mangelkrankheiten einen solchen Versuch unternommen, indem ich die mir experimentell zugänglich gewesenen *Mangelkrankheiten bezüglich ihrer Wirkungen auf das Skelett und das Gebiß untersuchte.* Das war mir deshalb als zweckmäßig erschienen, weil sich hier die Veränderungen im Werden und Vergehen auf klare erbbiologische Vorgänge beziehen lassen konnten. Sie finden zudem ihre Entsprechung in der Entwicklungsgeschichte, so daß man rückwärts die Zellbefunde zu dem Werden der Stoffwechselfunktionen in dem Aufstieg der Wirbeltierreihe in Verbindung bringen kann.

Eine der Ursachen für den Gebißverfall ist der Mineralmangel in der Durchschnittskost. In meinen Mesotrophie-Versuchen konnte ich zeigen, daß bei chronischem Mangel die Zähne ihrer Mineralien beraubt werden, offenbar, um andere, lebenswichtige Organe zu versorgen. So erklärt sich z. B. der weitverbreitete Zahnverfall bei Schwangeren, der letzten Endes auf dem Mineralbedarf des Embryos beruht und eine weitere Ursache in dem Mineralmangel der mütterlichen Kost hat. Daher das Wort: „Jedes Kind kostet die Mutter einen Zahn."

Vielfach wird der Gebißverfall bereits in der Jugend eingeleitet. Es gibt infolge Fehlernährung der Mutter Stellungsanomalien bei den kleinen Kindern, die durch Rachitis, unzweckmäßiges Daumenlutschen usw. verstärkt werden. Eines der tragischsten Beispiele für den Verfall ist, daß in Nordschweden viele Kinder zur Einsegnung eine Prothese geschenkt bekommen müssen.

Klinik und Statistik beweisen den Zusammenhang zwischen Ernährung und *Gebißverfall;* jeder einzelne kann bei entsprechender Kost am eigenen Körper innerhalb von 3—9 Monaten Karies hervorrufen.

Die Beweiskette ist als geschlossen anzusehen.

Angesichts des drohenden *Gesundheitsverfalles* der zivilisierten Völker dürfte es nicht mehr zu verantworten sein, an dieser Lehre vorbeizugehen oder sie gar zu bekämpfen.

Infolge der modernen Hast essen die meisten Menschen zu schnell und schlukken die Nahrung halbgekaut herunter. Der Magen läßt sich das lange Jahre gefallen, aber schließlich wird er müde und dann beginnen die chronischen Leiden.

4. Verdauungsruhe nach der Mahlzeit

Nach der Nahrungsaufnahme sammelt sich das Blut in den Eingeweiden, und der Körper bemüht sich, die Verdauung baldmöglichst durchzuführen. Der

Mensch wird infolgedessen „müde" (Mittagsmüdigkeit), weil dem Gehirn das Blut entzogen wird. Die Nachmittagsruhe ist also physiologisch begründet. Mit dieser Tatsache läßt sich der Rat schlecht vereinbaren: „Nach dem Essen sollst du stehn oder 100 Schritte gehn." Die Wirklichkeit ist aber meist stärker als jede Vernunft, wenn z. B. als Essenspause nur ½ Stunde vorgesehen ist und dann sofort weitergearbeitet werden muß.

5. – 8. Eigentliche Verdauung [1]

Die Verdauungsvorgänge im Magen und Darm sind weitgehend erforscht, so daß man sich hier verhältnismäßig kurz fassen kann. Und doch gibt es auch hier ungelöste Probleme.

Die heutige Lehre geht von der Voraussetzung aus, daß mit jeder Mahlzeit abgetötetes Material gegessen wird, das den Verdauungsfermenten alsbald zugänglich ist. *Anders* aber liegt das Problem, wenn der Mensch *pflanzliche Frischkost* ißt.

Nun wurde schon eingangs darauf hingewiesen, daß die primitiven Tiere sich von pflanzlichem abgestorbenen Detritus ernähren (THIENEMANN, S. 33), und daß *erst bei den Warmblütern die frische Pflanzenkost zur Regel* geworden ist. Das bedeutet, daß lebende Gewebe in den Magen kommen, dort absterben und erst dann verdaut werden. Dieser gleiche Vorgang spielt sich natürlich auch bei dem Menschen ab, der reichlich frische Pflanzennahrung zu sich nimmt. Daß dabei andersartige chemische Vorgänge stattfinden, kann man an der Farbe des Stuhls beobachten. Während der Stuhl der meisten Menschen mit Kochkost mehr oder weniger dunkelbraun ist, wird er nach einigen Tagen Frischkost hellgelb, ähnlich wie der Muttermilchstuhl des Säuglings. Chemisch kann man nachweisen, daß in dem dunklen Stuhl oxydierte Gallenfarbstoffe vorhanden sind, während in dem hellgelben Stuhl die reduzierten, an sich ungefärbten Farbstoffe erkennbar sind. Diese Farbreaktion weist auf ein ungemein wichtiges Problem hin, daß nämlich *bei pflanzlicher Frischkost das Darminnere sauerstoffarm bis -frei* ist, während *bei Kochkost bis zum Enddarm Sauerstoff* nachweisbar ist. Versuche auf diesem Gebiet wurden durch TURNER durchgeführt. Auf Grund eigener Versuche habe ich die These aufgestellt, daß bei pflanzlicher Frischkost das Innere des Darmes sauerstoffrei, also anaerob, wird.

Hier kommt nun den in der aufgenommenen Nahrung enthaltenen Oxydations-Fermenten eine wesentliche Aufgabe zu. An sich ist jede lebende Zelle während des Lebens gegen die zerstörende Wirkung ihrer eigenen Fermente so lange geschützt, wie sie lebt. Erst wenn sie abgestorben ist, wenden sich die

---

[1] Der *gleiche Prozeß* führt also *außerhalb* des Körpers zu einer *oxydativen Zersetzung*, *innerhalb des Darmes* zu einer *Schonung der Wirkstoffwerte*. Das ist rein anatomisch und funktionell bedingt.

zelleigenen Fermente gegen die nunmehr toten Zellinhaltsstoffe. Dadurch kommt es zu einer „Autolyse", die im Ganzen gesehen, wohl eine Mitwirkung bei der Magen-Darmverdauung spielt.

Eine besondere Rolle spielen dabei die *Oxydationsfermente*, die in der lebenden Zelle dem Aufbaustoffwechsel zugeordnet sind. Es handelt sich um eine ganze Reihe verschiedener Stoffe, die als „Redox-Systeme" gesondert besprochen wurden (S. 98 ff.).

Bei dem hier erörterten Prozeß scheinen diese Fermente nun die Aufgabe zu haben, den mit jedem Schluck und Bissen mitaufgenommenen Luftsauerstoff an oxydationsfähige Nahrungsbestandteile zu binden und das Darminnere dadurch sauerstoffrei zu machen.

Bedeutung der Darmbakterien

Es darf heute als sicher gelten, daß infolge dieser durch die Rohkost herbeigeführten Anaerobiose eine wesentliche Änderung im Kalorienverbrauch eintritt. Die *Darmbakterien* können bei Abwesenheit von Sauerstoff lediglich einen Gärungsstoffwechsel entfalten, keine Atmung. Das wirkt sich dahin aus, daß z. B. von rund 180 g aufgenommenem Zucker nur 24 Gärungskalorien von den Darmbakterien verbraucht werden können, bei reichlich Sauerstoff aber bis 670 durch Atmung lediglich für den Bedarf der Darmbakterien verschwendet werden. Wenn man nun den Tagesbedarf des Menschen auf 2200 Kal. ansetzt, so könnten also bei pflanzlicher Frischkost ohne eine Schädigung des Menschen $1/_3$ weniger Kalorien als ausreichend angesehen werden (Darmbakterien S. 94, 103, 148).

Einen sehr wichtigen Beitrag hat hier das japanische Ehepaar KURATSUNE geleistet, das in sorgfältigen Selbstversuchen vegetarische rohe und gekochte Kost erprobt hat. Man aß rohen Reis täglich 150 g, mehrere Arten frisches Gemüse 500 bis 1000 g. Die Menge insgesamt war gering. Früchte und Seegras, wie meist am Pazifik, kamen gelegentlich hinzu. Es fehlten tierische Produkte, Gewürze, Saucen, Essig, meist auch Kochsalz. Der Grundumsatz betrug durchschnittlich 1300 Kal., die Eiweißmenge um 30 g, Fett 6—8 g, Kohlehydrate zwischen 139—234 g. Versuchsdauer 120—90 Tage. In den ersten Tagen erfolgte starke Gewichtsabnahme, dann wurde das Gewicht konstant. Trotz der Senkung des Grundumsatzes stieg die körperliche Leistungsfähigkeit bei Rohkost; bei Kochkost sank sie und dann traten Ödeme und Anämien auf, von denen die Anämie durch Rohgemüse, die Ödeme durch Vitamine geheilt werden konnten (s. KOLLATH, Bericht im Literaturverzeichnis, (s. auch S. 93, 222).

R. BIRCHER führt in der Monatsschrift „Der Wendepunkt vom Leben und vom Leiden" (1943, S. 327) einen Fall an, in dem die Kalorienmenge von 50/kg/Tag auf 15/kg/Tag ohne Gewichtsabnahme gesenkt werden konnte. Die Nahrung bestand aus Äpfeln, Rohsalaten, Buttermilch, etwas Nüssen und Orangen.

So kann also eine *richtig und vorsichtig zusammengesetzte pflanzliche Frisch-kost* zu einer *schonenden und entlastenden Kost* werden, also gerade umgekehrt, wie man bisher geglaubt hat. Ausschließliche Kochkost ist demnach im Kalorien-etat des Körpers eine verschwenderische und belastende Kost.

Obwohl also die Nahrung, im Kalorimeter verbrannt, nur eine bestimmte Kalorienmenge enthält, ob roh oder gekocht, ändert sich das Verhältnis durch diesen früher unbeachteten Mechanismus der Mitwirkung der nahrungseigenen Fermente. Es macht aber *einen rechnerischen Unterschied aus, ob die Nahrung im Kochtopf oder im Darminnern abstirbt.*

Doch auch chemisch lassen sich erhebliche Unterschiede erwarten. Denn bei Anaerobiose entstehen andere Zwischenprodukte als bei Aerobiose. Welcher Art diese Produkte sind, hängt von der *Art der Darmbakterien* ab, die das Innere des Darmes, die „Innere Umwelt" beleben: Bact. coli, paracoli, faecalis alkali-genes, Proteus usw.

Heute wissen wir, daß zahlreiche Krankheiten durch *Störungen der Darmflora* hervorgerufen werden, durch die sog. „Dysbakterie" nach NISSLE. Diätkuren ohne Beseitigung der Dysbakterie sind meist wirkungslos.

Eine *neuartige Schädigung der Darmflora* erfolgt durch *Sulfonamide* und *Antibiotika*. In schweren Fällen kann es zu voller Sterilität des Darminnern kommen, in leichteren Fällen wird die Vitamin-Produktion der Bakterien ge-hemmt, z. B. des Vitamins K. Schädlich sind auch viele *Konservierungsmittel*. Da die Darmbakterien für Tier und Mensch die entsprechende Rolle spielen, wie die Bodenbakterien für Pflanzen, ist die Sorge für eine gesunde Darmflora unbedingt zu beachten.

Die *Darmflora ist ein guter Indikator für Gesundheit,* wenn man die Be-stimmungen sinnvoll mit anderen Untersuchungen anwendet.

Eine besondere Aufgabe haben wahrscheinlich die Colibazillen durch ihre starken Reduktions-Systeme, die zu den stärksten gehören, die im biologischen Bereich nachgewiesen sind. Sie reduzieren Neutralrot und stehen damit nahezu an der Spitze der Redox-Prozesse (s. S. 101, 112).

Die Dysbakterie ist eine Parallelerscheinung zu der fokalen Intoxikation durch Streptokokken, die sich in Granulomen angesiedelt haben. In den Symptomen überschneiden sie sich vielfach.

9. Resorption durch die Darmwand und
10. Transport zur Leber

Die nächsten Phasen müssen hier übergangen werden. Es genügt, darauf hin-zuweisen, daß die Resorption der verdauten Nahrung nicht nur nach physika-lisch-chemischen Gesetzen erfolgt, sondern unter aktiver Mitwirkung der Zotten der Darmschleimhaut.

Die *Leber* schließlich ist jenes Organ, das nahezu alle Stoffe aufnimmt wie ein Speicher (mit Ausnahme der Fette?) und das ebenfalls, wie bereits die Darmwand, bei der Umwandlung der unspezifischen Bruchteile das spezifische körpereigene Material synthetisiert. Nach Bedarf werden die benötigten Stoffe von dort mobilisiert und nun in die Blutbahn zur Weiterbeförderung entlassen.

11. Die Lunge als Atmungsorgan

Diesen Resorptionsvorgängen entgegengeschaltet ist das Atmungssystem, die Lunge, aus der das Blut mit Sauerstoff versehen wird. Ungeklärt ist, wie die Zellen der Lunge gegen die oxydierende Wirkung des Sauerstoffs geschützt sind. Einzig in PAUL ERLICHS „Sauerstoffbedürfnis des Organismus" fand ich einen interessanten Hinweis, daß er bei seinen Vitalfärbungsversuchen eine *besonders starke Reduktionsfähigkeit des Lungengewebes* gefunden habe, also die Neigung zu „Gärung". Es könnte sein, daß in dieser Eigenschaft eine wichtige Voraussetzung für die *Neigung der Lunge zur Krebskrankheit* liegen könnte, die dann manifest wird, wenn die innere Zellatmung geschädigt wird?

12. Das Blut als flüssiges Transportmittel(-organ)

Das Blut ist in seinen Geheimnissen noch lange nicht entschleiert. Abgesehen davon, daß es ein flüssiges Organ ist, birgt es noch ungeklärte Geheimnisse, von denen ich auf die viel umstrittenen „Endobionten" hinweise. Diese sind zwar keine Krankheitserreger oder speziell Krebserreger, aber es sind Mikroorganismen, teilweise mit Eigenbewegung, die vielgestaltig auftreten können, in ihren Formen von einzelnen Vitaminen abhängen und die sich in verdünntem Blut (1:9 NaCl-Lösung) kultivieren lassen (KOLLATH, STAHL und WEHRLI[1]). Wichtig ist, daß sie erst nach mehreren Stunden erkennbar sind. Das natürliche Vitamin K hemmt sie, das synthetische nicht. Die Vernachlässigung dieser Gebilde ist nicht verständlich. Man darf diese Objekte nicht totschweigen.

Man kann das Innere der Blutbahn wohl als *„Äußere Innenwelt"* bezeichnen. Denn erst jenseits der Gefäßendothelien beginnt das eigentliche Innere des Körpers. Im Blut selbst sollen keine Stoffwechselprozesse stattfinden.

Darmbakterien und Endobionten sind sehr gute Indikatoren für die Gesundheit und auch für manche Mangelzustände, nicht nur für Karzinom.

13. Austausch zwischen Blut und Gewebssäften und
14. Austausch zwischen Gewebssäften und dem Zellinnern

Hier ist der Wirkungsbereich der *Permeabilität*, die bekanntlich teils von der Zusammensetzung der aus Lipoiden und Sterinen bestehenden Zellmembranen abhängt, ferner aber auch von den Ionen, die den Wasserhaushalt regeln (S. 87).

---

[1] Der Druck der ausführlichen Arbeit wurde von der Schriftleitung des Archivs für Hygiene abgelehnt. Sie konnte bis jetzt noch nicht gedruckt werden.

Erst wenn diese Schranke überschritten ist, gelangen die Nahrungsbestandteile in das Zellinnere, wo sie auf Grund der inneren Organisation verteilt werden. Hier treffen wir nun auf eine bisher *unüberschreitbare Schranke,* die darin
besteht, *daß wir die unverletzte Zelle nicht untersuchen können.* Mögen wir sie
mit einem Mikromanipulator mechanisch verletzen oder chemische Stoffe in sie
eindringen lassen, stets verändern wir das innere Gleichgewicht. Was *wir beobachten* können, ist stets *nur die Reaktion auf unsern Eingriff.*

Wir müssen diese „Zellen" als ungeheuer kompliziert auffassen, bestehend
aus einer „schwammartigen" Lipoidstruktur, die als schlechter elektrischer
Leiter fungiert, und einer wässerig-kolloiden Lösung; auf den so entstehenden
Grenzflächen sind die Fermente verteilt, also die Zellinstrumente, unter ihnen
die reduzierend und oxydierend wirkenden Systeme, mit denen wir uns kurz
beschäftigen müssen (s. Fußnote S. 87).

15. Das antagonistische Geschehen im Zellinnern

Der Aufbau-Stoffwechsel

Die Resultate des Abbaustoffwechsels sind zwar geeignet, die Wärmeeinheiten
für die Erhaltung des Lebens und der Zellfunktionen zu besorgen, sie können
aber nicht zur Erneuerung der Zellen beitragen. Es gibt hier gewisse Arbeits-
trennungen, insofern der Wärmehaushalt vorzugsweise dem Zellplasma, die
Zellerneuerung dem Zellkern zugeteilt ist. Im Gegensatz zu den zahlreichen,
technisch relativ leichten Untersuchungen des Abbaustoffwechsels treten die des
Aufbaus erheblich zurück und haben noch nicht das Interesse gefunden, das sie
verdienen.

Über diese Zusammenhänge wurde oben gesprochen (S. 93 ff.).

Man hat die „Vitamine" einseitig untersucht, und das Eiweiß darüber zurück-
gesetzt. Jetzt, wo man die Bedeutung der Nukleinsäuren kennt, beginnt wohl
ein Umschwung.

Vitamine sind nicht zur Verhütung bestimmter Krankheiten da, sondern für
besondere physiologische Prozesse in den Pflanzen. Das B_1 ist z. B. für Pflanzen
ein Wuchsstoff, für Tiere ein Vitamin. Pflanzen reagieren im allgemeinen sauer,
tierische Gewebe alkalisch. Darin kann ein wesentlicher Unterschied in der
Wirkung liegen.

Diese Kalorien-Versuche waren, wie gesagt, *viel zu kurzfristig* durchgeführt,
sie hätten über mindestens 10 Jahre ausgedehnt werden müssen, wenn sie
zu brauchbaren Resultaten hätten führen sollen. Dann hätte man nämlich entdecken müssen, daß bei diesen Kaloriendiäten die Versuchspersonen
krank wurden und starben, daß ihnen also etwas fehlte. Stattdessen hat man
das Großexperiment mit den Völkern gemacht, und diese ahnten davon ebensowenig wie die Wissenschaftler. Etwa 30 Jahre hat es gedauert, bis man die

Bedeutung der ersten Analysen von Mangelkrankheiten erkannte und zu nutzen lernte.

Den gleichen Fehler, wie man ihn bei der oxydativen Verwertung der organischen Stoffe machte, hat man nun gegenüber den Vorgängen gemacht, die zur Erneuerung der Körperzellen führten. Stillschweigend setzte man offenbar voraus: Wenn die Kalorienmenge ausreicht, bildet sich die verbrauchte Körpersubstanz „von selbst" wieder. Bei den Pflanzen hat allerdings KÖGL die dazu notwendige Anwesenheit von Wuchsstoffen bewiesen, aber für die Tiere und Menschen sollte dieses nicht gelten. Der Aufgabenwandel der Stoffe war dabei deutlich: Das sog. Vitamin B_1 ist für Pflanzen ein Wuchsstoff, für Tiere und Menschen ein „Vitamin" mit einer ganz speziellen, lebensnotwendigen chemischen Aufgabe.

So wurde der „Aufbau" des Lebendigen als eine quantité négligeable behandelt. Daß die Vitamin-Diäten sich in zwei Gruppen aufteilen ließen, solche mit und solche ohne Hefe oder Hefeextrakte, wurde nicht beachtet. Die Nichtachtung des physiologischen Wachstumsprozesses, seine uralte Gesetzmäßigkeit in seiner Bindung an das Wachstum des Skeletts, war „uninteressant". Interessant waren nur „Krankheiten", wie Rachitis. Die Bezeichnung des entsprechenden fettlöslichen Faktors als „antirachitisch" ist dabei einfach falsch! Man kann zahllose Diäten mischen, denen das D_3 fehlt, und doch tritt keine Rachitis auf.

Es gibt dabei Faktoren, die man zur Gruppe der sog. B-Vitamine rechnet, die für die Zellneubildung unbedingte Voraussetzung sind. Obwohl es manchmal scheint, als ob die Pantothensäure der wichtigste unentbehrliche Faktor sein könnte, so ergibt sich bei längerer Versuchsdauer, daß auch diese nicht ausreicht. Gibt man aber Hefe oder Getreidekeime hinzu, dann wird die Diät komplettiert. Und die unbekannten Faktoren werden erst über $+ 160\,^\circ$ C zerstört. Für sie habe ich in Analogie zu KÖGLS pflanzlichen „Auxinen" die Bezeichnung „Auxone" vorgeschlagen, auf Grund ihrer physiologischen Aufgabe. Vorläufig ist man aber bei der Zuordnung zum B-Komplex geblieben, obwohl dieser aus völlig andersartigen Faktoren besteht. Vorschlag: Vitamingruppe II.

Der Abbaustoffwechsel

Alle Voraussetzungen müssen erfüllt sein, wenn der Abbauvorgang normal vor sich gehen soll. In diesen Abbaumechanismus sind nun einige wichtige Vitamine eingeschaltet, die selbst Redox-Systeme sind oder andere indirekt beeinflussen. Der physiologische Terminus technicus für diese wäre „Redoxone".

In dies Gebiet gestörter Partialvorgänge gehören aber auch andere Krankheiten, wie z. B. Skorbut, Neuritiden, Tuberkulose, Addisonsche Krankheit, Teile der Pellagra, und insbesondere Krebs.

Der Abbaustoffwechsel wurde oben kurz besprochen, insbesondere die Bedeutung der reversiblen Redox-Systeme. Es kann darauf verwiesen werden. Biologisch wichtig ist, daß Abbau und Aufbau zueinander im Gleichgewicht stehen müssen, einem Gleichgewicht, das sich während des *Alterns* ändert, derart, daß in der Jugend der Aufbau überwiegt, mit zunehmendem Alter der Abbau.

Eine physikalische Theorie des Lebendigen?
Entropie und Ektropie

Im Jahre 1910 erschien ein Buch von FELIX AUERBACH „Ektropismus oder die physikalische Theorie des Lebens", auf das nach meinen Feststellungen bisher nur ein Autor, der Chirurg KULENKAMPFF, 1934 in seinem Buch „Lebensverwirklichung gegen Weltentod" eingegangen ist. Seine Ausführungen sind durchaus gerechtfertigt. Aber über beide Bücher ist man bisher hinweggegangen. Dies erklärt sich zum Teil mit der Vorherrschaft der Chemie und der Ablehnung, die physikalisches Denken meist in der Medizin findet. Dadurch ist in der induktiven Forschung eine beklagenswerte Lücke entstanden, die meines Erachtens mit daran schuld ist, daß man maßgebende Aufklärungen über das Wesen des Lebendigen durch die Ergebnisse der Atomphysik erwartet, die sie nicht leisten kann.

Aus dem „Gesetz der höheren Stufen" (S. 272) [1] kann man nämlich erkennen, daß sich die Vorgänge im Bereich der Atome oder gar der Atomkerne keineswegs im Bereich des Belebten auswirken müssen, weil sie von den Eigenschaften der höheren Stufenbildungen überdeckt werden. Im Gegenteil, wenn diese Atomeigenschaften überhaupt eine wirkliche Bedeutung für das Lebendige hätten, dann könnte es keinen Unterschied zwischen dem Unbelebten und dem Belebten geben. Denn beides besteht gleichermaßen aus den gleichen Teilchen. Warum gibt es denn diesen Unterschied, den jeder Betrachter empfindet und der sich nur durch dialektische Methoden fortdiskutieren lassen könnte, etwa, indem man nachweist, daß man noch keinen Unterschied gefunden habe?

Hier ist nun das Buch von AUERBACH geeignet, eine Brücke zu schlagen.

Die Schwierigkeiten sich verständlich zu machen sind allerdings außerordentlich. Sie liegen darin, daß die verwendeten Ausdrücke und Fachbezeichnungen dazu führen, aneinander vorbeizureden.

Die erste Schwierigkeit liegt in der Verwendung des Wortes „Energie", das der Umgangssprache entnommen ist. Im Griechischen bedeutet Enérgeia (ἐνέργεια) Wirksamkeit, Tätigkeit, wirkende Kraft, Betätigung, Verwirklichung, Wirklichkeit, Wirkung. Bereits in dieser vielfältigen Bedeutung liegen die Quellen zu vielen Ungenauigkeiten. Im heutigen Sprachgebrauch wird es vor allem als *Charaktereigenschaft* für das Wirken eines Menschen verwendet,

---

[1] „Die niedere Gestalt geht in die höhere auf" (J. GEBSER, l. c. S. 272).

mit dem Nebensinn, daß der Betreffende sich durchzusetzen versteht. Unwillkürlich werden die meisten Laien diese Deutung der Verwendung des Wortes Energie auch dann annehmen, wenn sie es in physikalischem Text finden. Dagegen kann man nun einmal nichts machen.

Die *Physiker* haben diesem Wort aber eine *enge wissenschaftliche Bedeutung* gegeben. JULIAN HUXLEY meint wohl mit Recht, daß wir einen neuen Ausdruck brauchten. Richtig ausgesprochen hieße dies, daß wir zwei getrennte Ausdrücke für die Bezeichnungen im Unbelebten und im Belebten haben sollten. Sie existieren nicht, also müssen wir uns ohne diese behelfen.

Der Physiker versteht nach BAVINK unter „Energie" *„jede mit Arbeit gleichwertige Größe"*. Man spricht je nach den Objekten, an denen sich die Arbeit vollzieht, von Atomenergie, elektrischer Energie, Wärmeenergie usw. und weiß, auf Grund des *ersten Hauptsatzes* der Energielehre von R. MAYER: „Bei jedem physikalisch-chemischen Vorgang bleibt die Gesamtenergie, das ist die Summe aller einzelnen Arten von Energien, unverändert." Bei den Einzelprozessen kann es dabei zu einem bunten Energieaustausch kommen. Diese Einzelprozesse verhalten sich zur Gesamtenergie ungefähr so, wie der Etat eines Haushalts einer Familie oder vieler Familien zu dem Etat eines Staates, in dem diese Familien leben.

So bekannt und anerkannt nur der erste Hauptsatz ist, so bekannt aber wenig verstanden ist der zweite Hauptsatz, nicht bei den Physikern, sondern bei den Biologen und Medizinern. Es ist in der Tat kaum möglich, die folgende Formulierung ohne eingehende Erklärung zu verstehen:

„Die Natur hat eine ausgesprochene Tendenz zur Steigerung der Entropie auf Kosten der Ektropie. Die Entropie der Welt strebt einem Maximum zu."

Hier kann uns nun AUERBACH weiterhelfen:

„Die Energie unterliegt ohne Unterlaß Qualitätsumwandlungen und Niveauwandlungen; diese *Wandelbarkeit* nennen wir *„Tropie"*. Ihre Tendenz kann zwiespältig sein, sie kann — rein logisch genommen — eine Wandlung verstärkter äußerer Wirkung sein und ist dann „ektropisch", oder sie kehrt von äußerer Wirkung ab — nach innen — und ist dann „entropisch".

Wiederum stoßen wir auf eine Klippe des Denkens.

Wie kann eine „nach innen gewandte" Arbeit — das besagt doch Entropie — einem Maximum zustreben? (Das wäre doch Konzentration. Doch ist gerade das Gegenteil richtig.)

Um dies zu verstehen, wollen wir uns mit dem Spezialfall beschäftigen, der zugleich der wichtigste für uns ist, der *Wärmeenergie*. Es ist leicht begreiflich, daß Wärme immer nur von einer wärmeren Stelle zu einer kälteren übergeleitet werden kann, indem die erstere kälter, die zweite wärmer wird. Schließlich erfolgt ein Ausgleich. Der Prozeß ist zum Stillstand gekommen.

Nun ist es eine Tatsache, die z. B. in der Ingenieurwissenschaft dauernd beobachtet wird, daß mechanische Arbeit zwar vollständig in Wärme, nicht aber Wärme vollständig in mechanische Arbeit umgewandelt werden kann. Stets bleibt ein Rest als Wärme erhalten, wenn auch die Summe durch die zur mechanischen Arbeit verwendete Wärme vermindert ist.

Was ist nun *Wärme?* Man kann sie definieren als *„unkoordinierte oder ungeordnete Bewegung von Molekülen“.* Nun heißt der vorhergehende Satz: Aus der ungeordneten Bewegung wird geordnete Bewegung = mechanische Arbeit (in diesem Falle und abhängig von der jeweiligen Apparatur). Also, kurz: *Aus Unordnung wird Ordnung.*

Der Entropiesatz besagt nun aber, daß *in einem geschlossenen System,* das Streben nach einem Zustand größtmöglicher Unordnung herrscht, oder, mit anderen Worten, größtmöglicher Ausgeglichenheit (Norbert Wiener, S. 25).

Diesen Zustand größtmöglicher Unordnung, bzw. Ausgeglichenheit — also des Fehlens von Unterschieden im Niveau — bezeichnet man nun als „Entropie“, und Bolzmann hat diesen Gedanken auf das Weltall übertragen und die Annahme ausgesprochen, daß dieser zweite Hauptsatz auch im Weltall gelte, daß demnach die Wärme-Unordnung einem allgemeinen Ausgleich, einer Nivellierung, zustrebe, so daß schließlich kein Unterschied mehr herrsche und alles stillstände. Dieses Endergebnis bezeichnete er als „Wärmetod“. Man könnte es auch als „Kältetod“ bezeichnen (S. 27).

Nach Bavink wird die alte Anschauung vom „Wärmetod“ nicht mehr unbedingt anerkannt (l. c. S. 286).

Dabei ist nun *Voraussetzung,* daß man das Weltall als ein *geschlossenes* System betrachtet. Dies kann man gedankenmäßig tun, doch *innerhalb dieses Raumes* gibt es *zahlreiche offene und halboffene Systeme,* für die demnach der Entropiesatz nicht gilt. Nur *insgesamt* „ist die Technik der Welt als Ganzes abwärts gerichtet“ (Wiener, l. c. S. 23).

Man sagt auch: Der *Kosmos läuft ab* wie eine aufgezogene Uhr. Und dieser Ablauf folgt einem Prinzip, das Leonardo bereits ausgesprochen hat: „Jede Naturbewegung vollzieht sich auf dem kürzest möglichen Wege“ (Leonardo, S. 140). Dies Prinzip ist später von Fermat neu entdeckt worden: „Die Natur handelt immer auf dem kürzesten Wege.“ Nach Planck gilt dieses gleiche Prinzip auch für die Photonen, welche den Lichtstrahl bilden.

Um diesen Vorgang nun anschaulich verständlich zu machen, müssen wir uns wieder Auerbach zuwenden. Der Endzustand wäre eine ausgeglichene homogene Wärmeverteilung, und diese wäre ein Maximum von Entropie. Hier sagt nun Auerbach:

„Die Natur hat eine ausgesprochene Tendenz zur Steigerung der Entropie auf Kosten der Ektropie. Die Entropie strebt einem Maximum zu.“

Denken wir nun daran, daß Entropie ein Phänomen der Unordnung ist, dann ist deren Gegenteil: Ordnung. Nach WIENER soll nun der zweite Hauptsatz besagen, daß „ein System Ordnung und Regelmäßigkeit zwar spontan verlieren, aber praktisch niemals gewinnen kann", dann würde dieser 2. Hauptsatz einfach besagen, daß die Welt als Ganzes einer Unordnung zustrebt. Nun wirkt es überraschend, bei WIENER zu lesen: „Indessen mißt die Physik traditionellerweise nicht Ordnung, sondern Unordnung" und dieses (positive) Unordnungsmaß ist genau das, was wir Entropie genannt haben. Es ist eine der fundamentalen Größen der Physik, und der zweite Hauptsatz der Thermodynamik besagt, daß in einem geschlossenen System die Wahrscheinlichkeit für ein Kleinerwerden der Entropie gleich Null ist.

Jetzt aber müssen wir feststellen, daß die Bedeutung „Entropie" einfach irreführt. Denn *räumlich* gesehen bedeutet „Entropie = Zerstreuung" und ihr Gegenteil, von dem wir nur im Anfang kurz gesprochen hatten, die Ektropie bedeutet Konzentration (also das Gegenteil). AUERBACH hat offenbar recht: „So wäre es wesentlich zweckmäßiger gewesen, wenn die Physik seinerzeit nicht *diese beiden der Anschaulichkeit widersprechenden* Bezeichnungen geprägt hätte, sondern statt der Vorsilbe ‚En' = Innen, ‚Dia' = *Auseinander* und statt ‚Ek' = außen ‚Syn' = zusammen gesagt hätte, also statt Entropie *‚Diatropie'* und statt Ektropie *‚Syntropie'"*. Damit wäre die für den Biologen und Arzt ausschlaggebende Bewegungsrichtung gekennzeichnet worden an Stelle des Ruhebegriffes, der den Silben En- und Ek- anhaftet. *Folgende Begriffe wären demnach identisch:*

Entropie = Diatropie = Zerstreuung = *Entwertung* = *Abbau!*

Ektropie = Syntropie = Konzentration = *Wertsteigerung* = *Aufbau!*

Im „Anfang" muß eine „unermeßliche Fülle von Konzentration" = Ektropie bestanden haben. Der Anfang = Schöpfungsakt ist der einzige Akt allgemeiner Konzentration (S. 23), wobei wir dieses Wort ohne den Versuch einer näheren Definition gebrauchen wollen.

Wir wollen jetzt aber den zweiten Hauptsatz ins Anschauliche übersetzen und stellen fest, daß dies ungemein einfach ist: *Das energetische Geschehen in einem geschlossenen System strebt zur Entwertung und diese nimmt immer mehr zu, d. h. das Weltall wird immer wertloser.*

„Für den *Pessimisten* ist es diejenige wissenschaftliche Idee, die mit seiner Deutung des Weltalls am meisten übereinzustimmen scheint" (S. 24).

Dieser zweite Hauptsatz gilt nun aber *„nur* für ein geschlossenes oder dem Wesen nach abgeschlossenes System". In den nicht abgeschlossenen Teilen eines abgeschlossenen Systems kann es sehr wohl *Bezirke* geben, in denen die in geeigneter Weise definierte Entropie abnimmt, „wo es also *aus der Unordnung zur Ordnung kommt"*. .... „So ist das Licht, das wir von der Sonne empfangen, eine Energiequelle für Vegetation und Wetter und meldet uns gleichzeitig, was in der Sonne vorgeht."

Nun gibt es in der Welt Dinge, für die WIENER die Bezeichnungen Schemata oder Muster oder Modell (pattern engl.) verwendet und sich die Welt aus solchen Schemata (Modellen) zusammengesetzt denkt. Von diesen sagt er: „Ein Schema ist im wesentlichen eine Anordnung. Es ist charakterisiert durch die *Ordnung der Elemente.*" Nun sind wir anscheinend plötzlich bei dem Gegensatz zur Entropie = Entwertung angelangt, bei der Ektropie = Wertsteigerung. Und diese müßte dann, wenn wir diese Ausführungen richtig verstanden haben, örtlich begrenzt stattfinden an Objekten, die keine geschlossenen Systeme, sondern halboffene oder offene sind. Hier ist nun ein Satz von WIENER für den Biologen und Arzt geradezu eine Erlösung:

„Daß bei einem örtlichen Prozeß wie dem Wachstum eines Baumes oder eines Menschen, der direkt oder indirekt von der Sonnenstrahlung abhängt, ein riesiges Absinken der Entropie an diesem Orte mit einer ganz bescheidenen Energieübertragung verbunden sein kann. Das ist *eine der grundlegenden Tatsachen der Biologie* und *insbesondere der Theorie der Fotosynthese* — desjenigen Prozesses, durch den eine Pflanze befähigt wird, mit Hilfe der Sonnenstrahlen aus dem Wasser und dem Kohlendioxyd der Luft Stärke und andere für das Leben notwendige, verwickelte Verbindungen zu bilden."

Das kann nach dem Vorhergehenden doch nur heißen, daß es *bei der Lebenstätigkeit in den Pflanzen auf dem Wege einer abnehmenden Unordnung* (Entropie) *zu einer auffallenden Ordnung* (Ektropie) *kommt.* Und in der Tat: *Das Lebendige ist unauflöslich mit dem Begriff der Ordnung verbunden.*

Von diesem Lebendigen her gelangen wir nun zu einer dem Weltall entgegengesetzten Auffassung des Lebendigen: Stimmte dieses Weltall als Ganzes mit dem sog. Pessimismus überein, so ist das örtliche ektropische, wertsteigernde lebende Geschehen ausgesprochen *optimistisch.* Dies hat WIENER auch ganz deutlich erkannt:

„Es kann sehr wohl möglich sein, daß im Weltall ‚Leben‘ eine seltene Erscheinung ist, ... vielleicht sogar auf unsere Erde beschränkt. Aber wir leben nun einmal auf dieser Erde und, daß anderswo im Weltall das Leben möglicherweise fehlt, ist für uns nicht von großer Bedeutung." Und so wird es begreiflich, daß „der übliche Betrachtungsunterschied zwischen dem Nahen und dem Entfernten uns dazu verleitet, die Regionen abnehmender Entropie und zunehmender Ordnung viel wichtiger zu nehmen, als das Weltall im großen".

Den Pflanzen und Tieren können wir schwerlich einen Grad der Bewußtheit dieser Einzigartigkeit ihres Lebendigseins zuerkennen, und die große Mehrzahl der Menschen erfüllt das bloße Leben mit einem solchen Hochgefühl, daß z. B. die Jugend glaubt, alles schaffen und leisten zu können, und die meisten Menschen sich einem auf die Dauer sicher nicht gerechtfertigten Optimismus hingeben, wenigstens jene, die auch im Bereich des Lebendigen an einen, dem Technischen ähnlichen Fortschritt glauben.

Hier liegt ja der Urgrund der verschiedenen Betrachtungsweisen der Welt, die Klage über die schönere Vergangenheit, die Hoffnung auf eine *bessere Zukunft* — ein niemals eingelöster Wechsel — und das Vergessen, daß die *Gegenwart die einzige Zeit unseres Wirkens, unsere einzige Wirklichkeit ist.*

Aber wir müssen uns nunmehr, nachdem wir hoffentlich verstanden haben, daß Leben mit „Wertsteigerung" unlösbar verbunden ist, also dem Gegenteil der entropischen Entwertung im Unbelebten, eine *recht gute Lehre* aus diesen Ausführungen entnehmen: Wir können uns innerlich so einstellen, daß uns „das kurz dauernde Ereignis des Vorhandenseins von Leben und dieses zeitlich noch begrenztere Ereignis von menschlichem Leben trotz seines vergänglichen Charakters *als positiver Wert* von überragender Bedeutung erscheint" (N. Wie-ner, S. 28).

Nunmehr aber beginnt *der Zusammenhang mit der Nahrungsbildung und dem Ernährungsvorgang.*

Es ist deshalb notwendig, daß wir die *Frage des Stoffwechsels* mit der nach der Entropie = Entwertung und der Ektropie = Wertsteigerung bei der Lei-stung der lebenden Zelle zur Diskussion stellen. Eindeutig dürfte der *Abbau-stoffwechsel zur Entwertung* führen, weil bei einer Oxydation Wärme frei wird. Der *Aufbaustoffwechsel* läßt sich nach diesen Ausführungen aber nur *mit einer ektropischen Wertsteigerung* erklären. Und demnach dürfte es *chemische Stoffe* geben, *die zu dieser enormen Leistung gegen das Unbelebte imstande sind.* Es liegt jetzt nahe, solche Stoffe im Gebiet der Ribonukleinsäuren (RNS) oder der Desoxyribonukleinsäuren (DNS) anzunehmen. Die DNS sind deshalb lebens-wichtig, weil sie mit den Genen identisch sind (Lehnhartz nach Dyckerhoff).

Der theoretisch mögliche Zusammenhang mit den „Auxonen" wäre nun wohl zu prüfen.

Dyckerhoff (S. 102, 112) hat solche „aufbauenden Fermente" in den sog. Regeneresen dargestellt, und nach meiner Ansicht müßte man von hier aus den Zusammenhang mit dem Auxon-Komplex studieren. Jedenfalls stimmt diese Auffassung durchaus mit dem Fehlen solcher Faktoren bei der Mesotrophie überein, vielleicht, daß die RNS vorhanden sind, die DNS aber fehlen?

In diesem Zusammenhang wäre dann auch Dyckerhoffs Auffassung zu diskutieren, daß mit der Entdeckung des Ribonukleinsäure-Effekts man sich gezwungen sehen könnte, den Vitalitätsgedanken zu opfern. Ich muß mich einer eigenen Meinung enthalten, kann diese Möglichkeit aber nicht übergehen.

Nur eine Anregung möge erlaubt sein: Man sollte diese Fragen nicht nur rein chemisch, sondern zugleich physikalisch untersuchen. Möglich, daß wir in diesen Faktoren (den DNS oder RNS) jene geheimnisvollen Substanzen in der Hand haben, *durch die das Leben, bzw. die lebende Zelle sich der Tendenz zur entropischen Entwertung zu entziehen vermag,* um den Aufbau des Lebendigen in aller Stille als ektropische Wertsteigerung zu vollziehen. Daß dies stille lebendige Wirken von gewaltiger Bedeutung ist, kann man dadurch abschätzen, daß man sich die ungeheure Größe der „inneren Arbeitsflächen" der Zellen ausgedehnt denkt. Nach meiner Schätzung erhält man Flächen von der Ausdehnung unseres Sonnensystems.

Zusammenfassend dürfte zu dieser physikalischen Theorie gesagt werden, daß sie es möglich macht, *zwei Vorgänge* im Zellinnern dem Wesen nach zu erfassen. Eine *lebende Zelle wäre demnach ein Doppelwesen, das teils entropisch-entwertend, teils ektropisch-wertsteigernd arbeiten kann.* Während der erste Vorgang während des Alterns dauernd zunehmen wird, nimmt der zweite ab. Dieses Doppeldasein vermag aber das Lebende nicht zu erklären, sondern eher wird es um so rätselhafter. Denn Ordnung und Unordnung sind hier auf engstem Raum vereint, und sie sind gesteuert von dem, was wir „Leben" nennen! Daß dies Lebendige chemisch oder physikalisch faßbar wäre, ist noch nie gelungen, zu beweisen. Eher hat man den Eindruck, daß es mit jeder Entdeckung auf diesem Gebiet weiter zurückweicht ins Ungreifbare, ins Geistige.

Die Polarität von Aufbau und Abbau

Gibt man nun eine „natürliche" Vollwertnahrung, dann regelt sich Aufbau-Regeneration und Abbau-Ausscheidung wirklich „von selbst", weil der übergeordnete Organismus regulierend eingreift. Es müssen nur die erforderlichen Stoffe ausreichend vorhanden sein, dann wird die Intensität des Zellersatzes durch die Intensität des Verbrauchs gesteuert. Dies läßt sich durch mikroskopische Untersuchungen am wachsenden Knorpel-Knochen-System gut studieren und messen.

Aber auch hier kann es zu unerwünschten Übersteigerungen kommen, wie sie z. B. bei dem „beschleunigten" Wachstum der heutigen Jugend beobachtet werden, der sog. *Akzeleration.*

Oft wird diese auffällige Erscheinung als eindeutig positiver Vorgang gedeutet, ebenso wie die verlängerte Lebenserwartung, aber das ist durchaus zweifelhaft. Man kennt die Ursachen nicht genau. Vermutet wird die Auswirkung von Fernehen, weil diese zur Mischung von Erbfaktoren führen (Nold), ferner die Auswirkung von starken Reizen, wie sie die Zivilisation mit sich gebracht hat, andererseits nimmt man eine Auswirkung des längeren Aufenthalts in geheizten Räumen an. Eine sehr wahrscheinliche weitere Annahme ist durch eine Beobachtung im Bodensee gestützt: Dort steht infolge der vermehrten Verunreinigung des Sees mit organischen Stoffen den Felchen eine vermehrte Nahrungsmenge zur Verfügung. Sie erreichen deshalb in 3 Jahren eine Länge wie früher in 4 Jahren. Aber der Laich der Tiere wird minderwertiger! Da nun unsere Jugend wahrscheinlich zu reichlich Kalorien genießt, ohne daß das Gleichgewicht an Vitalstoffen erreicht wird, könnte man hier einen Zusammenhang annehmen. Erdheim hat in seiner berühmten Monographie über „Rachitis und Epithelkörperchen" die Theorie für eine vermehrte Längenzunahme trotz einseitiger Ernährung aufgestellt — im Gegensatz zur Rachitis. Hier also müßte man nachprüfen.

Für eine Folge einseitigen Mangels spricht, daß die geistige Entwicklung der Akzelerierten hinter der körperlichen zurückbleibt.

Die physiologische Rolle der Zellerneuerung kann dadurch gestört werden, daß 1. die zur Neubildung erforderlichen Faktoren nicht ausreichen, oder daß 2. der Verbrauch durch übermäßige Steigerung oder Minderung der Abbauprozesse geschädigt ist.

16. – 18. Die Ausscheidungsvorgänge

Diese Phasen umfassen die Ausscheidungsvorgänge und müssen hier übergangen werden, um die Darstellung nicht zu sehr zu komplizieren. Genau wie die Resorptionsprozesse sind sie ungemein kompliziert und bilden zahlreiche Möglichkeiten der „Verstopfung", von der gröbsten Form, der Stuhlverstopfung an, bis zu den feinsten Störungen der Ausscheidung.

Jedenfalls dürfte so viel klar sein, daß der Ernährungsvorgang zwar die Nahrungsaufnahme zur Voraussetzung hat, daß die *lebende Zelle aber bis in die letzten Möglichkeiten aktiv bei dem Geschehen beteiligt ist und daß eine Ernährungslehre, die diese Mitwirkung nicht berücksichtigt, zum mindesten als sehr unvollkommen bezeichnet werden muß, und keinesfalls für sich beanspruchen kann, in ihren Aussagen alleingültig zu sein.*

Genauere Einsichten über den Bedarf an den einzelnen Stoffen erhalten wir, wie es bereits oben geschehen ist, wenn wir uns dem Entstehen des Krankhaften zuwenden.

Zusammenfassend zu den „Phasen des Ernährungsvorganges" müssen wir feststellen, daß die Mitarbeit des lebenden Organismus den Verwertungsvorgang der aufgenommenen Nahrung derart zu beeinflussen vermag, daß *dieser biologische Prozeß sich als gleichberechtigt neben die chemische Analyse der Nahrung* stellt. Die große Menge von „Teilen", die sich ergeben haben, ist zum großen Teil von der *induktiven* Forschung noch nicht einmal erkannt und richtig bewertet worden.

Das Leben im Kampf gegen die Schwerkraft

Es hat den Anschein, als ob diese ganzen Stoffwechselprozesse letzten Endes zwei Zielen dienen:

1. Der Erhaltung der Arten auf Kosten der vergänglichen Individuen. Dabei

kommt es zu einer örtlichen Aufwertung der Energie, zu einem ektropischen Prozeß.

2. Dem Kampf der Individuen gegen die unentrinnbare Schwerkraft. Hier herrscht die Entropie.

In Wirklichkeit scheint jedes Individuum zugleich Träger von entropischen und ektropischen Vorgängen zu sein.

Der ersteren Aufgabe dienen die der Produktion und dem Aufbau dienenden Einrichtungen, der letzteren die die Kalorien nutzenden Mechanismen.

In dieser letzteren Hinsicht ist jeder Organismus, ja jede Zelle, eine Wärmemaschine, durch deren Hilfe Bewegung geleistet wird. Jede Bewegung erfolgt aber gegen die Schwerkraft, die demnach indirekt die Leistung des Lebenden antreibt.

Eine solche Bewegung gegen die Schwerkraft liegt z. B. vor, wenn der Plasmastrom im Innern einer Zelle das Plasma vom Erdmittelpunkt emporhebt, auch wenn es sich nur um $^1/_{1000}$ mm und weniger handelt. In dieser Betrachtung ist die *wichtigste physikalisch erkennbare Eigenschaft des Lebendigen gegeben: Es ist fähig, gegen die Schwerkraft zu arbeiten und findet darin den strikten Gegensatz gegen alles Unbelebte.* Erliegt der lebende Organismus in diesem Kampf, dann stocken die Stoffwechselprozesse, es kommt zur Stauung, schließlich zum Tod. *Die Schwerkraft hat gesiegt.* Der Lebenslauf des Individuums ist beendet.

Diese dem Lebendigen zugeteilte Fähigkeit zur Bewegung gegen die Schwerkraft ist ein *Novum in der Natur,* in der bis dahin lediglich nur ein Ablauf erkennbar ist, der zum endgültigen, zwangsläufig erfolgenden Stillstand führt.

Die unendliche Wirkung des Lebendigen

Jedes Lebewesen leistet Arbeit, allein im Aufbau seines Körpers. Dieser dient anderen Lebewesen zur Nahrung. Nichts vergeht, alles wirkt irgendwo unerkannt weiter.

Bei Pflanze und Tier werden wir dies Fortwirken im Chemischen und Physikalischen sehen dürfen, beim Menschen aber kommt die geistige Leistung hinzu, die Macht der Gedanken, der Ideen, der Lehre, des Beispiels. Eine Grenze findet die Leistung des Menschen dort, wo er nicht mehr oder noch nicht verstanden wird. Dieses geistige Gebiet ist der Naturforschung nicht mehr zugänglich, und doch ist es das Wesentliche des Menschen. So tritt alles Körperliche letzten Endes hinter dem Geistigen zurück und ist unentbehrlich.

Als Aufgabe der Naturforschung und insbesondere der Medizin und Hygiene werden wir die Förderung alles Lebendigen zur besten Gesundheit zu sehen haben, nicht nur zur Heilung von Krankheiten.

Psychosomatische Medizin und Ernährung

Die vorstehenden Ausführungen über die Mitwirkung des Körpers beim Ernährungsvorgange würden unvollständig sein, wenn nicht darauf hingewiesen würde, daß auch das psychische Moment eine Rolle bei der Ernährung spielt. Allein die Feststellung, daß Frauen so viel leichter zu einer gesunden Ernährungsweise zu bringen sind als Männer, läßt erkennen, daß die seelisch-körperliche Veranlagung bei der Nahrungswahl sehr wesentlich ist.

Daß es ferner große Variationen nach den Konstitutionstypen gibt, braucht nur erwähnt zu werden. Es handelt sich dabei nicht nur um körperliche Eigenschaften, sondern auch um geistige Verschiedenheiten. Es ist eine Tatsache, daß manche Nahrung bestimmten Menschen gut bekommt, anderen aber nicht. Und dabei liegen nicht nur physiologisch-chemische Prozesse oder Allergien vor. Grundsätzlich gibt es doch wohl nichts, gegen das nicht einzelne Menschen eine Überempfindlichkeit erwerben können oder von Geburt an mitbringen. Als Arzt muß man diesen Möglichkeiten stets Rechnung tragen.

Es geht weit über die Planung dieses Buches hinaus, das ganze Gebiet der psychosomatischen Medizin hier einzubeziehen, nur muß auf diese Zusammenhänge hingewiesen werden, um die nun einmal *vorhandenen Grenzen für die rein chemisch feststellbaren Tatsachen* zu erwähnen.

Das äußerste, dem rein physiologischen Geschehen entgegenstehende rein geistige Gebiet scheint mir durch die alte indische Lehre in der *Bhagavad Gita*[1] gegeben zu sein, in der die Menschen in drei geistige Kategorien eingeteilt werden, in die *Sattwa*-Menschen, die aus Erkenntniskraft handeln, die *Radschas*-Menschen, deren Antrieb die Leidenschaft ist, und die *Tamas*-Menschen, die durch ihre Nichterkenntnis gekennzeichnet werden. Ich erwähne diese Typenlehre nicht, um in das Gebiet der Philosophie einzudringen, sondern weil diese Typen in einer sehr charakteristischen Weise durch ihr *Verhalten zur Nahrung* beschrieben worden sind. Ich habe den Eindruck, als ob die folgenden Verse mindestens des Nachdenkens wert sein sollten:

> „Die Nahrung, welche Lebenskraft vermehrt,
> und Wohlbefinden, Ruh und Stärke gibt,
> gereift, wohlschmeckend und verdaulich ist,
> wird von den *Sattwa*-Menschen vorgezogen.
> Die andre, welche scharf und reizerregend,
> gewürzhaft, feurig, salzig, sauer ist,
> das Blut erhitzt und Schmerz und Krankheit bringt,
> wird von den *Radschas*-Menschen sehr geliebt.

---

[1] Niedergeschrieben nach RUBEN z. Z. des indischen Staatsmannes KAUTALYA (Gupta-Kultur 320–570 n. Chr.).

> Doch das, was faul, geschmacklos, abgestanden,
> verdorben, schmutzig, weggeworfen ist
> und edleren Naturen nicht behagt,
> ist noch den *Tamas*wesen angenehm."

Aufgaben der Gesundheitsforschung

Es scheint mir ein Kennzeichen unserer Zeit zu sein, daß die ärztliche Forschung nahezu ausschließlich eine Krankheitsforschung geworden ist und keine Gesundheitsforschung. Das ist nur so zu erklären, daß man annimmt, die Gesundheit trete „von selbst" ein.

Aber man hat ja heute nicht einmal eine anerkannte Definition des Begriffes „Gesundheit". Sie ist sicher kein Zustand, sondern wahrscheinlich ein *labiles Gleichgewicht,* das dadurch gekennzeichnet wird, daß die *Rückkehr zur „Norm" sich leicht und schnell vollzieht,* wenn alles „in Ordnung" ist, und daß wir von „Krankheit" reden, wenn diese Rückkehr sich verzögert oder wenn sie überhaupt nicht mehr stattfindet. Hier wirkt der schon erörterte „Zeitfaktor" mit.

Einen großen Widerstand gegen eine systematische Gesundheitsforschung sehe ich in der Fortwirkung der VIRCHOWschen Zellularpathologie, die zu einseitig aufgefaßt wird. Wenn es z. B. heute noch möglich ist, daß das Krebsleiden von vielen als eine rein örtliche Erkrankung betrachtet und behandelt wird und die unspezifischen Vorursachen außer Acht gelassen werden, so kennzeichnet dies die tatsächliche Lage.

Will man einen mikroskopischen Test für Gesundheit, so scheint mir das Verhalten der Zähne das beste. Die lebenswichtigen weichen Organe sind dafür nicht geeignet, sondern das mesodermale Gewebe muß auch gesund sein.

Eine unentbehrliche Rolle wird hier die Anwendung der Isotopen spielen, wenn sie mit dem Studium der inneren Zellstrukturen verbunden wird. Dabei wird man auf die inneren Grenzflächen besonders zu achten haben. Diese „intrazellulären Arbeitsflächen" sind doch die eigentlichen Fabrikationsstätten des Lebendigen.

Man wird den Weg der Isotopen verfolgen lernen und wird immer mehr erkennen, daß der Organismus keine lebende Maschine ist, sondern ein unfaßbar wunderbares System, in dem Substanz und Energie, und schließlich spezifisch Menschliches zu einer Einheit, einem Ganzen verbunden sind.

Der Weg der Moleküle im Körper bei bestehendem Mangel, der innere Umbau, den man als „Kataplasie" bezeichnet, wird eine sehr wesentliche Rolle spielen, er ist keine Ausnahme, sondern die Regel.

Zum Abschluß dieses Weges der induktiven Forschung gelangen wir wiederum zum Ganzen, zur Ganzheit, von der das Deduktive ausgegangen ist. Die

ungeheure Mannigfaltigkeit des lebendigen Geschehens muß uns zu der Erkenntnis führen, daß niemals ein einzelner Mensch in der Lage sein wird, alles
zu wissen und sachlich zu beherrschen. So bleiben denn für die Praxis nur die
uralten Gesetzmäßigkeiten, die wir zu beachten haben:

> eine freiwillige Unterordnung unter das Gesetz der Natur,
> der freiwillige Dienst an allem Lebendigen,
> die uneingeschränkte Anerkennung der „sanften Gewalt"
> ADALBERT STIFTERS.

II. TEIL

Motto: Die Ernährung ist der wichtigste,
weil beherrschbare Umweltfaktor

Eigenschaften und Bedeutung der wichtigsten Naturprodukte

In dem folgenden Teil sind nur die beiden Hauptlebensmittel, das Getreide und die Milch, ausführlicher behandelt worden, da sie besonders wichtig sind. Nach diesen beiden Modellen müßten eigentlich alle andern Produkte behandelt werden. Diese Aufgabe geht über den Rahmen dieses Buches hinaus. So möge man die entsprechenden Ausführungen als Anregungen betrachten, um sich an Hand geeigneter Schriften weiter zu orientieren. Das hat den großen Vorteil, daß das, was man durch eigene Arbeit erworben hat, ein unverlierbarer Besitz für die Dauer geworden ist.

Auch beschränke ich mich darauf, die Eigenschaften der Gruppen zu kennzeichnen, ohne auf die Einzelprodukte einzugehen. Diese Gruppen sind folgende:

1. die Samenfrüchte,
2. das Getreide,
3. Obst und Früchte,
4. Gemüse,
5. Milch,
6. sonstige animalische Kost,
7. Getränke,
8. Genußmittel.

1. Gruppe: Samen I (Hartschalenobst)

In diese Gruppe gehören Nüsse, Mandeln, ölhaltige Samen, soweit sie im rohen Zustand für den Menschen genießbar sind. Sie lassen sich allgemein kennzeichnen als öl-(fett-)reich, eiweißreich, kohlenhydratarm. Ferner haben sie meist einen hohen Kalk- und Phosphorgehalt ($CaO : P_2O_5$) (s. Tabelle 3).

Ihre Zusammensetzung macht sie zu einer hochkonzentrierten Nahrung mit einem hohen Kalorienwert. Dazu kommt ein hoher Vitamingehalt.

So ist auch ihre geschichtliche Bedeutung zu verstehen: Der *Haselnuß*-Strauch

bedeckte in den Zwischeneiszeiten weite Gebiete Europas und Asiens als Busch-
wald. Die Haselnuß war sicher eines der wichtigsten pflanzlichen Lebensmittel
im Herbst und Winter. Merkwürdigerweise scheint der Haselstrauch nie
kultiviert und hochgezüchtet worden zu sein, so daß er heute noch seine uralten
Eigenschaften über vielleicht 500 000 Jahre bewahrt zu haben scheint. Der Strauch
verlor seine Bedeutung erst, als die Wälder gerodet und Ackerflächen angelegt
wurden, frühestens also etwa vor 10 000—5 000 Jahren (Jungsteinzeit). An seine
Stelle traten die Saatgetreide.

Er verdient heute größere Pflege, zur Bepflanzung von Waldrändern, Grün-
streifen der Autobahnen usw.

Der *Walnußbaum* fordert ein wärmeres Klima. Die Kultur kann nicht genug
empfohlen werden, z. B. zur Anlage von Alleen und in Forsten. An geschützten
Stellen wächst er auch weit im Norden bis zur Ostseeküste.

Der Kalkgehalt ist etwa 10—20 mal so hoch wie bei tierischen Produkten
(außer Milch), der Phosphorgehalt etwa doppelt so hoch, der Vitamingehalt
vielfach überlegen, bei den einzelnen Vitaminen verschieden (s. Tabelle 9, S. 158).

Alle Produkte sind aber ziemlich teuer, so daß sie allein deshalb nicht als
Volksnahrung verwendbar sind. Großen praktischen Wert haben die aus diesen
Naturprodukten hergestellten technischen Produkte, z. B. Öle, Öl-Preßkuchen,
letztere für die Verwendung als Viehfutter. Der Mensch verliert allerdings
dadurch Vitamine, Mineralien und Eiweiß. Verfälschungen sind häufig.

Eine volle Ausnutzung ist durch die moderne Technik der Vermahlung in
Nußmühlen gegeben (Nußmus!). Hier sind wir der Vergangenheit überlegen.

Mandeln sind Produkte warmer Klimate, doch könnten sie noch in Deutschland reifen (nach KÖNEMANN). Zu empfehlen wäre der Anbau am Kaiserstuhl,
unserer wärmsten Gegend.

Die meisten Öle werden leicht ranzig, während sie in den unverletzten Früchten ziemlich beständig sind, solange diese nicht verletzt werden.

Der hohe Ölgehalt führt automatisch zu einem niedrigen Wassergehalt
(6—8%!) und trägt dadurch zu einer natürlichen Lagerfähigkeit bei. Die
Autooxydation im unverletzten Samen wird gehemmt durch Gifte, z. B. Blausäure. Vor der Keimung wird diese durch Fermente gespalten. Dann können die
Atmungsfermente in Aktion treten, und der Keimungsprozeß beginnt. Man
kann hier von „antibiotischen" Wirkungen reden, die also durchaus natürlichen
Zwecken für die Früchte dienen, allerdings nicht geeignet sind für menschlichen Genuß. In bitteren Mandeln, wie in zahlreichen anderen Kernen, sind
diese „Hemmstoffe" vorhanden.

Wertvoll sind *Pistazien, Pinienkerne, Sesam, Acajou-Nuß; Bucheckern*
müssen durch Röstung entbittert werden, letztere enthalten ein „Gift" für
Einhufer (Pferde!).

Großen Wert besitzen die *Sonnenblumenkerne,* frisch und geröstet; ausgedehnte Pflanzungen wären bei uns erwünscht, z. B. in der Rheinebene. Der gute Gebißzustand der südrussischen Bevölkerung scheint mit dem regelmäßigen Kauen der Sonnenblumenkerne in Zusammenhang zu stehen.

Dem *Leinsamen* ist eine weit größere Bedeutung für die tägliche Nahrung einzuräumen, zumal er günstige Wirkungen auf die Verdauung ausübt.

Abkochungen von *Leinsamen* bilden Schleim, der gute Heilwirkungen auf die Darmschleimhaut besitzt. Auch kalt eingeweicht gut zu verwenden. Getrockneter Schleim verliert die Quellbarkeit.

Ölfrüchte

Unentbehrlich für die Lebensbedingungen in südlichen Gegenden sind der Ölbaum und seine Frucht, die *Olive*. Mit ihr entwickelte sich die griechische Kultur sowie das Leben der Völker um das Mittelmeer. Die Ölbaumhaine bestimmen dort die Landschaft, wie im Norden die Kornfelder.

In rohem Zustande ist die Olive kaum genießbar, wohl aber kann sie durch Einlegen in Essig oder Salzwasser zur appetitanregenden Vorspeise werden.

Das *beste Öl* wird durch *kalte Pressung*, z. B. durch das Eigengewicht der Früchte, gewonnen. Es wird im Erzeugungslande verbraucht, ohne Reinigung, ohne Zusätze, ohne Extraktionsmittel, und gewährt der Küche des Landes den charakteristischen Wohlgeschmack. Nach der ersten Pressung werden weitere Fraktionen durch stärkere mechanische Pressung, dann durch Extraktion (mit Benzol usw.) hergestellt, die eventuell noch zusätzlich gereinigt werden. Seit die Olivenbäume mit *insektiziden Stoffen* behandelt werden, können diese beim Auspressen ins Öl gelangen, aus dem sie nur schwer entfernt werden können.

Bestes Olivenöl (huile vierge) ist grünlich, leicht getrübt, riecht aromatisch und ist ideal für die Salat- und Rohkostzubereitung.

Auf die leider weitverbreitete Gewohnheit, das hochwertige Olivenöl mit minderwertigen Ölen, z. B. dem Baumwollsamenöl, zu verschneiden, sei hingewiesen. In diesem Baumwollsamenöl kann das giftige „Gossypol" enthalten sein. Kennzeichnungspflicht ist gesetzlich zu fordern. Warnung vor Verfälschung!

Chemisch enthalten die Pflanzenöle vor allem *ungesättigte Fettsäuren*, wie Ölsäure, Linol-, Linolensäure usw., die der tierische Körper nicht selbst aufbauen kann und die man deshalb als „lebenswichtige Fettsäuren" bezeichnet. Sie wirken wie das sog. Vitamin F, bei ihrem Fehlen können Mangelkrankheiten auftreten. Andererseits entfalten sie diese gesundheitswichtigen Fähigkeiten aber nur in Kombination mit anderen Vitaminen. Fehlt z. B. Vitamin C, dann bewirkt die *Anwesenheit* der Fettsäuren das Auftreten skorbutischer Blutungen.

Ihre physiologische Wirkung beruht unter anderem wahrscheinlich darauf, daß sie als Salze Wirkungen auf die Oberflächenspannungen haben, die z. B. die Durchlässigkeit der Zellmembranen beeinflussen.

In dem Streben nach festen Fetten hat man Härtungsverfahren chemischer Natur entwickelt, durch die die flüssigen Fette chemisch verändert werden. Hiermit gelangt man in den Bereich der Präparate. Sie besitzen nur noch einseitige Teilwerte und haben ihre Vitamineigenschaften eingebüßt. Das letzte Urteil ist noch nicht zu sprechen, da ausreichende biologische Versuche fehlen[1].

Zum Schluß sei auf die besondere Bedeutung der ölreichen Avocado-Birne (Alligatorbirne oder Palta) in südlichen Ländern verwiesen. Sie liefert eine ideale und schmackhafte Mayonnaise.

Obwohl die Hülsenfrüchte und Getreide erst später behandelt werden, sei hier eine Vergleichs-Tabelle über ihre Zusammensetzung wiedergegeben: Tab. 8. Die Tabelle läßt den verschiedenartigen physiologischen Wert der Naturprodukte erkennen, der besonders die Kalorienspender betrifft: Fette werden vor allem mit „Nüssen" und „Kernen", Eiweiß mit Leguminosen und Kohlehydrate mit Getreide aufgenommen. Eine Überschneidung erfolgt zwischen Eiweiß + Fett bei den Nüssen und Kernen, Eiweiß + Kohlehydraten bei den Leguminosen. Bei dem Getreide ist der Eiweißwert geringer, der Kalorienwert ebenfalls, etwa die Hälfte von dem der Fett- und Ölspender.

Alle diese natürlichen Eigenschaften liegen aber nur dort vor, wo *Frischgenuß* möglich ist, also bei Nüssen und Kernen und mit den modernen Methoden auch beim Getreide (S. 193 ff.). Die Leguminosen bedürfen fast ausnahmslos der Hitzeaufschließung.

Öle, Butter und tierisches Fett sind Hilfsmittel für die Küchenzubereitung.

Für die Ordnung *unserer* Nahrung ist darauf zu achten, daß diesen Verschiedenheiten Rechnung getragen wird und daß die Produktion entsprechend gelenkt wird.

2. Gruppe: Samen II (Getreide)

McCANN: „Alle wissenschaftlichen Bibliotheken der Welt können nicht um die Wunder herumkommen, die in einen Tropfen Milch oder in ein Getreidekorn hineingelegt sind."

Wenn die Milch als das wichtigste tierische Lebensmittel zu bezeichnen ist, muß *das Getreide als das wichtigste pflanzliche Lebensmittel* herausgestellt werden. Getreide und Milch haben gemeinsam, daß sie nicht nur mengenmäßig am wichtigsten, sondern auch am vollwertigsten und gleichzeitig auch am billigsten sein können.

---

[1] Es mehren sich die Stimmen, nach denen den gehärteten Fetten ebenso wie den festen tierischen Fetten eine ursächliche Rolle bei der Entstehung arteriosklerotischer Herde zukommen soll.

Tabelle 8

Zusammensetzung der wichtigsten Samen und einiger Fette
In je 100 g sind enthalten

	Eiweiß be- rechnet	Fett	Kohle- hydrate	H_2O	CaO	P_2O_5	Kalorien
Vollwertige Produkte							
Haselnuß	17,4	62,6	7,2	7,1	401	810	682
Walnuß	16,7	58,5	13,0	7,2	203	933	666
Mandeln	21,4	53,2	13,2	6,3	540	1039	637
Mohnsamen	19,5	40,8	18,7	8,2	1967	1739	536
Sonnenblumen	15,2	28,8	17,4	6,9	—	—	402
„Nußmus"	30,1	51,4	13,4	2,0	—	—	656
Erdnuß, enthülst	27,5	44,5	15,7	7,5	205	1069	591
Vollsoja	41,5	20,2	26,2	10,9	—	—	466
Piniensamen	31,8	45,0	—	6,1	—	—	
Pistazienkerne	22,3	54,0	13,8	4,2	—	—	650
Linsen	26,0	1,9	52,8	12,3	115	656	341
Erbsen	23,4	1,9	52,7	13,8	117	857	330
Garten(Feld-)bohne	25,7	1,7	47,3	14,0	156	1213	315
Kastanien, frisch	6,1	4,1	39,7	47,0	47	221	226
Weizen	12,0	1,8	68,7	13,4	—	—	348
Reis, rot	4,6	1,2	71,1	22,6	154	1566	322
Mais	9,4	4,1	69,4	13,3	—	—	362
Teilprodukte							
Olivenöl	0,0	99,4	0,2	0,4	0,0		925
Butter	0,7	80,0	0,5	17,0			750
Schweineschmalz	0,3	99,5	0,0	0,3			925

Die Geschichte des Getreides liefert uns den Beweis, daß der Mensch sich seine Nahrung entwickeln und züchten mußte. Dabei kamen die vielfältigen natürlichen Anlagen der Wildgräser zum Vorschein. Daß diese Getreide göttliche Verehrung genossen, ist nur zu verständlich, Weizen und Gerste wurden Kultgegenstände. Die jährliche Ernte führte zu den Fruchtbarkeitsreligionen, die in der nachfolgenden Reihe erkennbar sind: „Große Mutter" (Ur) — Ischtar (Babylon) — Astarta (Syrien) — Demeter (Kreta) — Ceres (römisch) — Freya (germanisch). „Demeter" enthält in sich das kretische Wort „deai" = Gerste und das spätere Wort „mater" = Mutter.

In der Altsteinzeit fand man nördlich der Alpen das Korn des Weizens, auch wohl als Kultgegenstand, aus Renntiergeweih nachgebildet. Es ist auch begreiflich, daß das römische Wort „cultura" für Ackerbau in unseren Sprachgebrauch

zur Bezeichnung der höchsten geistigen Leistungen übergegangen ist:
„Kultur"!

Der Einfluß der Getreidenahrung muß eine Umwandlung des menschlichen
Verhaltens mit sich gebracht haben. Wenn z. B. HOMER den menschenfressenden
Polyphem so kennzeichnet:

> „Groß war, Schauder erweckend, der Unhold, keinem vergleichbar,
> der vom Getreide sich nährt..."

so ist eigentlich alles gesagt [1].

Es ist verständlich, wenn sich mit dem Getreidebau kultische Handlungen
verbanden und wenn das „tägliche Brot" der Begriff der Tageskost schlechthin
geworden ist. Um so bedenklicher ist es, daß diese uralten geistigen Bindungen
des Menschen an seine Lebensmittel jetzt vollkommen geschwunden sind und
daß an deren Stelle chemische Analysen dem Konsumenten eine Vorstellung
davon geben sollen, was er ißt. Unverständlich ist die Unterschätzung, wenn
man nicht sagen will, Mißachtung, die die heutigen weißen Völker dem Getreide und den daraus hergestellten Gerichten entgegenbringen. Von den vollkommenen Eigenschaften, die die Getreidekörner im Verlauf von Jahrtausenden
erhalten haben, benutzt man nur einige wenige, und zwar aus Gründen der
Wirtschaftlichkeit, des Handels oder auf Grund von unvollständigen wissenschaftlichen Teilbefunden oder angeblich nur mit Rücksicht auf die Wünsche und
Vorteile des Konsumenten. (?)

Die Bezeichnung Getreide stammt aus dem Althochdeutschen „gitregidi",
sie wurde im 12.—13. Jh. als „getregede" ins Mittelhochdeutsche übernommen
und bedeutet: „alles was getragen wird", Ertrag, Kleidung, Gepäck, aber auch
„alles was der Boden trägt", „Frucht". Die neuhochdeutsche Form „Getreide"
wurde durch LUTHERS Bibelübersetzung geläufiger:

> „Am zweitersten Sabbat ging ER durch Getreidefelder; seine Jünger
> pflückten Ähren ab / zerrieben sie mit den Händen und aßen sie."

(Lukas 6, Vers 1)

Die Getreide gehören botanisch zu den *Gräsern*, die in ihrer Gesamtheit für
die Erhaltung des Lebens der Tiere und auch des Menschen eine größere Bedeutung besitzen als alle anderen Pflanzen. Die Urformen fanden sich zum größeren
Teil wahrscheinlich im ostasiatischen Hochland, von wo sie sich mit der Wanderung der Menschen über Asien nach Afrika und Europa, ferner vielleicht auch
über die frühe Landbrücke der Beringstraße nach Amerika ausgebreitet haben
(z. B. der Mais).

---

[1] Ein Gegenbeispiel über die Wirkung des Kauens von zu *zähem* Fleisch wird von den
Nomaden in Tibet mitgeteilt (s. S. 20).

Man darf wohl annehmen, daß die einzelnen Gräserarten, aus denen sich später die Urgetreide entwickelten, sich nicht nur durch Mutationen, sondern auch aus zufälligen gegenseitigen Befruchtungen entwickelt haben, so daß die späteren Formen zahlreiche Erblinien in sich vereinigten, die sich teils gegenseitig förderten, teils hemmten. So läßt es sich erklären, daß später, bei künstlich herbeigeführten Kreuzungen einzelne verdeckte Eigenschaften wieder verstärkt, andere zurückgedrängt wurden und reine Erbanlagen hervortreten konnten. Insbesondere beim Mais sind zahlreiche Mischungen der Erblinien bekannt und konnten zur Reinzucht benutzt werden, z. B. für die Erzielung frühreifer und kälteresistenter Sorten, auf denen die heutige Maiskultur in Nordamerika beruht. Diese Geschichte der Getreide bietet die besten Beispiele für die Rolle, die die natürlichen Anlagen bei der Entwicklung der Kulturpflanzen gespielt haben (s. DE KRUIF, Kampf gegen den Hunger).

Einiges zur Geschichte der Getreide-Kultivierung

Die Gerste. Nach GRADMANN gehört sie zu den ältesten und allgemeinsten Kulturgütern. Die Wildformen vermutet man in den Felsen- und Steppenböden des Orients von Nordostafrika bis Transkaukasien und Kurdistan, in der „Gegend des sagenhaften Paradieses" (KÖRNICKE). Im alten China gehörte sie zu den fünf heiligen Pflanzen, die die Kaiser selbst aussäten. In Europa findet sie sich schon in der Alt- und Jungsteinzeit, besonders reichlich in der jüngeren Steinzeit. Im Ägypten der 5. Dynastie (2563—2423 v. Chr.) ist sie ebenfalls gefunden worden. HOMER erwähnt sie als regelmäßige Kost bei den Mahlzeiten in der Odyssee, neben dem Weizen, gelegentlich auch dem Spelt. Jetzt ist sie über den ganzen Erdball ausgebreitet. Sie wächst und reift von allen Getreiden den Polen am nächsten noch unter dem 70. Breitengrad. In den Alpen wächst sie bis 2100 m Höhe, in Tibet bis auf 4400 m. Andererseits wird sie angebaut in der Sahara bis Timbuktu, in Abessinien und bis zum Äquator.

Die Hirse. Sie ist wohl ebenso alt und stammt aus Mittelasien oder dem nördlichen Ostindien. Das Hauptgebiet ist jetzt Ost- und Mittelasien. In China gehen die Nachrichten bis 2800 v. Chr. zurück. Für die Nomaden Innerasiens gilt sie als einzige Getreidenahrung. In Südrußland, den Donauländern und in Ungarn hat sie auch heute noch Bedeutung. In Europa findet sie sich schon in der Steinzeit. Sie wurde im alten Gallien und in Norditalien sowie in Campanien angebaut, ebenso in Griechenland. Später wurde sie durch andere Getreide verdrängt. 1576 wird sie als volkstümliches Nahrungsmittel, als „Hirsebrei" von FISCHART erwähnt, 1556 als Hauptnahrung der armen Bevölkerung bezeichnet. Endgültig verschwindet sie aus Deutschland, als die Kartoffel und der Mais sie verdrängen. *Biologisch* gesehen bedeutet dieses Verschwinden wahrscheinlich einen *großen Verlust* für die europäischen Völker, denn in der Hirse finden sich erhebliche Mengen von Vitalstoffen, besonders von Silizium, deren Vorhandensein sich über mehrere Generationen in günstigem Sinne gesundheitlich auswirken können. Sie wirken der Gefahr der Mesotrophie entgegen[1].

In der Schweiz hat man mit der Wiedereinführung der Hirse bereits erfolgreich begonnen.

Der Hafer. Nach VICTOR HEHN ist er wahrscheinlich ein nordisches Getreide *(Plinius),* das als „Haberbrei" eine Hauptnahrung der Germanen war. Er ist aber wohl viel jünger als Gerste und Hirse, südlich der Alpen ist er bei archäologischen Grabungen noch nicht gefunden. Er wächst, wo Roggen und Gerste nicht mehr gedeihen und reifen können. Wahrscheinlich ist er ein *europäisches* Urgetreide.

Der Roggen. Er entspricht dem Hafer an Ausbreitung, wurde aber infolge seiner Eignung zur Brotherstellung das Hauptgetreide für das *dunkle Brot* der nordischen Völker. Den germanischen Stämmen war er schon mehrere Jahrhunderte v. Chr. bekannt. Irgendwo im Osten ist er zuerst in Kultur genommen worden und gelangte frühestens in der Bronzezeit nach dem mittleren Europa; in Ägypten fehlt er. Als Stammgebiete kommen in Betracht Zentralasien, Vorderasien sowie der nördliche Balkan. Um 600 n. Chr. war Roggenbrot die Hauptnahrung im Volke (Legende der Heiligen Radegund). Er war Hauptfrucht der Winterfelder und wichtigste Brotfrucht. Gelegentlich wird sein Fluorgehalt besonders erwähnt, der wichtig für die Schmelzbildung der Zähne ist.

Hafer und Roggen bestimmten also in den früheren Zeiten die Getreidenahrung unseres Lebensraumes (s. dazu auch den Dinkel).

Der Reis (nach ALTHEIM, S. 58). Seine Heimat ist Indochina, sein Anbau erfolgte schon in vorindogermanischer Zeit. Die südjapanischen Inseln gehören zu den ältesten Reisländern. Die Kultur dieser Sumpfpflanze muß durch Pflanzung unter Wasser erfolgen, nicht durch Säen. Sie ist mühsam; „der Reis formt den Menschen", und diese Macht reicht bis in die Jetztzeit. Im China des 2. Jahrtausends v. Chr. kannte man Reis und Hirse, nicht den Weizen. Zur Zeit des Kaisers Schi-huang-di (259—210 v. Chr.) gab es aber Äcker mit Weizen, Hirse und Hanf, so daß der Weizen vor dessen Zeit eingewandert sein muß. In Europa wird Reis jetzt in der Poebene, im Rhonedelta und an der spanischen Mittelmeerküste angebaut und gibt sehr gute Qualitäten.

Der Mais. Nach früherer Ansicht war er in Mexiko heimisch. Es ist aber nicht ausgeschlossen, daß auch der Mais, wie oben erwähnt, aus Ostasien stammt;

---

[1] Nach meinen früheren Versuchen läßt sich die günstige Wirkung der Hirse-Verabreichung auffallend lange im Tierexperiment erkennen. (Vollwert der Nahrung, Bd. I S. 91/92, Abb. 56).

auch bestanden frühe Handelsverbindungen zwischen China und Amerika (vor 1200 v. Chr.). Andererseits fand MUNGO PARK (1771—1806) ihn in Zentralafrika. Seine Fruchtbarkeit (bis 300fach) und sein Artenreichtum sowie seine Verwendbarkeit sind groß. Die pathogenetische Bedeutung für die Entstehung der Pellagra läßt sich nicht nur auf den Mangel an Nikotinsäureamid als „Antipellagra"-Vitamin, sondern auch auf das „minderwertige" Eiweiß, das Zein, zurückführen. Mais ist nur als Breigetreide zu verwenden.

Der Weizen

Mais und Weizen weisen, verglichen besonders mit den andern vorgenannten Getreiden, die größte Zahl von Untersorten auf. Der Weizen ist heute eine wirtschaftliche Weltmacht, die namentlich die Völker des Abendlandes beherrscht. Infolge seiner großen Bedeutung wird die Schilderung des Weizens im Folgenden so ausführlich erfolgen, daß sie gewissermaßen als Modell für die Beschreibung anderer Lebensmittel dienen kann. Es ist in diesem Buch unmöglich, eine ähnliche Schilderung den andern Lebensmitteln zukommen zu lassen. Nur bei der Milch wird noch eine eingehendere Darstellung erfolgen. Beide, Getreide und Milch, sind nämlich nicht nur die beiden wichtigsten Lebensmittel, sie sind auch mengenmäßig am bedeutendsten und wirtschaftlich die größten Objekte. Für beide gilt der Grundsatz, sie „dürfen nicht zu teuer, aber auch nicht zu billig sein" (FRIEDRICH D. GR.), weil auf dem Gewinn nicht nur die Etatberechnung der Landwirtschaft erfolgen muß, sondern zugleich auch die Versorgung aller Bevölkerungsschichten, auch derjenigen, die weniger begütert sind. Allerdings, diese gemeinsame Eigenschaft hat nur Gültigkeit für den Kulturkreis, der die Kuhmilch in dem Umfange verwendet, wie die europäisch-amerikanische Bevölkerung. Für Ostasien, z. B. China und Indien, ebenso für die tropischen Gegenden, gelten andere Voraussetzungen. In China spielt z. B. die Sojabohne die Rolle der Milch.

Der Weizen stammt wahrscheinlich aus Mittelasien, wanderte nach dem Osten (China) und nach dem Westen. Im Zweistromland wurde er wohl zur Grundlage des Ackerbaus, im 4. Jahrtausend zur Zeit der 5. Dynastie findet man Weizen- und Gerstenkörner in Ägypten. Mit der modernen Altersbestimmung, der Radio-Karbonmethode, konnte man die Funde ungefähr datieren: In einer Grube von Faiyum (Ägypten) ergab sich eine Datierung für die Zeit um 4145 v. Chr. mit einer Fehlermöglichkeit von 250 Jahren; bei einer zweiten Bestimmung 4441 v. Chr. mit einem Fehler von 180 Jahren (nach KÜHN, II. 27). Allgemein ist dies die Zeit des Mesolithikums[1].

---

[1] Die oft zu lesende Behauptung, daß die Körner aus den Gräberfunden noch keimfähig seien, ist ein Märchen. (Nach Erkundigungen im Ägyptischen Museum Kairo.)

In Ägypten wurde neben Weizen auch *Durra* = Sorghum-Hirse angebaut, welch letztere auch heute noch das Brotgetreide für die Fellachenbevölkerung ist. Man stellt eine Art Fladenbrot von ca. 15 cm Durchmesser und 3—4 cm Dicke her.

Von Ägypten wanderte der Weizen infolge der Handelsbeziehungen nach Kreta. Von dort gelangte er über Griechenland nach dem Festland Europa.

Weizen galt immer für „feiner" als die andern Getreide, wie auch heute noch. Dabei spielte wohl nicht nur der Geschmack mit und seine besondere Eigenschaft zur Herstellung von Gärbroten, sondern auch seine leichte Gewinnung, insofern er in reifem Zustande als „Nacktkorn" zur direkten Verarbeitung und Vermahlung zur Verfügung steht (s. unten).

Allerdings ist die Weizenkultur wegen Wärmebedarfs klimatisch begrenzter als die von Roggen und Gerste, aber langsam wandert der Weizen doch nach dem Norden. Er ist das anspruchsvollste Getreide bezüglich der Qualität des Bodens[1]. Heute kennen wir zahlreiche Untersorten, die in ihren Eigenschaften sehr verschieden sind.

GRADMANN unterscheidet folgende Gruppen:

1. Triticum monococcum (Einkorn),
2. Triticum sativum
   a) subspecies dicoccum (Emer),
   b) subspecies spelta (Spelt oder Dinkel),
   c) subspecies *tenax (echter Weizen).*

Nur dem letzteren kommt Weltgeltung zu. Doch sollen die andern kurz erwähnt werden:

1. Das *Einkorn* stammt wohl aus Kleinasien oder vom Balkan. In Troja wurde es reichlich verwendet, auch in der Steinzeit Mitteleuropas. Zur Zeit soll es noch in Südfrankreich und Spanien angebaut werden.

2 a. Der *Emer* stammt wohl vom Hermon und aus Jericho, also der „ältesten Stadt", gemeinsam mit der Wildgerste. Als Saatgetreide wurde er zuerst in Ägypten verwendet, neben Gerste und dem eigentlichen Weizen. Nach GRADMANN soll er noch an einigen Stellen in Süddeutschland, der Schweiz, in Frankreich und Spanien, ferner in Abessinien, Arabien und Persien angebaut werden.

In dem „wilden Emer" will man die Urform des Weizens erkennen.

2 b. Der *Dinkel* oder *Spelt* nimmt eine Sonderstellung ein. Es gibt Übergangsformen vom Emer bis zum Weizen. Zur Zeit erfolgt sein Anbau nur in

---

[1] Seit etwa 150 Jahren wurde er oft durch die Zuckerrübe auf weniger gute Böden verdrängt.

Württemberg, im westlichen Bayern, vereinzelt im Elsaß und in der deutschen Schweiz. Das Anbaugebiet entspricht dem *Wohngebiet der Alemannen.* GRADMANN gibt in seiner Monographie noch viele Einzelheiten an. Er verlegt den Ursprung nach Europa in die jüngere Steinzeit. Ein umstrittenes Anbaugebiet soll noch in Spanien bestehen, wo auch Überreste der Alemannen aus der Zeit der Völkerwanderung erhalten geblieben sein sollen (GRADMANN, S. 100).

Die wissenschaftliche Untersuchung des Weizenkornes

Die induktive Forschung hat sich begreiflicherweise eingehend mit der *chemischen* Analyse des Weizens beschäftigt, leider nicht in entsprechender Weise mit den vielen Variationen, nicht nur der Art nach, sondern auch nach den verschiedenen Standorten. Wir wissen zwar, daß in trockenen und feuchten Jahren die Zusammensetzung sehr verschieden sein kann, wir wissen auch, z. B. durch die Untersuchungen von HAUBOLD, daß Äcker, die unmittelbar benachbart sind, aber verschiedene Besonnung aufweisen, einen verschiedenen Vitamingehalt aufweisen können. Entsprechende eingehende Untersuchungen über den Mineralgehalt habe ich bisher nicht finden können.

Im wesentlichen hat man sich auf die Bestimmungen des Gehalts an Eiweiß, Fett, Kohlehydraten, Wasser, Zellulose beschränkt, zum Teil auch Asche (= Mineralien) summarisch bestimmt, auch Pentosane. Doch sind diese Werte sämtlich nur Anhaltspunkte, die statistischen Werte haben keinen absoluten Wert für die einzelne Mahlzeit.

Als wichtig für alle Getreidesorten seien folgende Befunde erwähnt:

Der *Wassergehalt* ist stets niedrig, zwischen 12 und 13,4%.

Der *Kohlehydratgehalt* beträgt $^2/_3$—$^3/_4$ des ganzen Korns.

Der *Eiweißgehalt* ist am höchsten bei den Weizensorten (12—15 %), sodann beim Roggen 11 %, Hafer 10,2 %, Gerste 9,7 %, Mais 9,4 %, Reis 4,6 %.

Obwohl es sich bei den Getreideanalysen nur um „geschälte" Körner handelt[1], so daß ein absoluter Vergleich nicht möglich ist, geht aus dem Vergleich der Tabelle 9 doch eine wichtige Feststellung hervor, daß die *Kalkwerte der Getreide sämtlich weit unter den Werten bei Hülsenfrüchten und Nüssen liegen,* mit denen sie sonst am meisten zu vergleichen wären, da sie etwa den gleichen Wassergehalt aufweisen: 12—14% bei Hülsenfrüchten, 6,3—7,1% bei Nüssen.

Man muß daraus den Schluß ziehen, daß die *Getreidenahrung* auf irgendeine Weise *aufzuwerten* ist mit Stoffen, die *dieses Kalkdefizit auszugleichen vermögen.* Dazu sind am besten geeignet *Vollmilch, Magermilch, Buttermilch,* sowie die daraus hergestellten Käseprodukte. Man ist aber auch *berechtigt,*

---

[1] Entsprechende Analysen für „Vollkorn" konnte ich bisher nicht finden.

Kalk mit anderen Mineralien zuzugeben, die zweckmäßig zusammengestellt werden müßten. Einige Elemente wird man allerdings vorsichtshalber fortlassen müssen, z. B. Jod, Fluor, Bor, bei denen die Gefahr von unerwünschten Nebenwirkungen besteht.

Tabelle 9

Übersicht über den Mineralgehalt von Hülsenfrüchten, Nüssen und Getreiden in mg

	K_2O	Na_2O	CaO	MgO	Fe_2O_3	P_2O_5	SO_3
Erbsen	983	23	117	187	20	857	82
Bohnen	1295	33	156	223	14	1213	106
Linsen	628	244	115	45	36	656	665
Haselnuß	745	25	401	232	51	810	496
Mandeln		31	540	276	5,7	1039	572
Walnuß, geschälte	53	69	203	153	4,5	933	373
Körner von							
Weizen	529	52	55	205	22	802	7
Roggen	581	27?	53	203	22	864	23?
Hafer	449	61	102	193	18	630	37
Mais	374	14?	27	195	9,6	573	9,8?
Gerste	556	57	59	195	22	785	38?
Reis, halb ⎱ poliert	281	97	124	149	12	844	1084
Reis, ganz ⎰	75	19		38	4	184	2

Ist die Düngung ausreichend, dann findet man im Getreidekorn folgende weiteren Elemente: Silizium, Chlor, von Spurenelementen Aluminium, Arsen (0,006/g), Bor, Brom, Cobalt, Eisen, Fluor, Kupfer, Jod (0,006/g), Mangan, Nickel, Selen, Vanadium, Zink (s. auch Tabelle 11, S. 169).

Bei den feineren Untersuchungen hat sich nun ergeben, daß diese Elemente bestimmte Lokalisationen auch in den Kleie-Schichten des Kornes haben, ebenso wie die Fermente und Vitalstoffe, so daß die *chemische Analyse des Mehlkerns uns zwar wertvolle Hinweise geben kann, aber nicht ausreicht, um den vollen Gehalt des Kornes und seinen wirklichen Wert für die Ernährung mit Sicherheit zu bestimmen.*

Anatomie und Aufbau des Getreidekornes (Weizen)

Die Voraussetzung für eine sichere Unterlage der Untersuchung ist, wie in der gesamten biologischen Forschung, die Anatomie.

Bei den einzelnen Getreidearten unterscheidet man zwischen *Nackt- und Spelzgetreiden:* Zu den ersteren gehören Weizen und Roggen, zu den letzteren Gerste und Hafer. Zwar sind alle Getreide von den schützenden, die Samen umhüllenden Spelzen umgeben, aber nur bei den *Spelzgetreiden* (Gerste, Hafer usw.) ist das Korn mit den Spelzen fest verwachsen, so daß die Trennung in der Müllerei erfolgen muß, während bei den *„Nacktkörnern"* (Roggen, Weizen) sich die ursprüngliche Bindung während der Reife löst, so daß sie bereits beim Dreschen *„nackt" aus ihren Spelzen* fallen.

Diese Eigenschaft erleichtert die Gewinnung der Ernte außerordentlich, so daß nur noch mechanische Reinigungsmaßnahmen erforderlich sind, um das Korn für die Mühlenverarbeitung fertig zu machen.

Diese Reinigungsmaßnahmen können ohne wesentliche Keimschädigung erfolgen. Dieses aus den Spelzen *herausgefallene Korn ist bei Weizen und Roggen das volle Korn*, und seine botanische Struktur muß bekannt sein, damit man eine *einwandfreie Basis für die „Vollkorn"-Verarbeitung und -Bewertung* hat.

Auf Grund eigener Untersuchungen gebe ich die folgende Beschreibung in Anlehnung an das einzige zuverlässige Werk von A. E. VOGL: „Die wichtigsten vegetabilen Nahrungs- und Genußmittel" (1899). Angesichts eines so ausgezeichneten Werks ist es verwunderlich, daß alle späteren Beschreibungen Widersprüche und falsche Darstellungen oder fehlerhafte Bezeichnungen enthalten, selbst ein sonst so verläßliches Werk wie M. P. NEUMANN: „Brot und Brotgetreide". Diese Erscheinung hat folgende Ursachen: Man hat nicht die botanische Grundlage beobachtet, sondern müllerei- oder backtechnische Belange der Benennung zugrunde gelegt. So wurden botanisch richtige Bezeichnungen mit laienhaften Ausdrücken durcheinander gebracht, und Irrtümer traten an die Stelle der Wahrheit. Die besten neueren Werke, in denen sich aber auch Widersprüche und Verwechslungen finden (z. B. von Samenhaut und Samenschale, Keim und Keimling) sind die von ECKHARDT, ferner das zweibändige Werk von ROHRLICH und BRÜCKNER. Die Voraussetzung für alle Beurteilungen der Produkte ist die botanische Definition des Begriffs „Vollkorn".

1. Schematischer Bau des Weizenkornes

Der ungemein komplizierte Aufbau der Samen- und Fruchtschale ist in den einzelnen Zellschichten erkennbar. Vom *Muttergewebe* werden folgende Schichten gebildet: Farbstoffschicht oder Testa, Schlauchzellen, Querzellen, Längszellen, Epidermis, Siebplatte und Bärtchen.

Vom *Tochtergewebe* werden gebildet: hyaline Membran, Aleuronschicht, Mehlkern oder Mehlkörper, Keim.

Hyaline Membran und Farbstoffschicht verwachsen fest miteinander, sind untrennbar. Andererseits sind Epidermis und Längszellen miteinander verwachsen, lassen sich mechanisch von den Querzellen zum Teil abtrennen, außer in der Bauchfurche.

Die Querzellen sind ihrerseits mit den Schlauchzellen und der Testa verwachsen. Ihre Loslösung führt stets zu Beschädigungen der Aleuronschicht und

Der anatomische Aufbau des Weizenkorns
Erklärung zu Tafel I

Das Korn setzt sich zusammen aus:

A. Muttergewebe

B. Tochtergewebe

Die einzelnen Teile von außen nach innen sind:

A. Muttergewebe

I. *Fruchtschale* (Perikarp)

   1. *äußere Fruchthaut*

      a) Cuticula, wachshaltige Schutzschicht

      b) Oberhautzellen (Epidermis mit Bärtchen)

      c) Längszellenschicht (Epikarp)

   2. *innere Fruchthaut*

      a) Querzellenschicht (Mesokarp)

      b) Schlauchzellen (Endokarp)

II. *Samenschale*

   1. *Samenschale I*

      a) „eigentliche" Samenschale (Testa), auch „Braune" oder „Farbstoffschicht"

B. Tochtergewebe

   2. *Samenschale II*

      b) Samenhaut (hyaline Membran)

III. *Mehlkörper* (Endosperm)

   1. *Aleuronschicht* oder Wabenschicht

   2. *Mehlkern* (Stärke-Endosperm) — Innenkörper

      a) äußeres Endosperm

      b) inneres Endosperm

IV. *Keim*

   1. *Zylinder-* oder Aufsauge-Epithel

   2. *„Schildchen"* (Scutellum), auch „Keimblatt" (Cotyledon)

   3. *Embryo* mit

      a) Sproß- und Blattkeim (Plumula)

      b) Wurzelkeim (Radicula)

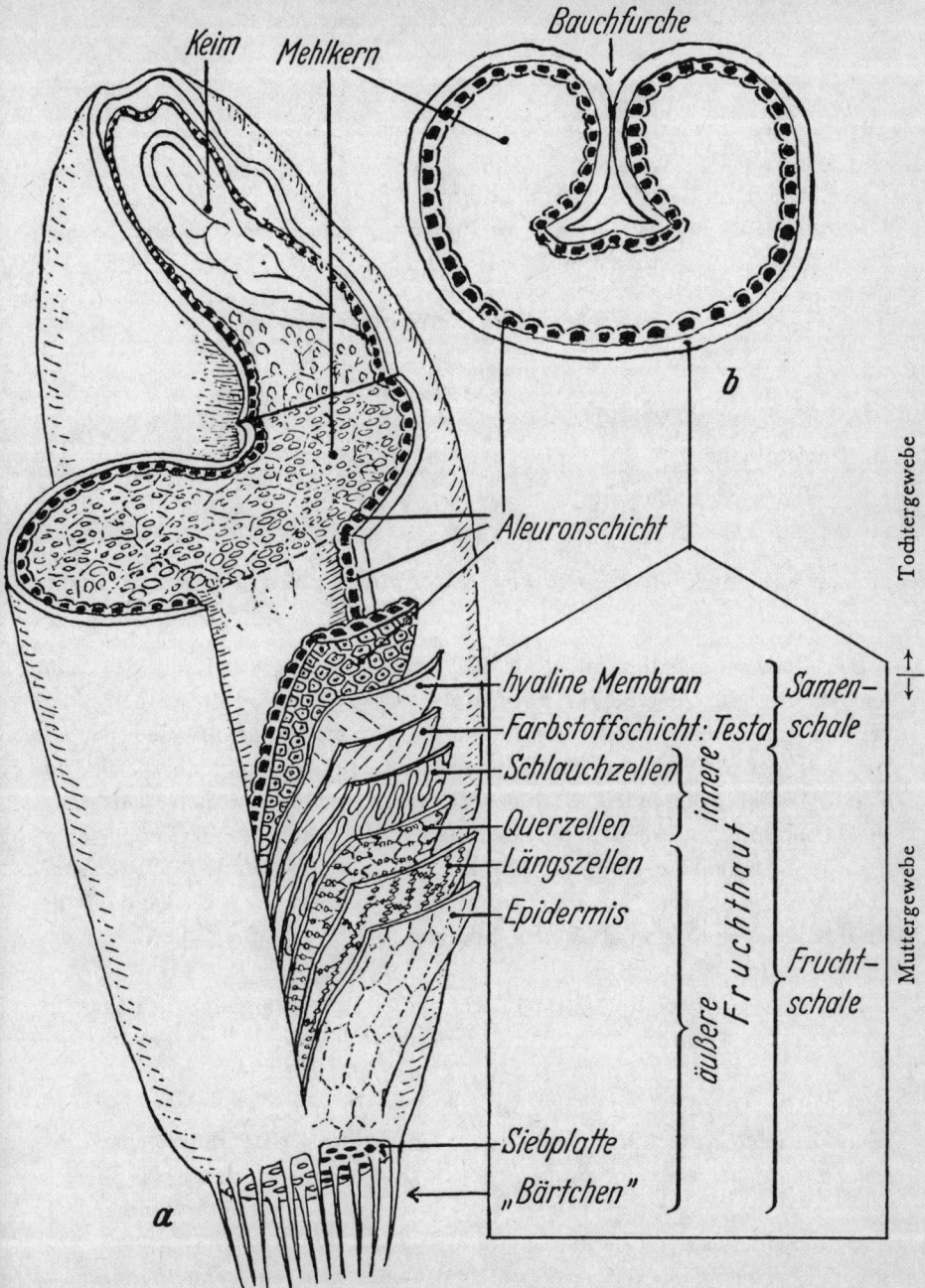

Keim   Mehlkern   Bauchfurche

Aleuronschicht

hyaline Membran
Farbstoffschicht: Testa
Schlauchzellen
Querzellen
Längszellen
Epidermis

Samen-schale
innere Fruchthaut
äußere Fruchthaut
Frucht-schale

Tochtergewebe
Muttergewebe

Siebplatte
„Bärtchen"

a   b

Unter Verwendung von Darstellungen von NEUMANN-PELSHENKE, ROHRLICH und BRÜCKNER,
ECKARDT, BLECK, GEHLE und CLEVE, und eigenen Untersuchungen gezeichnet vom Verfasser
a) Längsschnitt, b) Querschnitt

des Keimes, so daß die sauerstoffempfindlichen Inhaltsstoffe sich bei Lagerung zersetzen.

Die Aleuronschicht enthält Eiweiß, Fermente und Vitamine.

Die Außenschichten enthalten Eiweiß, besonders die Querzellen, vor allem aber Mineralien.

Die Siebplatte dient im unreifen Korn der Zufuhr der Nährstoffe, im reifen Korn der Zuleitung von Wasser ins Innere des Kornes. Das Wasser sammelt sich dazu zwischen den Haaren des Bärtchens.

2. Beschreibung des Weizenkornes

Die Hauptbestandteile des Kornes sind:

I. Fruchtschale (Perikarp)

II. Samenschale

III. Mehlkörper (Endosperm)

IV. Keim,

die sich aus einem *mütterlichen Pflanzenorgan* und einem *Tochterkern* zusammensetzen.

Das *Muttergewebe* umschließt als *Schale* das *ganze Korn* und auch den *Keim*, und ist als Schutzgewebe für das *Tochtergewebe*, den *Samen*, zu betrachten, der aus *Mehlkörper* (Endosperm) und *Keim* zusammengesetzt und der das Ergebnis der Befruchtung ist. Bei der Fruchtbildung verkümmern die zum Tochtergewebe gehörenden Reste des Eikerns (Nucellus) zur *Samenhaut* (hyaline Membran). Zwei dem mütterlichen Teil angehörende Hüllen (Integumente), die die Samenanlage umgeben, verkümmern zur *„eigentlichen"* *Samenschale* (Testa), auch „Braune" oder „Farbstoffschicht" genannt. Die Wandung des Fruchtknotengewebes wird zu den Schichten der *Fruchtschale* (Perikarp) umgebildet.

Zwischen den zwei Zellschichten: der *mütterlichen Samenschale* (Testa), die auch den Keim umschließt, und der *Samenhaut* (hyaline Membran), die dem *Tochtergewebe* angehört und die den Keim *nicht mehr* umschließt, liegt die *anatomische Grenze* des Kornes zwischen Mutter- und Tochterorganismus, die aber im reifen Korn durch Verwachsung der beiden Zellschichten *keine Trennung zuläßt; denn bei den Schließfrüchten* (Karyopsen), zu denen das Weizenkorn (wie die Früchte der übrigen Gräserarten) gehört, *verwächst* während der Reife die sich aus der Fruchtknotenwand bildende *Fruchtschale* (Perikarp) *vollständig mit der Samenschale.* Frucht und Samen gehören hier also zusammen und bilden eine E i n h e i t (PELSHENKE). *Wesentlich ist, daß durch die feste Verwachsung von Mutter- und Tochtergewebe eine Abtrennung vom Innenkörper des Kornes nicht möglich ist, ohne zu Substanzverlusten zu führen, die auch den Keim betreffen.* Deshalb treten auch, namentlich bei längerer Lagerung, Wertverluste auf. *Die Vollkorneigenschaft geht verloren.*

Das eiförmig gerundete Korn besitzt eine rundgewölbte „Rückenseite", an deren stumpfgekieltem Pol der kleine *Keim* innerhalb eines wallartigen Schutzsaumes tief in eine Mulde eingesenkt ruht. Die flache Unterseite des Kornes, die „Bauchseite", wird in der Längsrichtung von einer das Korn bis über ²/₃ des Durchmessers tief einschneidenden Längsfurche, der Korn- oder „Bauchfurche", durchzogen, deren Ränder nach außen dicht aneinandergepreßt liegen. Ein Querschnitt durch das Korn zeigt den nierenförmigen Grundriß und den tiefen Einschnitt der Kornfurche in das Korn (s. Tafel I b).

Das Korn sitzt am Halm mit einer durchlöcherten Platte, der sog. *„Siebplatte",* durch die der Säftestrom in das Korn geht. Beim Reifungsprozeß kommt es zur Trennung, und durch die Siebplatte, die vom „Bärtchen" umgeben ist, dringt Wasser ins Innere, wenn die Keimungsbedingungen gegeben sind. Beim unverletzten Korn ist dies die einzige Eintrittsmöglichkeit für Wasser.

3. Die einzelnen Teile des Weizenkornes

A. Muttergewebe

I. Die *Fruchtschale* (Perikarp) besteht aus der *äußeren* und der *inneren Fruchthaut,* die beide aus den Wandungen des Fruchtknotens entstanden sind. Sie hat insgesamt eine Dicke von ca. ¹/₂₀ mm.

1. *Die äußere Fruchthaut*

   Sie besteht aus *Cuticula, Oberhautzellen* (Epidermis) mit *„Bärtchen"* und *Längszellenschicht.* Sie ist ein durchscheinend zartes, stumpf-seidig glänzendes Häutchen von rötlich- oder gelblich-brauner Farbe, das einen etwas helleren, stumpferen Ton hat als die darunter liegende Querzellenschicht. Vom angefeuchteten Korn läßt sich dieses Häutchen mechanisch ablösen bis auf die Schalenteile der Wandung der tiefen Kornfurche, die ca. ¹/₃ der Gesamtoberfläche des Kornes betragen. Beim gründlichen Wasch- und Reinigungsprozeß kann bereits ein Teil dieser *äußeren Fruchthaut,* besonders von der Rückseite des Kornes, als sog. „Reinigungsabfall" abgehen, während auf der Bauchseite Teile verbleiben.

   Der Gewichtsanteil der *äußeren Fruchthaut* beträgt 2,7 % des Korngewichtes, ihr Mineralstoffgehalt 0,93—1,5 %, Eiweißgehalt 3,6 bis 5,2 %, Fettgehalt 0,8—1,2 %. Die Werte schwanken und sind unterschiedlich angegeben.

   a) *Cuticula, eine wachshaltige,* wasserabstoßende Schutzschicht, von der das ganze Korn überzogen ist und die dem Korn den seidigen Glanz verleiht.

b) *Oberhautzellen* (Epidermis), eine aus einer Zell-Lage bestehende Zellschicht, die mit längsgestreckten, rechteckigen, an den kurzen Querseiten meist dachartig zugespitzten Zellen das ganze Korn in Längsrichtung umgibt. An der dem Keimpol gegenüberliegenden Seite des Kornes bildet die Oberhaut den Fruchtscheitel, das sogenannte *„Bärtchen"*, einen Haarschopf, aus säbelförmigen Härchen bestehend, den man mit Entfernen der Oberhaut gleichzeitig beseitigen kann (Abb. 19).

Mit der Oberhaut-Zellschicht hängt zusammen die

c) *Längszellenschicht* (Epikarp), die ebenfalls in Längsrichtung des Kornes verläuft; sie kann aus 1—2 Zell-Lagen bestehen; ihre Zellen sind etwas länger gestreckt als die Epidermiszellen, und ihre kurzen Querzellwände verlaufen gerade oder schräg zu den Längswänden, ohne den Knick der Epidermis-Querzellenwände; sie sind dadurch im Mikroskop voneinander zu unterscheiden (Abb. 20).

Zwischen *innerer* und *äußerer Fruchthaut* besteht die Möglichkeit einer funktionellen Trennung.

2. *Die innere Fruchthaut* liegt blank und glänzend unter der äußeren Fruchthaut; sie besteht aus der Querzellenschicht (Mesokarp) und den Schlauchzellen (Endokarp). Sie ist von der Natur mit einem ansehnlichen Eiweiß-, hohem Aschegehalt und mit Geschmacksstoffen ausgestattet, *neben ihrer besonderen Bedeutung als Schutzschicht!*

a) *Querzellenschicht* (Mesokarp), Abb. 21, 22, eine einfache Zell-Lage, die die Längszellenschicht rechtwinklig kreuzt und das Korn nach ECKARDT „wie die Reifen eines Fasses" umgibt. Sie ist sehr charakteristisch und regelmäßig ausgebildet. Im Mikroskop ist sie durch ihre wohlgeordnete Gliederung unverkennbar.

Ihr Gewicht beträgt nach PELSHENKE 0,7 %, nach ECKARDT 0,5 % des Kornes.

Der Mineralstoffgehalt wird mit 12—16 % nach BOOTH und SHETLAR angegeben. Er ist also noch wesentlich höher und auch relativ aschereicher als in der Aleuronschicht mit 5—11 %. Bedeutungsvoll ist der Gehalt an Magnesium. Der Gehalt an Eiweiß beträgt nach SHETLAR 11 %. Nach NEUMANN-PELSHENKE befinden sich hier *andere essentielle Aminosäuren* als in den inneren Schichten des Kornes, so daß sich nach KÜHNAU *Außen- und Innen-Eiweiß ergänzen*. Nach NEUMANN-PELSHENKE (Seite 73) kommen in den äußeren Kornschichten an u n e n t b e h r l i c h e n Aminosäuren vor: Arginin, Lysin, Threonin und Valin.

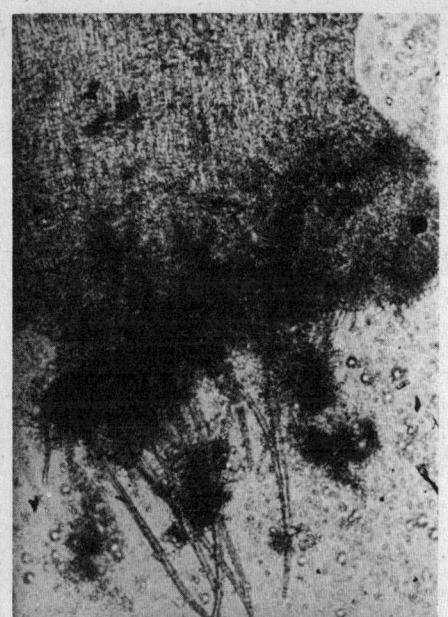

Abb. 19 Weizenkorn: Oberhautzellen
– Epidermis mit „Bärtchen" –

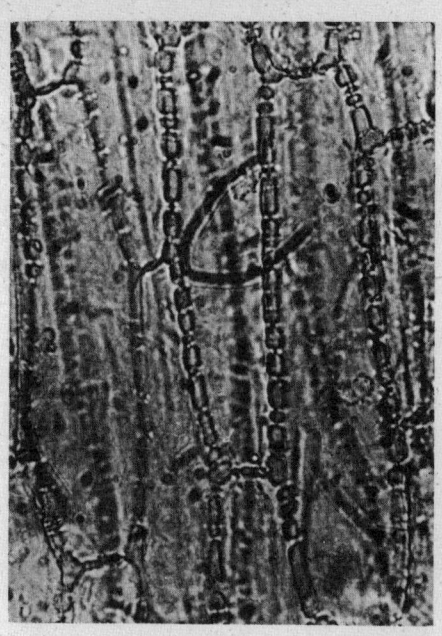

Abb. 20 Weizenkorn: Längszellenschicht
(Epikarp)

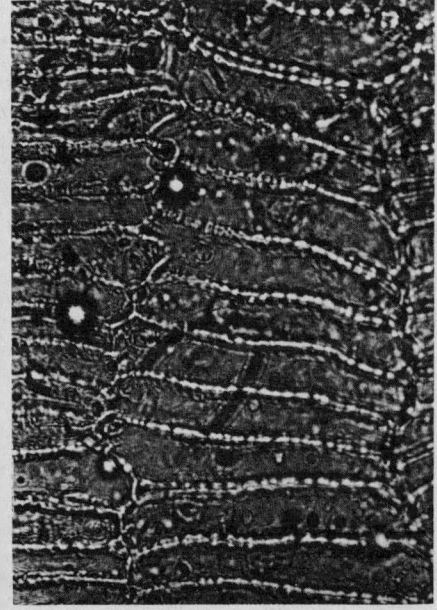

Abb. 21 Weizenkorn: Große Verbände von
Querzellen – Mesokarp –

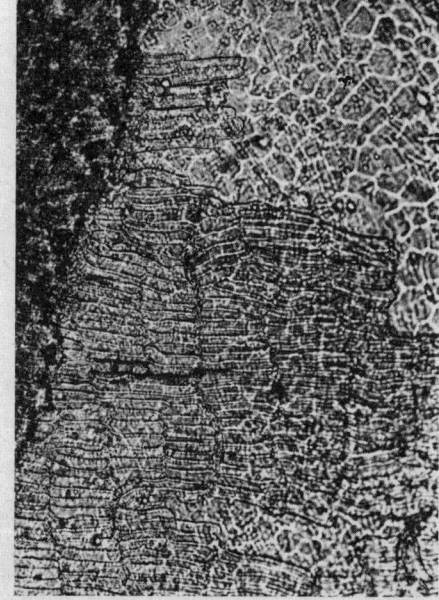

Abb. 22 Weizenkorn: Querzellen-Verbände
(Mesokarp), darunter liegend Samenschale
und Aleuronschicht (weiße Zellwände)

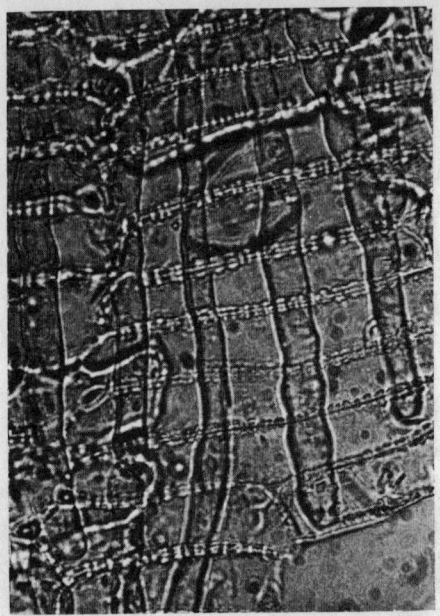

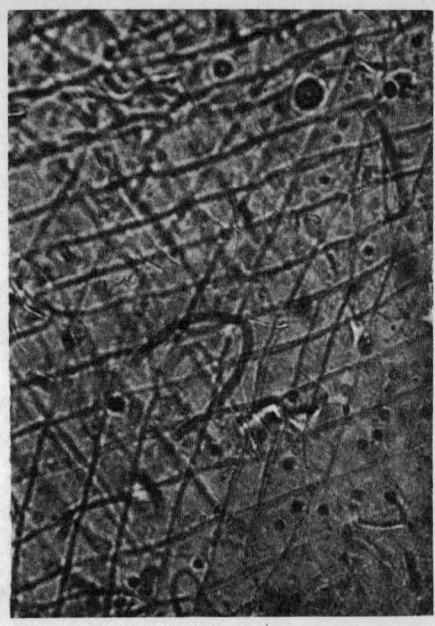

Abb. 23 Weizenkorn: Querzellen (Mesokarp) mit darunter liegenden Schlauchzellen (Endokarp)

Abb. 24 Weizenkorn: „Eigentliche" Samenschale (Testa).

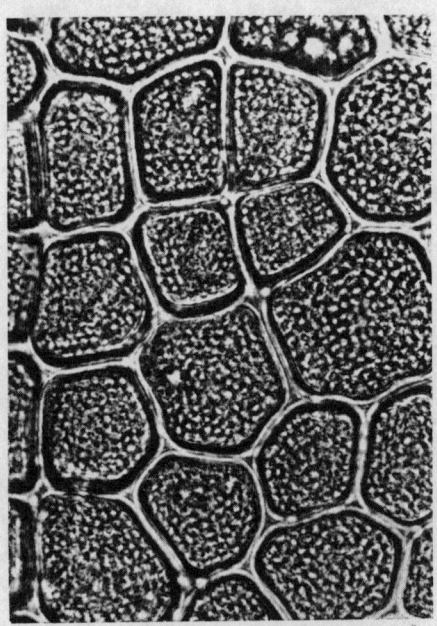

Abb. 25 Weizenkorn: Aleuronschicht (oder Wabenschicht)

b) *Schlauchzellen* (Endokarp), Abb. 23, Überrest der inneren Epidermis der Fruchtknotenwand, einzelne schlauchartige Zellen, die wieder rechtwinklig zu den Querzellen in Längsrichtung über das Korn verlaufen. Sie bilden keinen festen Zell-Verband, sondern sind, sich nicht berührend, durch Zwischenräume verschiedener Weiten voneinander getrennt. Durch ihre gelockerte Struktur erschweren sie eine exakte Untersuchung; nach PELSHENKE liegen darüber verhältnismäßig wenig Unterlagen vor.

Mit den *Schlauchzellen* endet das Gebiet der *Fruchtschale.*

Die *Quer- und Schlauchzellenschicht* ist aufs innigste und engste mit der nächstfolgenden Schicht, der *Samenschale,* verwachsen.

II. Die *Samenschale* besteht aus *Samenschale I* und *Samenschale II. Samenschale I,* die *„eigentliche" Samenschale,* auch „Braune" oder „Farbstoffschicht", gehört noch zum *mütterlichen* Gewebe; sie umschließt noch den Keim. *Samenschale II,* die *Samenhaut* (hyaline Membran), entstammt dem *Tochtergewebe* und ist mit der *„eigentlichen" Samenschale* fest verwachsen. Diese Verwachsungsstelle ist die primäre anatomische Grenze, die von der Natur aber nicht als Trennung vorgesehen ist.

1. *Samenschale I a*

a) *Die „eigentliche" Samenschale* (Testa), Abb. 24, auch *„Braune"* oder *„Farbstoffschicht"* genannt, ist aus den Integumenten, den Wandungen des Fruchtknotens, entstanden. Sie besteht aus zwei Zell-Lagen, die sich diagonal überkreuzen und so eng zusammengepreßt sind, daß sie *ein* dünnes, feines Häutchen bilden, das sich e n g an die *Schlauchzellen* anschließt. Über die chemische Natur der Farbstoffe scheint nichts bekannt zu sein. Ihr Farbton ist maßgeblich für die Färbung der Körner.

Die „eigentliche" Samenschale (Testa) ist mit 15—24 % die mineralstoffreichste Zellschicht des Kornes; ihr Eiweiß-Gehalt beträgt 14—23 % (SHETLAR).

B. Tochtergewebe

2. *Samenschale II b*

Zum Tochtergewebe gehört der zweite Teil der *Samenschale,* die

b) *Samenhaut* (Episperm) oder „hyaline Membran" (griechisch = gläsern, durchsichtig), eine einfache Lage stark quellfähiger, farbloser Zellwände; aus den Resten des Samenknoten- oder Eikerns (Nucellus) gebildet, daher auch als *Nucellar-Rest* bezeichnet. Die chemische Zusammensetzung nach SHETLAR: Aschegehalt 1,98 %, Eiweißgehalt 19,5 %.

Im Gegensatz zur mütterlichen *„eigentlichen" Samenschale* (Testa) umgibt die *Samenhaut* des Tochtergewebes den Keim nicht mehr. Durch ihre Wasserundurchlässigkeit schützt sie den Mehlkörper vor Eindringen von Feuchtigkeit und verhindert damit das Verfaulen des Kornes in der Erde. Dadurch ist sie von wesentlicher Bedeutung für den Keimprozeß. Nach Verletzung der Samenhaut, z. B. durch feuchte Schälung, kommt es im Keimbett durch Wasserzutritt zu starker Fäulnis und Schimmelbildung. Ein solcher Weizen kann nicht mehr keimen.

Die *Verletzung der Samenschale* läßt sich durch Färbung nachweisen: Das derartig verletzte Korn färbt sich im *Tetrazolium-Bad* (1 % wässerige Lösung) intensiv scharlachrot an, als Zeichen der Verletzung der Samenhaut und damit des Wasserzutritts zur Aleuronschicht (s. a. S. 174).

Die Beobachtungen decken sich mit denen von MAURIZIO in „Nahrungsmittel aus Getreide", 2. Band, Seite 57/58:

> „Stellenweise greift die maschinelle Behandlung so tief ins Korn ein, daß die unter der Fruchtschale liegende Samenschale und die Kleberzellen verletzt und Teile des stärkehaltigen Endosperms bloßgelegt werden."

Der Innenkörper des Samens

III. *Mehlkörper (Endosperm)*

Er besteht aus 1. der *Aleuronschicht*, die mit der Samenhaut (hyaline Membran) verschmolzen ist, und 2. dem *Mehlkörper* (Stärke-Endosperm), der unser Weißmehl-Lieferant ist.

1. *Aleuronschicht* oder „Wabenschicht", Abb. 25; sie ist Nährstoffleiter und Nährstoffreserve und ist die äußerste Zellschicht des Mehlkerns, den sie nach außen hin abschließt, den Keim aber läßt sie frei. Sie enthält in hohem Maße Fett (7 — 12 %), Eiweiß (29 — 38 %), ist frei von Stärke-Einlagerung; dafür ist sie reich an Fermenten und Vitaminen. Ihr Aschegehalt ist 5—11 %. Bei der üblichen Vermahlung gelangt sie in die Kleie, deren hoher Wirkstoffgehalt durch sie mitbestimmt wird; histologisch gehört sie zum

2. *Mehlkern* (Stärke-Endosperm); er ist Nährstoff- und Reserve-Behälter. Der Mehlkern besteht aus dem a) *äußeren Endosperm* mit dem hauptsächlichen Klebergehalt und dem b) *inneren Endosperm, das stärkereich*, aber eiweiß-, fett- und mineralarm ist. Eiweißgehalt: 16 bis 7,9 %, Aschegehalt 0,8—0,5 %, Fettgehalt 2,2—1,6 %; die Werte verringern sich von außen nach innen.

IV. Der Keim

Der *Keim* ist der Sinn des Kornes und qualitativ der gehaltvollste und wichtigste Teil. Seine Fettbestandteile werden nach mechanischer Verletzung während der Lagerung infolge von Luftzutritt schnell ranzig. Gleichzeitig tritt ein Vitalstoff-Verlust ein. In der üblichen Müllerei wird der Keim der raschen Verderblichkeit wegen aus den Mahlprodukten entfernt, so daß das Weißmehl vitalstoffarm ist. Die neuzeitliche Ernährungslehre erkannte den aus dieser Beseitigung sich ergebenden Wertverlust und stellte daher die Forderung nach Vollkorn-Produkten aus *gesundem, ganzem und hochkeimfähigem Korn* auf.

Der *Keim* enthält die Anlage der zukünftigen Pflanze und liegt an dem stumpf-gekielten Pol der Rückenseite des Kornes, dem „Bärtchen" gegenüber, tief ins Korn eingebettet. Bei Roggen liegt er freier; dadurch ist die Gefahr seiner Abtrennung beim Roggen größer als beim Weizen.

Nach Booth ist die *chemische Zusammensetzung des Keimes:*
Aschegehalt 4,5 %, Eiweißgehalt 26,0 %, Fettgehalt 10 %.

Der *Keim* besteht *anatomisch* aus
1. dem *Zylinder- oder Aufsauge-Epithel,* 2. dem *„Schildchen"* und 3. dem *Embryo.*

1. *Zylinderepithel* oder Aufsaugepithel, zwischen Mehlkern und „Schildchen", führt dem Keim die Nährstoffe des Mehlkerns zu.

2. *„Schildchen"* (Scutellum) — Keimblatt (Cotyledon), zwischen Embryo und Zylinderepithel auf der dem Mehlkern zugewendeten Seite gelegen; es nimmt während der Keimung aus dem Nährgewebe die daselbst angehäuften Nährstoffe, Stärke und Proteine auf, um sie den wachsenden Teilen des Keimlings zuzuführen. Nach Pelshenke enthält das „Schildchen" 62 % des gesamten B_1-Gehaltes im Korn.

3. *Embryo* mit a) *Sproß- und Blattkeim* (Plumula), der zur Ausbildung von Sproß und Blättern führt, und b) *Wurzelkeim* (Radicula), aus dem die Wurzel entsteht.

Auf die Bedeutung der Keimfähigkeit wird untenstehend noch eingegangen.

Es wäre aber verfehlt, wenn man die in der Tabelle 10 angeführten Werte als absolut richtig betrachten würde. Denn die einzelnen Schichten sind viel zu fein, als daß man sie so sauber voneinander trennen könnte, daß keine Übergänge möglich wären. So muß man die anatomisch erkennbaren Schichten in zwei Gruppen ordnen: 1. Äußere Fruchthaut, Cuticula, Epidermis und Längszellen (Epicarp) lassen sich in *geschlossenem* Verbande leichter ablösen, 2. innere Fruchthaut, Querzellen, Schlauchzellen, und Samenschale bilden den *zweiten* Komplex, der sich von dem Mehlkörper abtrennen läßt, aber dabei ergibt sich stets eine mehr oder weniger weitgehende Verletzung der Aleuronschicht sowie vor allem des Keims. Das läßt sich mit dem Tetrazoliumbad (S. 174) nachweisen. Damit ist aber der *Beginn der oxydativen Zersetzung* der wertvollsten Teile des Korn-Innern bereits eingeleitet, und so beschädigte Körner können nicht mehr die Bezeichnung „Vollkorn" zuerkannt bekommen. Auch die raffinierteste Müllereitechnik kann das, was verloren ist, nicht wieder ersetzen.

4. Die Zellschichten des Weizenkornes und ihre Zusammensetzung

Tabelle 10

Zellschichten des Weizenkornes

	Korn-Anteil %	Asche %	Eiweiß %
I. *Fruchtschale* (Perikarp)	5.0 – 6,0	2,0 – 2,5 (5,0)	(7,5) *)
1. a) + b): *Cuticula + Epidermis*	3,5	1,2 (1,5)	5,2 (3,6)
c): Längszellen (Epikarp)	0,8	⎱ 9,1 (16)	(5,2)
2. a): *Querzellen* (Mesokarp)	0,7	⎰	11,0
b): *Schlauchzellen* (Endokarp)	0,5		22,4
II. *Samenschale*	2,5	(8 – 24) ⎱	14,0 – 23,0
1. a): „Braune" oder Farbstoffschicht „*eigentliche*" Samenschale	0,5	9,8 / 15 – 24 ⎰	
2. b): Hyaline Membran *Samenhaut*	2,0	(1,98)	19,5
III. *Mehlkörper* (Endosperm)	87 – 94	7,6	8,5 – 14,2
1. *Aleuronschicht* (Wabenschicht)	7 – 9	(5 – 11)	24,0 – 38,0
2. a) + b): *Mehlkern* (Stärke-endosperm)	80 – 85	0,35 – 0,8	16,0 (außen)
äußeres und inneres Endosperm		(0,7)	7,9 (innen)
IV. *Keim*	2 – 3	4,5	26,0
1. *Zylinder- oder Auf-sauge-epithel*	1,5		
2. „*Schildchen*" (Scutellum)			
3. a) + b): *Embryo* mit Sproß- und Blattkeim und Wurzelkeim	1,2		

[1] Die einzelnen Autoren bedienen sich, wie erwähnt, teilweise verschiedener Bezeichnungen.

Die eingeklammerten Werte stammen aus der Arbeit von PELSHENKE (Getreide und Mehl, 1951, H. 6)

Die Zahlen sind aus den Veröffentlichungen von BOOTH und Mitarbeitern, PELSHENKE, ROHRLICH und BRUCKNER, SCHWEIGART und SHETLAR ausgewählt und auf die Tabelle 10 verteilt worden, so daß die Situation übersichtlich geworden ist (s. Fußnote S. 168).

Aus den Werten in der Tabelle 10 läßt sich erkennen, daß Frucht- und Samenschale nicht nur verhältnismäßig eiweiß-, sondern auch mineralreich sind. Wichtiger wäre nun, festzustellen, welche Aminosäuren sich im Eiweiß befinden. Bezüglich der *Mineralzusammensetzung* der äußeren Fruchthaut (Epidermis und Längszellen) kann ich genauere Angaben machen:

Durch das Entgegenkommen des Laboratoire d'analyses et des Recherches biologiques in Riom Puy de Dôme, ist es möglich gewesen, *spektrographische Analysen* bei *Epidermis* und *Längszellen* machen zu lassen, die in Tabelle 11 wiedergegeben sind.

Tabelle 11

Spektrographische Analyse der Fruchthaut des Weizenkornes

es enthalten	Si	Mn	Mg	Fe	P	Al	Ca	Cu	Na	Zn	K
äußere Fruchthaut Epidermis und Längszellen	++	++	+++	+	—	++	+++	++	+	+	—

Der Fraktion *Epidermis + Längszellen* fehlen also P und K, die den inneren Kornbestandteilen zuzurechnen sein dürften, insbesondere wohl dem *Keim*, vielleicht auch der *Querzellenschicht*. Der Gehalt an Ca und Mg ist dagegen hoch.

Von den einzelnen *Spurenelementen* im Getreidekorn fand ich erwähnt:

I. *Fruchtschale* (Perikarp)

   1. *äußere Fruchthaut*

      in a) C u t i c u l a ,
         b) O b e r h a u t z e l l e n (Epidermis mit Bärtchen),
         c) L ä n g s z e l l e n s c h i c h t (Epikarp):

                | Eisen,   Magnesium |

   2. *innere Fruchthaut*

      in a) Q u e r z e l l e n s c h i c h t (Mesokarp) und
         b) S c h l a u c h z e l l e n (Endokarp):

                | Phosphate,   Schwefel,   Silicium,   Chlor |

II. *Samenschale*

  1. *Samenschale I*

     in a) „eigentliche" Samenschale und

  2. *Samenschale II*

     in b) Samenhaut (Hyaline Membran):

     > Kalium, Natrium, Calcium

Aus der Analyse der *Frucht- und Samenschale* ergibt sich, daß diese Schichten in der Funktion des Kornes unentbehrlich sind, nicht nur für die Keimung, sondern auch für die Ernährung.

Die nachgewiesenen Elemente haben unbestimmte Funktionen für den Keimling und die wachsende Pflanze. Genauer kennen wir ihre Bedeutung für die Ernährung:

Tabelle 12

Bedeutung einiger Mineralien für die Ernährung

Kupfer: für Fermentaktivierung und Blutbildung;

Mangan: unentbehrlich als Oxydationskatalysator, fördert Atmung und Vitaminfunktion;

Molybdän: Antagonist für Kupfer, dient dem Aufbau-Stoffwechsel;

Kobalt: lebensnotwendig zur Aktivierung des Abbau-Stoffwechsels;

Kalium, Natrium, Calcium: dienen der Assimilation, der Umwandlung von Stärke in Zucker;

Phosphate, Silizium, Chlor: beeinflussen unter anderem die Bildung und Erhaltung der Knochen, Zähne, Haare und Sehnen;

Eisen und *Magnesium:* sind beteiligt bei der Dissimilation, sollen die Darmtätigkeit anregen.

Die *Nährstoffe,* wie Eiweiß, Fette, Stärke, Zucker, bedürfen dieser katalytischen Hilfe zu ihrem Aufbau und ihrer Aufspaltung.

Herabsetzende Bezeichnungen, wie „*Rohfaser*" oder „*Holzfaser*", sollte man also für diese anatomischen Bestandteile nicht mehr gebrauchen:

„*Rohfaser*" ist eine Verlegenheitsbezeichnung für etwas chemisch nicht genau Definierbares und überschneidet sich mit der Bezeichnung „*Holzfaser*".

Nach Neumann-Pelshenke (S. 109) können nur etwa 20 % der Schalenteile beim Korn als „*Rohfaser*" bestimmt werden.

„Die *Rohfaser* stellt nun keineswegs reine Zellulose dar, sondern es verbleibt ein erheblicher Teil der höher aufgebauten Kohlehydrate und der Einlagerungsstoffe, aber auch Mineralsubstanz und Stickstoff-Substanz, wie sie gerade in den Schalenteilen des Kornes vorkommen, ungelöst, wie andererseits auch Anteile der Zellulose hydrolysiert werden können. Die Bestimmung dieser Stoffe ist also keineswegs exakt, und man erhält nur Annäherungswerte" ... „Der Rohfasergehalt beim Korn wird mit erheblichen Schwankungen von 1,5 bis 4,5 % angegeben. Tatsächlich liegt er meist um 2,5 %, und die Unterschiede in der Mächtigkeit der Kornschale kommen wenig zum Ausdruck" (NEU-MANN-PELSHENKE, S. 109).

Über die *Verteilung der Vitamine* läßt sich folgendes sagen:

Im Korn finden sich vor allem die Vitamine der B-Gruppe: B_1, B_2, B_6 (Adermin), Biotin, p-Aminobenzoesäure, Vitamin M_2 (Folinsäure), Pantothensäure; im *Keim* finden sich die fettlöslichen Vitamine A, D_3, E, F und K, das antianämische Vitamin „Hämogen".

„Der *Keim* enthält etwa die doppelte, die Schale die dreifache Menge des Gesamtkornes von B_6", „die *Pantothensäure* ist in den Randschichten angereichert" (nach PELSHENKE).

Vitamin C fehlt, es bildet sich erst nach der Keimung, bei der Vitamin E verbraucht wird.

Die *Fermente* finden sich vor allem in den Randschichten im Innern des Kornes, in der *Aleuronschicht*.

Die *Aminosäuren* sind verteilt: Die *äußeren Kornschichten* enthalten vorwiegend *Arginin, Lysin, Threonin* und *Valin*, der *Mehlkörper* (Endosperm) vor allem *Histidin, Leucin* und *Phenylalanin*. Außen- und Innenteile ergänzen sich also gut (NEUMANN-PELSHENKE, S. 73).

Das *Eiweiß* des Weizenkornes ist „nicht ganz vollwertig"; es weist einen geringeren Gehalt an einigen lebenswichtigen (essentiellen) Aminosäuren (Lysin, Methionin, Threonin) auf als das tierische Eiweiß.

Das Weizenkorn ist, wie die meisten Getreidekörner, *kalkarm;* bei erschöpften Böden kann es auch allgemein mineralarm sein. Abgesehen von diesen Eigenschaften, denen man durch gleichzeitige Milchnahrung wirksam begegnen kann, kann ich aber STEPP nur zustimmen, daß *„die Stärke des Getreidekornes nur dann in unserem Organismus in nützlicher Weise verwendet werden kann, wenn auch alle anderen Stoffe, mit welchen sie durch die Natur im Getreidekorn vereinigt ist, in unseren Körper aufgenommen werden".*

Wir dürfen sagen: Das *Weizenkorn* ist neben dem hohen Kalorienwert *wohl die konzentrierteste Vitalstoffnahrung, es ist unsere wertvollste und zugleich haltbarste Nahrung*, die vollwertig zu verwenden wir alle Ursache hätten. Im ganzen Korn sind alle wichtigen Bestandteile wohlgeordnet und zueinander passend verteilt. In diese Ordnung einzugreifen, war erst dem zivilisierten Menschen des letzten Jahrhunderts vorbehalten, und er hat diese Überheblichkeit mit der zunehmenden Zahl von chronischen Krankheiten zu bezahlen.

Die *ältere Ernährungslehre* berücksichtigte einseitig den Stärkegehalt nach Kalorien und die Umwertung bei Verfütterung an Haustiere, ein Verfahren, das irreführend als *„Veredelung"* bezeichnet wurde.

RUBNER sei dafür *als Kronzeuge* genannt: „Durch die Abtrennung der Kleie aus dem Korn wird zwar die verdauliche Brotmenge vermindert, der Mastgewinn aber hebt diesen Verlust völlig auf, der Mensch erhält bei geringerer Ausmahlung eine andere Art der Ernährung, zum Brot bekommt er einen kleinen Anteil an Fleisch und eine mehr oder weniger erhebliche Zulage an Fett." Der Verlust an den Werten des Getreides durch die Tierpassage wurde *nicht in Rechnung gestellt, der Verlust an Spurenstoffen war unbekannt, es war ein Trugschluß* (s. auch Mesotrophie, S. 103).

Die *frühere Ernährungslehre* glaubte auch, eine unzureichende Verwertung des Getreide-Eiweißes annehmen zu müssen wegen der hohen Stickstoff-Mengen in den Ausscheidungen. HEUPKE hat nachgewiesen, daß der hohe *Stickstoffgehalt im Kot* nicht vom Nahrungsstickstoff stammt, sondern *aus den Verdauungs*sekreten; die erhöhte Menge bedeutet demnach etwas Gutes: eine lebhaftere Verdauungstätigkeit bei Vollkorn-Nahrung.

5. Der anatomisch-botanische Vollkornbegriff

Das Weizenkorn stellt in seiner geschlossenen, harmonisch ausgewogenen Ganzheit ein natürliches Gebilde dar, das vielleicht die vollkommenste Nahrung ist, die die Natur uns bieten kann. Merkwürdigerweise hat der Mensch sich im letzten Jahrhundert daran gewöhnt, einen sehr unvollkommenen Gebrauch von dieser Gabe zu machen. Wir werden uns mit diesen Vorgängen jetzt eingehend zu beschäftigen haben.

Die *botanisch-anatomische* Grundlage gibt uns einen zuverlässigen Ausgangspunkt für die Behandlung der Getreideprobleme. Obwohl hier aus Raummangel nur das Weizenkorn behandelt werden kann, gelten die Befunde und Deutungen sinngemäß für alle andern Getreidesorten. Auf den Modell-Charakter dieses Absatzes wurde bereits hingewiesen.

Eine volle Übereinstimmung herrscht zwischen den beiden Nacktkörnern, dem Weizen und dem Roggen. Bei den spelzenhaltigen andern Getreiden wird man entsprechende Änderungen in den Definitionen treffen müssen.

6. Das reife, ruhende Korn

Das Korn weist verschiedene Stadien der „Reife" auf, von der Milchreife über die Gelbreife zur Vollreife und schließlich zur „Totreife". Der Ausdruck „Totreife" ist nur insofern berechtigt, als das Korn von selbst aus der Ähre fällt, dem Landwirt also verlorengeht. Richtig wäre die Bezeichnung „Endreife", bei der das Korn aus der Ähre fällt.

Zu einem durch die Erfahrung bestimmten Zeitpunkt, dem der Vollreife mit 20 % Wassergehalt, wird das Getreide geschnitten, „geerntet", und man läßt es dann am Halm im Freien trocknen. Es kommt zur „Nachreife", die erst die eigentliche Vollreife ergibt.

In dem Stadium der Schnittreife hat das Korn durch die Siebplatte am Ansatz vom Halm alle Bestandteile erhalten, deren es bedarf. Bei der Nachreife dürfte es sich vor allem um eine Wasserabgabe des Getreides handeln, wobei schließlich der günstigste Wassergehalt von 13,5 % erreicht wird.

Getreidekörner gehören ebenso wie die Hülsenfrüchte zu den wasserärmsten Naturprodukten, bei denen sich die Natur der „Trocknung" als Konservierungsverfahren bedient hat, derart, daß nur gerade noch ein schwacher Stoffumsatz erfolgen kann, der des „ruhenden" oder „schlummernden" Samens.

Auch das ruhende Korn lebt und „atmet", d. h. es hat einen Atmungsstoffwechsel, der ihm erlaubt, die ungünstige Jahreszeit zu überstehen. Dazu müssen Kohlehydrate oxydiert, also „veratmet" werden. Diese gehen demnach bei der Lagerung „verloren", werden als Wasser und Kohlensäure ausgeschieden, letztere bleibt als spezifisch schwer am Boden von *geschlossenen* Silos, so daß der Atmungsprozeß langsam aus O_2-Mangel zum Erliegen kommt: Das Korn erstickt mehr oder weniger.

Bei der Atmung wird Wärme frei, die Kornmasse erwärmt sich dementsprechend, um so stärker, je feuchter das Korn eingelagert wurde. Die normalen *durchschnittlichen Lagerverluste* betragen 1 – 2 % des Erntegewichtes. Bei einer Welternte 1953 in Höhe von 161 Mill. Tonnen Weizen wären das etwa 1,5 – 3 Mill. Tonnen, die verloren gehen. In feuchten Erntejahren sind es weit mehr.

Es ist verständlich, daß man sich bemüht, diese Verluste zu verringern. So ist man in Großbetrieben dazu übergegangen, mit *Mähdreschern* das geschnittene Getreide sofort zu dreschen, wodurch allerdings die wertvolle Nachreife am Halm verlorengeht. Auch sieht man sich in feuchten Jahren gezwungen, die Ernte sofort künstlich zu trocknen, ein Weg, bei dem Qualitätsverluste kaum vermeidbar sein dürften. Mir sind sogar Verfahren bekannt geworden, in denen heiße Ölabgase zur Trocknung direkt durch das Getreide geleitet werden, obwohl diese Abgase karzinogene Stoffe enthalten, die sich auf den Getreidekörnern niederschlagen können. Solche Verfahren gehörten bestraft, nicht nur verboten.

7. Der Keimungsvorgang

Der schlummernde Keim, also der Pflanzen-Embryo, erwacht zum Leben, wenn bei geeigneter Temperatur genügende Feuchtigkeit vorhanden ist. Diese sammelt sich in den Haaren des Bärtchens und dringt von dort durch die Siebplatte in das Korninnere. Sie erreicht auf dem Wege durch die Aleuronschicht den Keim, und nun quellen die Zellen, die chemischen Vorgänge beginnen, und das kleine Pflänzchen verbraucht zunächst die im Korn vorhandenen Reservestoffe, z. B. das Vitamin E. So vermindern diese sich so lange, bis die ersten Wurzeln sich in die Erde senken, gelöste Mineralien aufnehmen und schließlich in den Keimblättern das erste Blattgrün bilden. Nun entsteht auch das bis dahin

fehlende Vitamin C, und die kleine Pflanze, die „Keimling" genannt wird,
führt ihr eigenes Dasein.

Keim und Keimling sind also recht verschiedene Dinge, und diese andauernde
Verwechslung sollte endlich aufhören. Der junge Keimling ohne Blattgrün ist
zweifellos quantitativ weniger als der schlummernde Keim, der alle Stoffe in
sich geballt hat.

Der Keimvorgang ist für den Landwirt wichtig, da von der Höhe der Keimfähigkeit die Dichte der Aussaat abhängt. Aber auch für den Zweck der Ernährung ist die Keimfähigkeit eine wichtige Zahl, denn je höher der Prozent-
satz, desto größer muß auch die Menge der im Korn vorhandenen Vitalstoffe sein.

8. Die Keimfähigkeit als Test für den Vollwert

Es wird sich ergeben, daß die Untersuchungen eine sehr sorgfältige Technik
erfordern. Es gibt aber einige Ganzheits-Methoden, die uns dieser mühevollen
analytischen Methoden entheben und uns erlauben, auf das Vorhandensein
eines Vollwerts zu schließen: Dies ist die *Bestimmung der Keimfähigkeit*, entweder nach dem alten Verfahren der Ankeimung oder nach dem modernen
Verfahren mit Redox-Farbstoffen wie 2-, 3-, 5-Triphenyltetrazoliumchlorid
(nach LAKON). Die an sich ungefärbte Substanz dringt in die Zellen ein und
wird dort in Kürze zu einem leicht erkennbaren roten Farbstoff *reduziert*
(s. Redox-Potentiale, S. 98 ff.).

Mit dieser *Prüfung auf Keimfähigkeit* geht man den Weg der deduktiven
Forschung, insofern man mit dieser Methode die *Ganzheit* des Kornes bzw.
des wichtigen Keimes optisch leicht feststellen kann.

Eine *zweite Prüfung* ist die *Verfütterung der Produkte an Ratten*, die eine
synthetische Diät 10 (s. Vollwert der Nahrung, Bd. I) als Grundkost erhalten. In
diesem Falle muß man verschiedene Mengen des zu prüfenden Produktes geben,
z. B. 2, 4 und 6 g täglich als Zulage. Mit je 50 g Gewichtsanstieg muß die
jeweilige Zulage verdoppelt werden. Aus der Steilheit der Gewichtskurven
kann man auf den Vitalstoffgehalt der Produkte seine Schlüsse ziehen.

Zweckmäßig wird man selbstverständlich die induktiven und deduktiven
Verfahren sinngemäß einzeln oder kombiniert anwenden.

Das Verfahren der Keimprüfung wurde bisher nur für die Beurteilung des
Saatgutes verwendet, da man den Wert des Wachstumsvorganges für die
biologische Prüfung bisher nicht genügend beachtet hat[1].

Auf Grund der Untersuchungen wird dann zu prüfen sein, ob die Menschen
den bestmöglichen Gebrauch von den Eigenschaften der Getreide gemacht

---

[1] Ich verweise hier auf die physikalische Theorie des Lebendigen und die Bedeutung
der Ektropie (s. S. 135ff.).

haben (S. 186 ff.) oder ob es mit den modernen Mitteln der Technik möglich ist, die natürlichen Werte der Getreide besser auszunutzen, wie es bereits auch sonst bei vielen Lebensmitteln möglich geworden ist.

9. Die Bewertung des Getreides nach der Keimfähigkeit

Obwohl das Getreide als Nahrung in unserem Magen nicht keimen soll und kann, ist doch die *Prüfung auf seine Keimfähigkeit eine ausgezeichnete Probe auf seinen Gehalt an Vitalstoffen.*

Die Feststellung der Keimfähigkeit des Getreides scheint zunächst nur für den Landwirt von Bedeutung, damit er die erforderliche Dichte der Aussaat abschätzen kann; aber sie ist auch für die Beurteilung des Nahrungswertes wichtig.

Man kann die Keimprüfung durch Feuchthalten der Körner über mehrere Tage oder in kürzerer Zeit im Tetrazolium-Verfahren durchführen: bei der letzteren Methode erkennt man die Keimfähigkeit an der infolge Reduktion eintretenden Rotfärbung der vom Korn abgelösten Keime.

Jede mechanische Keimschädigung muß automatisch zur Herabsetzung der Keimfähigkeit führen, z. B. sehr starkes maschinelles Waschen und Bürsten des Getreides (s. Reinigung, S. 178). Infolge dieser Verletzung kann Luftsauerstoff eintreten, und die zerstörenden Oxydationsprozesse können beginnen.

Dabei kommt es zu zweierlei Verlusten:

1. dem *sofortigen Verlust* an *Keimsubstanz* und
2. der *nachträglichen Einbuße* von Vitalstoffen durch chemische Vorgänge, insbesondere *durch Oxydation* (s. S. 182).

Finden wir bei einer Weizen-Charge, die zur Verarbeitung gelangt, *v o r* der Behandlung eine Keimfähigkeit von 96—98 %, nach der Behandlung *v o r* der mechanischen Zertrümmerung des Kornes noch etwa 80 %, dann ist der Verlust an Keimsubstanz gering, und die sekundären Oxydationsverluste werden auch in *tragbaren Grenzen* bleiben.

Beträgt die Keimfähigkeit aber nach der Reinigung *weniger als 80 %,* dann ist das entstehende Nahrungsprodukt bereits als *entwertet* anzusprechen. Die *Größe* des weiteren, durch Oxydation eintretenden *Verlustes* an Vitalstoffen *hängt davon ab,* ob die folgenden *Mahlprozesse alsbald* oder *erst nach einigen Wochen bis Monaten* vorgenommen werden.

In Anbetracht der leicht eintretenden Schädigungen beim Reinigen wird man der Praxis wohl am besten gerecht, wenn man eine *Keimfähigkeit von mindestens 80 % für das Korn vor dem Vermahlungsprozeß* verlangt (Thomas). Nach unseren Erfahrungen können bei schonendem Waschen des Kornes aber bis 95—98 % Keimfähigkeit erhalten bleiben.

Sobald außer den sich spontan von der Rückenseite des Kornes ablösenden Epidermis-Teilchen andere Korn-Schichten entfernt werden, wird der Keim verletzt. Es handelt sich um eine mehr oder weniger weitgehende *„Entkleiung"*; das Mehl aus solchem Getreide ist dann *kein Vollkorn-Mehl mehr.* Der Wert der abgetrennten Stoffe läßt sich daran erkennen, inwieweit sie als Tierfutter sehr gut geeignet sind.

Wir treffen hier auf eine wirklich überraschende Überheblichkeit des Menschen: Seit langem verwendet man Kleie mit Keimen als unentbehrliche Bestandteile des Tierfutters, man glaubte aber, daß der Mensch diese Bestandteile nicht brauche, weil das Tierfleisch ihm vollen und sogar besseren Ersatz gewähre. Der Irrtum RUBNERS wurde oben erwähnt (S. 172).

Der *Keim* ist zweifellos der wichtigste Teil des Kornes, denn aus ihm entsteht die neue Pflanze. Zu ihrem Wachstum benötigt sie die Mithilfe der Fermente und der Mineralien aus den Randschichten des Kornes. Ihren Energiebedarf deckt sie aus dem Keimöl, das zugleich Vitaminspender ist, sowie aus den Kohlehydraten des Mehlkerns. Es ist alles weise eingerichtet und verteilt und wirkt erst beim Keimungsvorgang zweckmäßig und geordnet zusammen.

Das Getreidekorn stellt in seiner geschlossenen, harmonisch ausgewogenen Ganzheit ein natürliches Gebilde dar, in das man technisch nicht willkürlich eingreifen kann, ohne den Gesamtaufbau zu stören, die Wertstoffe und die Keimfähigkeit zu gefährden. Die vielen Bestandteile ergänzen sich zu einer unnachahmlichen, sinnvollen Einheit.

10. Anforderungen an Vollkorngetreide

1. Vollkorngetreide soll von möglichst optimal gedüngten Böden stammen. Obwohl diese Forderung heute noch schwierig zu erfüllen ist, muß sie als Aufgabe doch in den Vordergrund gestellt werden. Fortschrittliche Großmühlen und Vollkornbrotfabriken haben die Notwendigkeit dieser Qualitätssteigerung erkannt und sind den Landwirten, mit denen sie Anbauverträge abschließen, bei der Regenerierung ihrer Äcker behilflich.

Eine solche Zusammenarbeit gewährt nicht nur beste Körnerqualität, sondern bewirkt, daß die Getreide weniger von Schädlingen befallen werden, so daß weniger chemische Mittel zur Bekämpfung aufgewendet werden müssen. Auf die Dauer wird sich wahrscheinlich die sog. biologisch-dynamische Düngung in ihren verschiedenen Variationen durchsetzen.

2. Das Korn soll seine anatomischen Bestandteile behalten haben.

3. Das Getreide soll nicht unter 80 % keimfähig sein.

Gegen die Forderung, die *Keimfähigkeit als Testverfahren* zu benutzen, ist eingewendet worden, daß die zum menschlichen Genuß bestimmten Vollkornprodukte ja selbst im Magen nicht keimen sollen, auch nicht keimen könnten, wenn sie geschrotet sind. Dazu ist zu sagen: Eier ißt man nicht, damit im Magen Küken auskriechen. Würden keimunfähige Körner so riechen wie faule Eier, dann gäbe es keine Diskussion über die Zweckmäßigkeit des Testes.

Die Keimfähigkeit besagt, daß im Korn alle dem reifen Samen zukommenden Stoffe vorhanden sind. Deshalb wird auch die Eignung zu einer vollwertigen Nahrung erfüllt.

Durchführung des Testes s. S. 176 ff.

Bei der Beurteilung des Keimfähigkeitstestes darf man nicht vergessen, daß der Keim des Samens etwas ganz anderes ist als das Ei des Tieres. Das Ei des Tieres ist ein einzelliges Gebilde, das unbefruchtet ungeordnete Verhältnisse aufweist. Der Pflanzen-Keim aber ist ein kleiner Pflanzen-Embryo, in dem die Hauptorgane für Wurzel, Stengel und Blatt bereits angelegt sind.

Der schlummernde Embryo = Keim wartet nur auf günstige Bedingungen, wie Feuchtigkeit und Wärme. Dann erwachen die Organe, beginnen zu atmen und bilden durch Zellteilung auf Kosten der Reservestoffe in der Aleuronschicht den „Keimling“. Die *Verwechslung des Keims mit dem Keimling sollte endlich aufhören*. Der Keim enthält in konzentrierter Form alles, was er braucht, der Keimling verbraucht das Vitamin E und andere Reservestoffe, ist also quantitativ vom Keim unterschieden; sobald Blattgrün sich gebildet hat, entsteht in ihm das Vitamin C.

Jede mechanische Schädigung des Keimes oder der inneren Fruchthaut und Samenschale sowie der Aleuronschicht ermöglicht das Eindringen von Sauerstoff, und nun kann es zu Verlusten an Vitalstoffen kommen. Die Größe des Verlustes hängt von der Lagerungsdauer, der Temperatur und Feuchtigkeit ab. Geringe Verluste kann man nur im biologischen Test nachweisen, also z. B. durch Rückgang der Keimfähigkeit. Bei stärkeren Schäden wird das Getreide dumpfig, ranzig und unbekömmlich. Die *herabgesetzte Keimfähigkeit* ist also eine *Warnung*, die beachtet werden muß.

Gebiet der Müllerei

Die Lagerung des Getreides

Die älteste Form der Lagerung dürfte wohl in Erdgruben stattgefunden haben, die trocken und kühl sein mußten. Erst später verwendete man künstlich errichtete Bauwerke, Keller oder oberirdische Speicher, wie sie aus der Josephs-Erzählung aus Ägypten bekannt sind — einst hielt man die Pyramiden für diese Speicher! Die größte antike Kelleranlage ist mir aus der Altstadt von Arles in der Provence bekannt.

Heute errichtet man die mächtigen Silos, die ihren Namen nach dem spanischen Wort für Erdgrube = sylo tragen. In diesen muß das Getreide sorgfältig gepflegt werden, da es lebt, atmet, Wärme entwickelt und außerdem Kohlensäure bildet. Man verwendet jetzt elektrische Fernthermometer und verhindert Schädlings-Verluste durch Giftgase usw.

Eine zweite Form der Aufbewahrung bestand seit uralten Zeiten darin, daß man das zum menschlichen Genuß bestimmte Getreide vom Saatgut abtrennte und durch trockene Erhitzung „darrte" oder „dörrte". Auf diese Verfahren wird unten eingegangen werden.

Wie erwähnt, gehen bei der Lagerung von der Welternte jährlich 1,5—3 Millionen Tonnen zu Verlust. Würde man das zu silierende Getreide vor der Einlagerung vorsichtig darren, dann könnte man diese Verluste weitgehend vermeiden. Dazu bedürfte es aber billiger Wärme. Zu dieser Maßnahme wird man sich vorläufig kaum entschließen können.

Seit das Getreide ein Objekt des Welthandels geworden ist, hat man sich bemüht, das schwere Korn dadurch leichter zu machen, daß man die schwere Kleie abtrennte und nur das Mehl transportierte. Entfernt man mit der Kleie den Keim, so bedeutet das eine Erleichterung um 10—20 %. Den Mehlkörper kann man mit 80 %, die Aleuronzellen mit ca. 8 %, den Keim mit etwa 3 %, den Rest mit etwa 9 % einschätzen.

Mit dem Übergang zum Mehltransport verlor das Mehl die meisten Vitalstoffe, einschließlich der Mineralien. Die Bevölkerung gewöhnte sich an das Weißmehl als das „feinere" Mehl, und wissenschftlich wurde dies Verfahren dadurch sanktioniert, daß man die Kleie an Nutztiere verfütterte, um deren Fleisch zu gewinnen. Denn dies betrachtete man als „Veredelung", ein Grundirrtum RUBNERS.

Die Reinigung des Getreides

Unvermeidlich gelangen in das Korn bei der Ernte, beim Dreschen usw. fremde Bestandteile: Sand, Metallteile, Schmutz, Kot von Mäusen, ferner schädliche Samensorten, wie die von Kornrade, Taumellolch, bei Roggen Mutterkorn usw.

Die Reinigung erfolgt zuerst trocken, meist durch Siebe und Lufteinblasen, sodann mit Wasser unter Verwendung von Bürsten. Der Transport geschieht mit Walzen. Bei diesen müllereitechnischen Verfahren werden viele Körner schon so geschädigt, daß nach dem Bürsten die Keimfähigkeit unter 80 % sinkt.

Bei jedem Wasch- und Reinigungsprozeß lösen sich Teile von der Rückseite des Kornes ab (Cuticula, Epidermis, Längszellen), doch bleiben diese Teile in der Kornfurche auf der Bauchseite unverletzt. Diese Menge beträgt etwa $1/3$ der Gesamtoberfläche, sie ist der Grund, weshalb eine vollkommene Reinigung der Körner technisch nicht gelingt. Reste von Staub bleiben in ihr liegen. Sorgfältige Reinigung und Wäsche in der schonendsten Form können Endprodukte ergeben, die 95—98 % Keimfähigkeit behalten haben und dann das beste Ausgangsmaterial für echte Vollkornprodukte darstellen. Solange Querzellen und Schlauchzellen erhalten bleiben, ist auch die Keimfähigkeit kaum geschädigt.

Zwei neuartige Verunreinigungen

1. *Die insektiziden Schädlingsbekämpfungsmittel*

Sie bleiben nicht nur an der Oberfläche, sondern dringen in den Mehlkern ein. Eine vollkommene Beseitigung ist dann nicht mehr möglich, und mit dem Mehl nimmt der Mensch dann diese Stoffe auf, die in der Leber und in Lipoiden (Gehirn, Nerven) angereichert und gespeichert werden. Der mögliche Umfang gesundheitlicher Schädigungen ist vorläufig nicht abzusehen. Eine Einschränkung dieser Stoffe muß erstrebt werden, vielleicht auf den oben angedeuteten Wegen der vorsichtigen Erwärmung, wofür es einige Patente gibt, oder durch optimale Düngung.

2. *Radioaktivität*

Die Verschmutzung mit *radioaktiven Isotopen* infolge von Niederschlägen nach Atombombenversuchen.

Die zunehmende Radioaktivität in der Atmosphäre hat auch zu einer Zunahme in denjenigen Lebensmitteln geführt, die den Regenfällen am stärksten ausgesetzt sind; dazu gehört z. B. das Getreide. Doch können auch Kühe verseuchtes Gras fressen und die Isotopen mit der Milch ausscheiden.

Die Gefahr scheint deshalb so bedeutungsvoll, weil man daraus einen Grund gegen den Gebrauch von Vollkornprodukten herzuleiten versucht hat. Deshalb habe ich mich an das in dieser Hinsicht führende *Radiologische Institut der Universität Freiburg* gewendet und um Untersuchung von ungereinigten und sorgfältig gereinigten Vollkornproben gebeten. Herr Dr. Herbst hat mir über diese Untersuchungen folgenden Bericht übergeben:

„Radioaktivitäten" in Brotgetreide

Eine biologische Bewertung radioaktiver Beimengen in Brotgetreide hat davon auszugehen, daß auch im Getreidekorn *seit je eine gewisse Menge natürlicher radioaktiver Atomarten enthalten ist.* Unter diesen ist vor allem das natürlich radioaktive K 40 zu nennen, das zu 0,0119 % im üblichen Element Kalium enthalten ist, und das je g Kalium für etwa 1640 Beta-Umwandlungen je Minute mit entsprechender Entwicklung energiereicher Bestrahlung verantwortlich ist. Auch Spuren von Radium mit etwa 2×10^{-15} g je g Ausgangsmaterial wurden im Weizen gefunden. Ferner enthält das Element Kohlenstoff den natürlichen radioaktiven Strahler 14 C; seine natürliche spezifische Radioaktivität ist 15,3 Betapartikel je Minute und g Kohlenstoff.

Sedimentationen künstlich radioaktiver Atomarten in Zusammenhang mit atomtechnischen Vorgängen, derzeit und allgemein verbreitet vor allem durch Atombombenversuche, bewirken zusätzliche radioaktive Kontaminationen des Getreidekornes und damit mehr oder weniger auch der daraus hergestellten Nahrungsmittel. Die Aufnahme solcher künstlichen Atomarten kann im Anschluß an Bodenkontaminationen über die Wurzeln der Getreidepflanzen erfolgen, wobei sich die radioaktiven Atomarten physiologisch wie die Elemente verhalten, zu denen sie gehören. Künstlich radioaktive Beimengungen der Atmosphäre können im Zuge trockener oder mehr noch feuchter Sedimentationen aber auch die Oberflächen der Pflanzensprossen, einschließlich der Getreidekörner äußerlich radioaktiver kontaminieren, und zwar kann diese Kontamination in Partikelform oder in Form gelöster Substanzen erfolgen. Dabei kann, wiederum elementabhängig, kutikuläre Aufnahme oder mehr oder minder feste Sorption an die Oberflächen der Sproßorgane auftreten mit unterschiedlichen Möglichkeiten mechanischer Wiederentfernung dieser äußerlich deponierten radioaktiven Materialien.

Kontaminationen des Getreides aus dem Jahr 1957 speziell mit ^{90}Strontium wurden nach dem 2. Bericht des „Sonderausschusses Radioaktivität" (1959) wie folgt festgestellt: (Angaben in 10^{-9} uc je g Frischgewicht): Roggen 28, Roggenkleie 105, Roggenfuttermehl 53, Roggenmehl 5, Weizenkleie 70, Weizenmehl 5,5. (Handelsware aus Lagern in Deutschland.)

Die Wirksamkeit des *Waschens von Getreide* zum Zwecke einer Entfernung des Anteils äußerlich anhaftender radioaktiver Substanzen ist *unterschiedlich, zumeist jedoch nachweisbar.* Es wurden an Weizen und Roggen der Ernte 1958 nach einem sorgfältigen Verfahren Waschversuche durchgeführt und der Effekt auf die anhaftende Gesamtradioaktivität festgestellt. Zu berücksichtigen ist, gemessen am Jahresmittel, der relativ geringe Zuflug radioaktiven Materials zur Zeit der Getreidereife. Es verhielt sich die Radioaktivität in Zerfallsakten je Minute und g Frischgewicht bei Weizen von 4 Herkünften ungewaschen : gewaschen wie 10,6 : 8,1. Bei Roggen war der Verhältniswert entsprechend 11 : 9,2. Zu berücksichtigen ist, daß in den Werten die *natürliche Radioaktivität des Kaliums mitenthalten ist.* In *Einzelfällen bei Weizen* waren nach Abzug der natürlichen Kaliumaktivitäten *Wascheffekte von mehr als 200 %/o festzustellen.* Die *Wirksamkeit* des Waschprozesses ist naturgemäß von einer Reihe sehr wechselnder Faktoren der verschiedensten Art abhängig und daher je nach Konstellation dieser Faktoren *unterschiedlich,* konnte aber mit wenigen Ausnahmen und wechselnden Effekten meßtechnisch *immer wieder festgestellt* werden.

Nach diesen Untersuchungen des Radiologischen Instituts der Universität Freiburg/Br. ist es also möglich, auch unter den Bedingungen der Praxis die künstliche Radioaktivität erheblich herabzusetzen, so daß man daraufhin keine Bedenken gegen diese so gereinigten Vollkornprodukte zu haben braucht, zumal, wie sich aus meinen eigenen Untersuchungen ergeben hat, die Keimfähigkeit des Kornes bei diesem Reinigungsverfahren nicht vermindert wird.

Die Resorption des Strontiums kann durch reichlich Kalzium in der Nahrung eingeschränkt werden, ebenso durch viel Milch, aber auch durch Vollkornprodukte, an deren Verzehr die Menschen von Jugend an gewöhnt werden müssen (Nutrition Reviews 1958, S. 153).

Die mechanische Aufschließung des Getreides

Nach der Reinigung gelangt das Korn in modernen Mühlen unmittelbar zur mechanischen Aufbereitung. Wir unterscheiden folgende Hauptverfahren:

durch Schälen (Loslösen der Spelzen): *Graupen* (Gerste, Reis),
durch Schroten entsteht *Schrot* (Weizen, Roggen, Hafer, Gerste),
durch Quetschen entstehen *Flocken* (Weizen, Hafer, Gerste, Hirse, Roggen),
durch Hacken entsteht *Grütze* (Weizen, Roggen, Hafer, Gerste, Buchweizen),
durch Mahlen und Sieben entstehen *Grieße* (Weizen, Grünkern, Mais),
durch Feinmahlen entsteht *Mehl* (alle Getreide),
durch Feinstmahlen und Sieben entsteht *Puder* (Weizen, Reis, Mais).

Alle diese Produkte sind um so hochwertiger, als die Körner die Keimfähigkeit bis zum Moment der Zerkleinerung bewahrt haben. Aus mühlentechnischen Gründen hat Thomas eine Keimfähigkeit von 80 % für solche Produkte vorgeschlagen, die noch als Vollkornprodukte bezeichnet werden dürfen. Eine Einigung über diesen Vorschlag ist noch nicht erfolgt. Vielleicht ist diese Regelung auch nicht so wichtig, wie die

Beachtung der kürzesten Lagerungszeit der Mahlprodukte

Es ist technisch möglich, das Korn zu jedem gewünschten Feinheitsgrade auszumahlen. Sind Kleie und Keim abgetrennt, kann von Vollkorn nicht mehr die Rede sein. Diese Feinmehlprodukte umfassen aber die größte Menge des menschlichen Verbrauchs. Alle diese Produkte sind also biologisch minderwertiger als die Vollkornprodukte.

Die Lagerung der Mahl- usw. Produkte

Während das unverletzte, ganze Korn durch seine wachsartige Cuticula und seine Schalenteile weitgehend vor dem Eindringen von Wasser geschützt ist und dadurch zu den lagerbeständigsten Lebensmitteln gehört, sind die aus dem Korn hergestellten Vollkornschrote sehr empfindlich. Nun gelangt nämlich Luftsauerstoff an die freigelegten Kleiebestandteile, die hygroskopischen Gewebe ziehen Wasser an, es entsteht dumpfiger Geschmack, und die Keimöle werden durch Oxydationsvorgänge „ranzig" und bitter. Deshalb hat man diese Vollkornmahlprodukte früher niemals längere Zeit gelagert, sondern sie jeweils frisch hergestellt.

Die Oxydationsvorgänge und ihre Auswirkungen

Die Lagerverluste des Getreides sind, wie schon gesagt, in erster Linie auf Oxydationsvorgänge zurückzuführen.

Es handelt sich um zwei verschiedene Oxydationsvorgänge:

1. um solche *autooxydativer Natur*, d. h. einer direkten Oxydation durch den Sauerstoff der Luft. Dieser Vorgang verläuft langsam, ist minimal, wenn die Feuchtigkeit weniger als 15 % beträgt. Dabei können auch Pilze nicht mehr leben und wachsen.

2. um *fermentative Oxydation* unter Mitwirkung der korneigenen Oxydasen, Peroxydasen, Katalasen und Polyphenolasen. Diese Prozesse verlaufen sehr rasch und bewirken innerhalb weniger Wochen einen nahezu völligen Verlust an Vitaminen des B-Komplexes und damit einen Verlust an den Aufbau-Vitaminen (s. S. 59, 134).

Zu 1. Es ist nun nicht möglich, die *autooxydativen* Prozesse ohne Zusatz chemischer Antioxydantien auszuschalten, die dann auch gesundheitlich bedenklich wären. Deshalb können Lebensmittel nur begrenzt haltbar gemacht werden, wenn man sich nicht zusätzlich chemischer Mittel bedienen will.

Zu 2. *Viel intensiver* aber wirken die *Fermente* bei der oxydativen Entwertung mit, und vor allem wegen dieser fermentativen Wirkung sind diese Vollkornprodukte so wenig haltbar. Man hat sich so zu helfen versucht, daß man die fermentreiche Kleie und den Keim abtrennte und dadurch wieder *zum Weißmehl* gelangte. Dieses wurde demnach zwar lagerfester, aber an Vitalstoffen entwertet.

Die schnelle Wirkung dieser Oxydationsfermente kann man an einem geriebenen Apfel erkennen, der sehr schnell bräunlich verfärbt wird, weil sich dunkle Oxydationsprodukte bilden. Da diese Verfärbung beim Korn nicht eintritt, kann man die Zersetzung nur indirekt, chemisch oder biologisch, nachweisen. Während also diese Fermente in dem lebenden Korn unentbehrlich sind, wirken sie zerstörend, wenn das Korn mechanisch aufgeschlossen ist. Andererseits sind die Korn-Fermente für den Ernährungsvorgang nicht nur unbedeutend, sondern bedeutungslos, was allein daraus hervorgeht, daß man seit alters nur Gerichte aß, die erhitzt waren, also fermentfrei.

Man hat auch versucht, die Anwesenheit dieser Fermente als beweisend für die Frische der Nahrung zu verwenden mit dem sog. „Frischkorntest“, dem Katalase-Test. Obwohl er nur noch historische Bedeutung hat, muß dazu doch einiges erklärend gesagt werden:

Die Katalase ist ein Ferment, das bei den eigentlichen Lebensvorgängen nicht wichtig ist, sondern eigentlich nur die letzte Stufe des Oxydationsvorganges darstellt: Ableitung der Abbauprodukte aus der Zelle zwecks Ausscheidung.

Ihre Wirkung kann mit Schwermetallverbindungen ausgeübt werden. Sie ist nicht an die Lebenserscheinungen gebunden. So wird das Ergebnis meiner Nachprüfungen verständlich:

Ich habe auf Grund der Deutung der Katalase als Frischkorntest zahlreiche Produkte des Handels, ebenso viele Proben aus meinem Laboratorium, deren Lagerzeit bekannt war, geprüft. Dabei hat sich ergeben, daß selbst völlig *überalterte, verdorbene* und *ranzige Proben* eine *starke Katalasereaktion* ergaben. *Als Frischkorntest ist sie unbrauchbar!* Dafür kann man aber sagen: *Je intensiver die Katalasereaktion ist, desto weniger haltbar bezüglich des Vitalstoffgehalts ist die Probe, und um so schneller zersetzt sie sich.*

Aus diesem Grunde ist es erforderlich, daß Vollkornprodukte, die einen Anspruch auf diese Bezeichnung erheben, ein zeitlich begrenztes *Verbrauchsdatum* bekommen müssen. Bei vollem Fermentgehalt ist die Grenze 3 bis 4 Wochen nach Herstellung (S. 195).

Es ist aber möglich, durch vorsichtige *Anwendung von Wärme* die gefährlichen Oxydationsfermente so weit zu schwächen, daß die Oxydationsvorgänge um das Mehrfache verlangsamt werden und diese Produkte noch nach 2–3 Monaten einen für den Ernährungszweck geeigneten Gehalt an Vitalstoffen aufweisen. Darüber wird nachher zu sprechen sein (S. 191).

Gebiet der Bäckerei

Brei- und Brot-Getreide

Alle Getreidearten lassen sich zu den verschiedensten Breigerichten verarbeiten. Brei ist die älteste Form der Zubereitung, auch die einfachste. Im Brei kann man die natürlichen Werte leichter erhalten, und so scheint es verständlich, daß die Völker, die von Brei leben, viel weniger von Krankheiten bedroht sind, wie wir sie bei der brotessenden Bevölkerung finden können.

Der wesentliche Unterschied zwischen den Brei- und Brotgetreiden beruht darauf, daß die eigentlichen Brotgetreide, Weizen und Roggen, einen besonderen Eiweißstoff besitzen, den *Kleber.* Dessen Eigenschaften werden im nächsten Absatz besprochen.

Die kleberfreien sowohl wie die kleberhaltigen Getreide sind sämtlich Breigetreide. Die bisherige geschichtliche Entwicklung hat es mit sich gebracht, daß Weizen und Roggen praktisch nur noch zu Brot oder Kleingebäck verarbeitet worden sind.

Die Fladen- oder Flachbrote

Die Erhitzung eingedickter Breie auf heißen Steinen zu den sog. Fladenbroten ist uralt. Man kann sie aus allen Breigetreiden herstellen. Gute Fladenbrote haben den gleichen Ernährungswert wie die anderen Vollkorngerichte. Sie bieten den Vorteil der stärkeren Kauarbeit. Bei der biologischen Verschiedenheit der Produkte wird von der Aufzählung der verschiedenen Waren abgesehen. Ich verweise auf die Arbeiten von ABELIN sowie meine Darstellungen in meinem Buch „Der Vollwert der Nahrung" Bd. I, 1950, S. 220. Ausschlaggebend sind die Güte des Rohschrotes sowie die Dauer des Trocknens, die Backtemperaturen usw.

Die Gärbrote

Die Herstellung der Gärbrote wurde in Ägypten zur Zeit des CHEOPS (um 2500 v. Chr.) entdeckt. Vielleicht hat man einen Fladenteig ungebacken liegen lassen, der bei den hohen Temperaturen in Gärung überging und sich aufblähte. Da kein anderes Material für frischen Fladenteig verfügbar war, wurde dieses gegorene Material gebacken, und das Gärbrot war entdeckt. Das Getreide war damals der *Emer*.

Müllerei und Bäckerei waren Jahrtausende miteinander verbunden, so daß das Mehl alsbald eingeteigt und das Brot nach dem Gehen des Teiges gebacken werden konnte. Eine solche Darstellung ist uns in dem Grabmal des Bäckermeisters EURYSACES in Rom vor der Porta Maggiore erhalten geblieben, auf dessen Fries der Weg des Getreides dargestellt ist. EURYSACES war „öffentlicher Brotlieferant". Auch in Pompeji, besser noch erhalten in Herkulanum, finden wir die Kombination Müllerei und Bäckerei.

Die heute vorwiegende Trennung erfolgte erst im letzten Jahrhundert, so daß nunmehr die Interessen der Mühlen und des Backgewerbes getrennt wurden.

Das Bäckerhandwerk war stets ein schweres und risikoreiches, weil man bei der Unkenntnis über das Wesen der Teiggärung auf die Erfahrung angewiesen war und Fehlgärungen nicht zu vermeiden waren.

Zur Herstellung von Gärbroten sind Roggen und noch besser Weizen geeignet, weil diese beiden ein besonderes Eiweiß enthalten, den sog. „Kleber", der infolge seiner Zähigkeit die bei der Gärung entstehende Kohlensäure als Gasblasen zurückhält und dadurch die Auflockerung des Teiges herbeiführt.

„Kleber" ist ein Gemisch aus Gliadin und Glutenin, die sich zu 4–5 % im Weizen und Roggen finden, Glutenin jedoch nur im Weizen. Der im Roggen entsprechend wirkende Stoff unterscheidet sich. Glutenin enthält die doppelte Menge Glutaminsäure wie Gliadin. Gliadin enthält kein *Lysin*. Glutaminsäure und Lysin sind beide lebenswichtige Aminosäuren, Bestandteile der Eiweißmoleküle. Dem *Getreideeiweiß mangeln* auch die beiden andern lebenswichtigen Aminosäuren *Tryptophan* und *Cystin*. Man hält deshalb das Getreideeiweiß für „minderwertiger" verglichen mit tierischem Eiweiß. Da man diesen „Fehler" aber leicht durch Milcheiweiß ausgleichen kann, ebenso wie den oben erwähnten Mangel an Kalk, wiegt diese etwas herabsetzende Bewertung nicht sehr schwer.

Heute wissen wir, daß bei der Teiggärung eine Kombination der Wirkung von Milchsäurebazillen und Hefen bestimmend ist, des sog. Sauerteiges, und daß dessen Pflege und die Teigführung wesentlich für optimale Brote sind. Man kann mit Reinkulturen arbeiten und dadurch die früheren Risiken vermindern. Wesentlich ist bei diesen Gärungen, daß die Mikroorganismen zusätzlich *Vitamine bilden,* das Gärbrot also gegenüber dem Teig noch bereichern können.

Diese Vitaminbildung ist ein gutes Gegengewicht gegen den Gärverlust, der in dem Verbrauch der Kohlehydrate durch die Hefen besteht, und der in Deutschland allein jährlich 1/2 Million Doppelzentner beträgt. Bei dieser Gärung entsteht Alkohol, der beim Backen durch den Schornstein entweicht und verlorengeht, weil das Alkohol-Monopol des Staates die Kondensation und Verwertung verhindert.

Der Backvorgang beginnt meist mit scharfer Hitze (bei $+ 235°$ C), so daß die Oberfläche der Brote schnell ausgetrocknet und angeröstet wird. Dann kann der Backprozeß im Innern abgeschlossen verlaufen bei der durch die Verdampfung des Wassers entstehenden Temperatur von $100°$ C. Die Ausbacktemperaturen können dann niedriger gehalten werden, und man kann die spätere Konsistenz der Krume regeln.

Es existiert eine ausgedehnte Literatur über das Brot, in der die gegensätzlichsten Behauptungen aufgestellt werden. Man kann wohl jede Behauptung mit anderen Zitaten widerlegen, je nachdem, ob man die Frage vom Standpunkt des Müllers, des Bäckers, des Konsumenten, des Arztes, Naturwissenschaftlers oder Anthropologen usw. behandelt. Es handelt sich in Wirklichkeit um *das Kernproblem* der Ernährung der Menschen. Denn ohne Getreide gäbe es keine menschliche Kultur und keine Geschichte.

Um so auffallender ist es, daß die zivilisierte Menschheit einen völlig einseitigen Gebrauch von den Eigenschaften des Weizens und Roggens macht. Bommer und Bommer haben die Gefahren sehr klar erkannt, als sie schrieben: „Der Weizen ist ein verführerisches Geschenk der Natur, das, falsch verstanden und gehandhabt, die Völker, die sich ihm allzu freudig zuwenden, bedroht, jedenfalls aber wesentlich zur Entartung ihrer Ernährungssitten beitragen kann. Zum mindesten aber bewirkt er dort, wo er die Vorherrschaft erlangt, eine Abwendung von altherkömmlicher Art der Getreidenahrung." Wir werden sehen, daß diese Erscheinung damit zusammenhängt, daß den *früheren Zeiten jene Apparate und Organisationen fehlten, mit denen man leicht in Stadt und Land die möglichst naturnahen Produkte der Bevölkerung zugänglich machen konnte. Deshalb sahen sich die Völker früher gezwungen, den einseitigen Weg zur Brotherstellung zu beschreiten und sich der gleichzeitigen Verwendung des Weizens und Roggens als Breigetreide zu entwöhnen.*

Noch vor 150 Jahren bekamen Universitätsprofessoren, wie Hufeland, einen

Teil ihres Gehalts als „Deputat" in Form von Getreide, das sie in den örtlichen Mühlen nach Bedarf mahlen lassen konnten. Es gab also gar keine Möglichkeit, daß Mehle lange lagerten und dabei verdarben. Auch aus meiner eigenen Jugendzeit entsinne ich mich noch, daß die Bauern jeweils in der nächsten Wind- oder Wassermühle ihr Getreide mahlen lassen konnten und ihr Brot in den gemauerten Backöfen zu backen pflegten. Für dieses Brot galt der Satz: „Salz und Brot macht Wangen rot." Weißmehl wurde nur an Festtagen verwendet.

Gewiß ist es richtig, daß das Getreide in den heutigen Großmühlen hygienischer gereinigt wird, aber dieses Verfahren ist gewissermaßen auf halbem Wege stehen geblieben, indem nur die Infektionsgefahren und die Verunreinigungen bekämpft wurden. Daneben traten die großen Vitalstoff-Verluste auf, die zu der Ausbreitung der Zivilisationsseuchen geführt haben. Praktisch konnte bis vor kurzer Zeit niemand gereinigtes Getreide im Kleinhandel erwerben, selbst schroten und im Haushalt verwenden. Die Mahlprodukte waren geradezu zu einer Zwangsnahrung geworden.

Zunächst will ich die beiden Gegensätze besprechen, die sich so ergeben haben: Vollgetreide oder feinstes Mehl?

Vollkornbrote und Weißmehl-Feinbrote

Vollkornbrote und andere Vollkornwaren müssen dadurch gekennzeichnet sein, daß die Verarbeitung der Mahlprodukte zu Teig sowie der Backvorgang *so bald wie möglich aufeinander folgen,* damit keine Oxydationsverluste durch Lufteinwirkungen entstehen können. Außerdem müssen sie aus einem Getreide hergestellt sein, das die Bedingungen erfüllt, die oben genannt wurden (S. 195).

Es ist nun wichtig festzustellen, daß die Forderungen nur dann erfüllt werden können, wenn man die *modernsten Fortschritte der Technik beherrscht und anwendet.* Frühere Generationen waren nur annäherungsweise in der Lage, diese optimalen Vollkornbrote herzustellen. Und deshalb ist es ein völliges Übersehen der Wirklichkeit, wenn seitens mancher Wissenschaftler die Vollkornbrotforderung als „romantische Sehnsucht nach der Ernährungsweise unserer Vorväter" bezeichnet wird. Es ist genau umgekehrt: *Erst die moderne Technik setzt uns, richtig angewendet, in den Stand, den besten Gebrauch von den tatsächlichen Werten des Getreidekornes zu machen.* Denn wir können die nun einmal unvermeidlichen Verluste auf ein Minimum beschränken, können also weit bessere Produkte hervorbringen als früher.

Etwas ganz anderes ist es nun, wie es kommt, daß die Menschen in der Tat die Weißbrote und Weißmehlprodukte vorziehen. Diese Tatsache ist das Ergebnis einer 100jährigen Fehlentwicklung, bei der nicht nur die Transport- und Lagerungsfragen des Weißmehls eine Rolle gespielt haben, sondern auch die

Entwicklung der Mühlentechnik und die fehlerhafte Bewertung des Getreides nur nach dem kalorischen Gehalt des Mehlkernes sowie die damit in Zusammenhang stehende Unterschätzung der keimhaltigen Kleie. Darauf wurde schon oben verwiesen.

Es scheint mir aber, als ob der *ausschlaggebende* Faktor die *psychische Einstellung der Völker* gewesen ist. Dafür sprechen folgende Tatsachen:

Der Beginn der Bevorzugung des Weißmehls liegt bereits in der NAPOLEONischen Ära, als die französischen Heere in ganz Europa das französische Weißbrot bekanntmachten und forderten, die „groben" Brote der Völker in den besetzten Länder aber verachteten. „Die französische Heereskost geht auf PARMENTIER zurück, der sich dagegen wehrte, daß der französische Soldat Kleie essen müsse statt Brot" (JAKOB). Das Heeresbrot wurde deshalb aus zwei Teilen Weizen, einem Teil Roggen unter Abzug von 20 % Kleie hergestellt, hatte aber einen sehr hohen Wassergehalt. Nun hat sich mit den französischen Heeren auch die Mentalität der Revolution, ebenso die Achtung vor der französischen Bildung ausgebreitet. Vielfach kam es dadurch dazu, daß man das „feinere" Brot auch als Beweis für eine „feinere" Lebensform betrachtete und die Brotfrage so auffaßte, als ob man sich einen sozialen und bildungsmäßigen Aufstieg gewissermaßen „eressen" könne. Wer „grobes" Brot aß oder ißt, gilt als „grob". Und an dieser letzten Endes rein materialistischen Klippe sind bisher alle Bemühungen gescheitert, das Getreide optimal der menschlichen Ernährung zuzuführen. Technik, Verkehr, Wissenschaft, Physiologie fügten sich diesen Ansprüchen, und die Grundsätze der Weltwirtschaft taten das ihre. „Es ist nun einmal so, daß jemand, der in erster Linie Geschäftsmann ist, sein Geschäft sehr wahrscheinlich nach den skrupellosen Prinzipien des Geschäftslebens — fressen oder gefressen werden — leiten wird" (N. WIENER, S. 123).

Man darf nicht vergessen, daß die gewaltige Produktion von Weizen in Amerika zu den weltwirtschaftlichen Problemen geführt hat, und daß die einfache und so bequeme Kalorienlehre diese Weißmehl-Propaganda gefördert hat. Man hat die Frage viel zu einseitig vom rein chemischen Standpunkt aus betrachtet und an die biologischen und pathogenen Auswirkungen nicht gedacht. Zum Grundsätzlichen möchte ich ein Zitat anführen:

H. DEUTSCH-RENNER schreibt in seinem Buch „Ernährungsgebräuche" (s. auch S. 258 und 264) bezüglich der Bewertung der wissenschaftlichen Argumente, die die Chemie liefert:

„Wenn es hoch geht, so marschiert die Chemie auf, und diese ist sich nicht bewußt, daß sie in bezug auf Nahrungsgebräuche meist nichts anderes bedeutet als eine Hilfswissenschaft der Sinnesphysiologie und Psychologie. Keine Besserung in dieser Hinsicht ist zu erwarten, bevor nicht die Chemiker die wahre Stellung ihrer Wissenschaft begreifen, oder bevor nicht Psycho-Physiologen die Sache in die Hand nehmen und die Dinge so ordnen, wie das in den letzten 25 Jahren zwischen Medizin und Chemie geschehen ist. Keinesfalls wird die Entwicklung leicht sein" (S. 149).

„Nach meiner persönlichen Erfahrung gibt es wohl auch Chemiker in der Nahrungs-
mittelindustrie mancher Länder, die sich der Mängel ihrer Methoden bewußt sind, aber
die Vorstände der Gesellschaften, bei welchen sie beschäftigt sind, haben noch nicht erfaßt,
um was es sich handelt. Sie glauben, daß auch in diesem Zweige Nur-Chemiker so erfolgreich sein können wie in der Gummi- oder Erdöl-Industrie. Sie sind sich der Grenzen
nicht bewußt, die der Lebensmittel-Chemie durch die menschlichen Sinne auferlegt sind."

Zur Geschichte des weißen Mehles gibt DEUTSCH-RENNER S. 58 weitere interessante
Hinweise.

Während nun Vollkornprodukte einer besonders sorgfältigen Teigführung
bedurften, um gute Brote zu bekommen, war dies bei Weißmehl viel leichter.
Das Mehl mußte nur etwa 3 Wochen lagern — „reifen" — um sich leicht zu den
lockeren Broten verarbeiten zu lassen.

Man konnte das Weißmehl außerdem noch „bleichen", also negativ färben
und „bessere" Qualität vortäuschen. Schließlich trat der paradoxe Zustand ein,
daß das Mehl, das für den menschlichen Gebrauch bestimmt war, von den
Getreideschädlingen nicht mehr gefressen wurde.

Obwohl inzwischen die ärgsten Auswüchse gesetzlich behoben sind, bleibt man
nach wie vor bei dieser niedrigen Ausmahlung und versucht, durch Zusätze von
Vitaminen (Vitaminierung) oder Mineralien die Mängel zu beheben. So wurden
im zweiten Weltkrieg 100 % des amerikanischen Brotes vitaminiert. Ein solches
Rezept stammt von HENRY SHERMAN: Zugabe von Magermilch, vermahlenen
Keimen, Vitaminen und Mineralsalzen. Aber *da der Gebißverfall weiter fort-
schreitet, ist dieser Weg offenbar doch noch nicht ausreichend.*

Diese Entwicklung wurde unterstützt durch die moderne Mühlentechnik, die
zum „Mühlensterben" in örtlichen Versorgungsbetrieben führte. Im deutschen
Großmühlenkapital sollen etwa $^3/_4$ Milliarden angelegt sein.

Zwar gibt es schon lange warnende Stimmen, wie z. B. den Vorschlag
von GRAHAM (1837), der ein Weizenvollkornschrotbrot vorschlug, das ohne
Triebmittel hergestellt wurde. Heute verwendet man Hefen für diese Graham-
brote. Das Weißmehl ist bisher herrschend geblieben, aber langsam nimmt
der Vollkornverbrauch doch zu!

Auch heute noch setzen sich viele Wissenschaftler für das Weißbrot ein,
weil es „für den heutigen Menschen" entlastender und deshalb richtiger sei.
Dies ist zweifellos ein Fehlschluß. Endgültig wird der Streit durch den Verbraucher entschieden werden, der aber eindrucksvoll und wirksam aufgeklärt
werden muß. Er muß davon überzeugt werden, daß er vor der Wahl steht,
sich selbst und seine Familie durch Weißmehl-Produkte entweder den Weg zur
Krankheit zu führen, oder durch Getreidenahrung in Vollkorn-Form selbst in
Form zu bleiben, d. h. gesund. Es ist eine Frage des Beispiels und der Erziehung.

Das Weißmehl und die daraus hergestellten Produkte sind, vom biologischen
Standpunkt aus, entwertete, entropische Produkte (S. 82 ff.), die maßgebend an

dem Gebißverfall der zivilisierten Völker beteiligt sind. Wenn GLATZEL den Rückgang des Weißbrotverbrauchs feststellt und daraus die Folgerung zieht, daß man dieser „Tendenz" nachgeben müsse, so macht er sich die Sache doch gar zu leicht. Denn wesentlich an dem Rückgang ist doch wohl der Umstand beteiligt, daß das Weißbrot eben nicht die lange Sättigung bietet, die der Mensch für seine Arbeitszeit sich erwünscht; deshalb der Drang nach mehr Belag und Zutaten, die Ableitung auf andere, durchaus nicht wertvollere Nahrungsmittel. Wenn man den Erfolg eines guten Vollkorngerichts sieht, dann kommt man zu einem ganz anderen Urteil.

Es scheint so zu sein, daß die Menschen durch jahrzehntelange Entwöhnung verlernt haben, das echte Vollkornbrot physiologisch ausreichend zu verwerten, und daß man sie langsam daran gewöhnen muß. Man muß, wie unten noch gezeigt werden wird, die Vollkornfrage nicht nach kurzfristigen Versuchsergebnissen beurteilen, sondern *nach langfristigen Beobachtungen*. Daß dann ganz andere Resultate erhalten werden, ist durch die *Phytin*-Untersuchungen in Südafrika bewiesen worden (S. 212).

So, wie die unvoreingenommene Begutachtung heute lauten muß, kann man nur sagen: *Die hohe Einschätzung des Weißbrots und Weißmehls ist ein falscher Maßstab, der den Fortschritt zu den modernen Gesundheitsaufgaben hemmt.* Hier gilt der Satz GOETHES: „Einer neuen Wahrheit ist nichts schädlicher als ein alter Irrtum" (III. 276). Man sollte damit aufhören, den Sieg des Weißbrotes als unumstößlich hinzunehmen. Es können auch Sieger einen Krieg bzw. den Frieden verlieren.

Obwohl zu dem Kapitel Brot eine kaum übersehbare Literatur besteht, kann an dieser Stelle diese Frage nicht weiter erörtert werden. Beide Formen, das Vollkornbrot und das Weißmehlbrot in den heutigen Formen sind Ergebnisse der historisch entgegengesetzten Entwicklung. Die Bewertung ist verschieden: Das Vollkornbrot müßte nach seinen Gesundheitswerten eingeschätzt werden, während das Weißbrot nach der Bequemlichkeit des Essens bewertet wird. Das sind zwei verschiedene Maßstäbe. Es wird aber durchaus nicht notwendig sein, daß man das Weißbrot als solches bekämpft, sondern man wird *einen Weg suchen müssen, auf dem man den verschiedenen Aufgaben und Tendenzen gerecht werden kann.* Dazu müssen wir uns nunmehr der Verwendung der Getreide in der ältesten Form, der Benutzung zu Breigerichten, zuwenden.

Getreide und Ernährung

Alle reifen Getreidekörner sind infolge der Eigenschaften der Zellulose in ihrer Samen- und Fruchtschale zäh und selbst mit einem sehr guten Gebiß nur unvollkommen zu zerkleinern, so daß das ganze Korn kaum gegessen werden

kann. Das menschliche Gebiß hat keine breiten Mahlzähne wie das Pferde-
gebiß, und der Magen des Menschen ist kein Muskelmagen wie bei den körner-
fressenden Vögeln, die zudem noch Steinchen fressen müssen, damit der Magen
die Körner dazwischen zerreiben kann. Wegen dieser Mängel seiner Organe
mußte der Mensch andere Methoden zur mechanischen Aufschließung ersinnen
und hat sie in den primitiven Steinmühlen gefunden, ferner im Zerstamp-
fen und schließlich im Darren oder Rösten. Mit diesen Methoden verlegte
er die Zerkleinerung nach außen, vor die eigentliche Mahlzeit. Um davon ein
Bild zu geben, bespreche ich im folgenden die verschiedenen Getreide, auch die
spelzenhaltigen, wie Hafer, Gerste usw.

Urformen der Getreideernährung

Alle Brotformen sind späte Zubereitungsformen des Getreides. Die ältesten
Formen sind Breigerichte. Auch heute noch ernähren sich $^4/_5$ der Menschen von
Breien, nur $^1/_5$ von Brot. Vor allem die letzteren sind vom Gebißverfall bedroht,
ein Hinweis dafür, daß der Verfall nicht lediglich auf dem unzureichenden
Kauakt beruht.

Man findet in der Vergangenheit vielleicht nur zwei Gerichte aus rohem Getreide, das eine aus *Hafer* zubereitet, das andere aus *Gerste*.

MAURIZIO schreibt: „Das urälteste Hafergericht, das ich kenne, ist ein Mehlbrei aus
enthülstem Hafer, den die Goralen zuweilen essen (die Goralen sind ein kleiner Volks-
stamm in den Karpathen, der besonders stark sein soll). Der Landwirt Franziszek Gutt
in Poronin unweit von Zakopane erzählte mir im Jahre 1920, das Haferkorn werde auf
der Handmühle gemahlen und gesiebt. Das Mehl wird mit gewöhnlichem Wasser und
je nachdem steifer oder flüssiger als *ungekochter, also ganz roher Brei* genossen. So hilft
sich die Wöchnerin aus, wenn sie allein zu Hause bleibt. Der Ziegenhirt nimmt den fest-
gekneteten Hafermehlteig etwa mit auf die Weide. Anderes Getreide, das man etwa so
zurichten wollte, halten die Goralen für schädlich. *Das ist der einzige Fall von rohem
Brei*, den ich kenne; weshalb nur Hafer dazu taugt, wäre aufzuklären."

GAMERITH hat diese Beobachtung genauer erforscht. Sie stellte fest, daß keine Mühlen
benutzt wurden, sondern „Stampfen", die die Spelzen von Hafer trennen konnten, sodann
das Korn zerkleinerten. Dieses Stampfen von spelzenhaltigen Getreiden *(Gerste, Hafer)*
ist in den Ostalpen weit verbreitet gewesen.

Gekochte Breigerichte

Diese Zubereitungsverfahren sind zweifellos die am meisten verwendeten
Formen, die auch zahlreiche Zusätze und Geschmacksvarianten erlaubten. Man
konnte ganze Körner, geschrotete Körner, gesiebte Mehle usw. verwenden. Und
man konnte die Breie dünn- und dickflüssig machen, sie auch verbacken, so daß
Übergänge zum Fladenbrot vorhanden sind. Die Gesundheitswerte sind von der
Qualität der Getreide abhängig, s. S. 195.

Das Darren oder Dörren des Getreides

Man hat geröstete Gerste aus der Eiszeit gefunden, Ägypter und Griechen kannten das Verfahren des Darrens und Röstens. Es ist möglich, daß die römische Heeresverpflegung sich der Mitnahme von gedarrtem Getreide bediente; jedenfalls besaß jede Kohorte eine Handmühle. Der tägliche Bedarf wurde gemahlen, 1/3 davon gekocht und als Brei gegessen, 2/3 wurden zu Fladenbroten verbacken als Marschverpflegung. Wenn aus Getreidemangel Fleisch gegessen werden mußte, betrachteten die Soldaten dies als Mangelkost. Im Jahre 205 v. Chr. stellten die Etrusker der Stadt Rom für den Kampf gegen Karthago 40 Kriegsschiffe; bei der Ausrüstung befanden sich Handmühlen und Mulden zum Einteigen des Breies (Livius).

Gedarrtes Korn hatte einige wichtige Eigenschaften: Es war besser lagerfähig, Schädlinge wurden vernichtet, die Konsistenz der Kleie wurde „mürber", und die schwere Mahlarbeit wurde erleichtert.

Von der Schwere und Bedeutung dieser Arbeit kann man sich eine Vorstellung machen, wenn man in der *Odyssee* liest, daß im Palast des Alkinoos bei den Phäaken 50 Frauen mit dem Mahlen des Getreides beschäftigt waren, im Palast des Odysseus für den Unterhalt der „Freier" 12 Frauen arbeiten mußten.

Sicher änderte sich auch mit dem Rösten der Geschmack, je nach der Temperatur.

Aus neuerer Zeit führe ich nur einige Beispiele an:

Im Baltikum gab es noch vor etwa 40 Jahren auf den Dörfern solche Getreidedarren, in denen das für den menschlichen Genuß bestimmte Getreide trockener Hitze ausgesetzt und dann gelagert wurde (Liechti-v. Brasch).

In *Südrußland* ist die Darrung wahrscheinlich heute noch im Gebrauch, sowohl bei Getreiden wie bei Sonnenblumenkernen. Die Einwohner tragen dies gedarrte Korn in der Tasche und knabbern es dauernd; sie haben durch diese Gewohnheit ausgezeichnete Gebisse.

In Argentinien nehmen die Gauchos bei ihren anstrengenden Ritten durch die Pampas geröstete Weizenkörner mit in einem Sack.

Aus Tibet berichtet Matthias Hermann (S. 20 ff): „Im Herbst nach der Ernte handeln die Nomaden in der Ackerbauzone den jährlichen Bedarf ihres Getreides ein. Sie nennen diese Getreideart N a (nas), die Chinesen bezeichnen es mit *Tsing guo,* wörtlich übersetzt ‚Grünkorn'. Tatsächlich ist es dem Grünkern, dem Spelt oder Dinkel, am ähnlichsten; weniger der Gerste. Dieses Grünkorn ist sehr widerstandsfähig und wächst noch in Höhen, wo kein Weizen mehr gedeiht. Wenn die Nomaden genügend Getreide zur Verfügung haben, *röstet die Hausfrau morgens in der Frühe die Tagesportion.* In einen flachen Topf schüttet sie Sand und erhitzt ihn auf dem Feuer. Der Sand wird gebraucht, damit der Topf nicht zerspringt. Dann schüttet sie mehrere Schalen Grünkorn darauf. Dieses wird erhitzt und platzt auf. Darauf nimmt die Frau den Topf vom Feuer und

schüttet Getreide und Sand in eine Worfel. Durch Auf- und Abschwenken der
Worfel trennt sie Sand und Körner. Letztere schüttet sie auf einen Sack. Dann
nimmt sie die Handmühle, schüttet das *geröstete Getreide* darauf und *zermahlt*
es. *Mehl und Kleie bleiben zusammen.* Durch das Rösten werden die sonst
harten Schalen auch fein zerrieben. Dieses Mehl nennt der Tibeter T z a m p a.
Es wird in einem Lederbeutel oder in einem Kistchen aufbewahrt."

„Kochender Milchtee wird in die Trinkschale gefüllt und ein Stück Butter
dazu gegeben. Zuerst trinkt man den Tee ab, indem man die geschmolzene
Butter zurückbläst. Ist die Schale noch etwa ¹/₃ mit Buttertee gefüllt, dann
schüttet die Hausfrau Mehl hinein, und zwar so viel, daß eine kleine Pyramide
über den Rand emporragt. Nun streut sie *Trockenquark*, tibetisch *Chu ra* genannt, darüber. Mittels Zeige- und Mittelfinger wird nun das Mehl mit dem
Buttertee vermengt und schließlich in der Schale zu einem Teig geknetet ...
Frisch gemahlener Tzam pa schmeckt wie Walnüsse."

HERMANN berichtet weiter über die Nahrungsqualität der Tibeter: Es gibt nur
wenige Gemüse, im Frühjahr graben die Frauen mit einer Hacke die Wurzel-
knöllchen des Hahnenfußes aus ... Sie werden geschmort und mit Butter übergossen ... im Herbst gibt es Pilze, die getrocknet werden. Giftpilze fehlen.
Ferner sammelt man kleine gelbe Wildrüben und Wildzwiebeln. Diese Gemüse
sind verschwindend gering und werden nur einige Male im Jahr gegessen.
Praktisch genießen also die Nomaden kein Gemüse. HERMANN fragt, ob sich der
Vitaminmangel nicht nachteilig auf Gesundheit und Körperkonstitution aus-
wirke, z. B. durch Skorbut, Beriberi, Zahnkaries, Rachitis. Diese Krankheiten
kommen nicht häufiger vor als bei andern Völkern mit reichlicher Gemüse-
ernährung. *Die Tibeter haben z. B. sehr gute Zähne.*

„Eine genaue Untersuchung zeigt, daß in ihren Nahrungsmitteln alle wichtigen Vitamine in ausreichendem Maße vorhanden sind. Vitamin A in Milch,
Butter, Fettgeweben, Leber und Herz. Vitamin B im Spelt, der ja mit der Schale
vermahlen wird. *Da das Getreide nur leicht geröstet, also nicht gekocht wird,
werden die Vitamine durch die Hitze nicht zerstört.*"

Das gleiche gilt für C-, E- und H-Vitamin. *„Nun wird erst klar, welchen
Vorteil das Nichtkochen in der Nomadenküche hat."*

HERMANN lebte „einige Monate während der Winterzeit in der Lamaserie
R a g y a am oberen Hoang ho. „Meine Verpflegung erhielt ich von der Haupt-
inkarnation, dem Z h i n g b z a L a m a. Dieser hatte sich für seine Küche
gutes Weizenmehl aus China kommen lassen und ließ jeden Tag zur Hauptmahlzeit Nudeln zubereiten, also *gekochte Speisen mit enthülstem Mehl* Nach
einiger Zeit spürte ich deutlich die *Müdigkeit und Erschlaffung, durch Vitaminmangel hervorgerufen;* denn Gemüse gab es nicht. Als ich aber die Lamaserie
verließ, *unter den Nomaden lebte und ihre Nährweise mitmachte, verschwanden
die Anzeichen von Beriberi"* (S. 78/9).

Diese Beobachtungen sind sehr wertvoll, da sie an Genauigkeit nicht übertroffen werden können.

Darren und *Dörren kann also mit dem Erhaltenbleiben der Vitamine verbunden sein, und darauf kommt es an.* Natürlich ist solch gedarrtes Korn nicht mehr keimfähig, aber *seine Nahrungswerte hat es behalten,* wenn sie vor dem Darren vorhanden waren.

Eine Zerstörung dieser wichtigen Vitalstoffe findet erst über + 160 ° statt, wie ich in meinen Versuchen gefunden habe (s. Kollath, Vollwert der Nahrung, S. 198).

Ergänzend aus der neueren Zeit sei noch eine Geschichte aus dem Allgäu wiedergegeben. Ein Müller erzählte mir:

„Unser Brot wurde in gemauerten Steinöfen mit Holzfeuer gebacken. Die nach dem Backen im Ofen verbleibende Wärme wurde dadurch ausgenutzt, daß man in dem Ofen ganzes Korn einige Zentimeter hoch aufschüttete und es bis zum Abkühlen des Ofens darin ließ. Aus diesem so ,gedarrten' Korn, das sich leicht vermahlen ließ, wurden Vollkornschrote hergestellt, aus denen *Breie* zubereitet wurden, die mit Milch, auch mit heißem Fett übergossen gegessen wurden."

Diese Zubereitung erinnert an ein schottisches Gericht:

Im alten Schottland gab es einen Haferschrotbrei, „Crowdie" genannt, der einfach durch Übergießen von Schrot mit *kochendem Wasser* hergestellt wurde. Dazu gab es Milch oder Butter. In einer zweiten Zubereitungsart wurde kochende Suppe über den Schrot gegossen, darüber etwas Fett getan. (s. Deutsch-Renner, Ernährungsgebräuche, Springer-Verlag, Wien, 1947, S. 263).

Diese hier angeführten Beispiele lassen sich sicher vermehren. Doch möge es genügen, um zu zeigen, daß das Darren eine uralte und bewährte Behandlungsform des Getreides ist.

Wir kehren nunmehr zurück zu den Griechen, bei denen wir das für uns moderne Menschen wichtigste Beispiel finden:

Um 400 v. Chr. schrieb der griechische Arzt Diokles von Karystos:

„Wem an seiner Gesundheit liegt, der esse morgens einen Brei aus Gerstenschrot. Die Gerste wird auf gewissen Vorrat zwischen Steinen grob geschrotet, mit Wasser zu einem Brei verrührt, und dieser wird an der Sonne getrocknet. Der Tagesbedarf wird abgebrochen, zerkleinert, mit Wasser, vielleicht auch mit Milch verrührt gegessen."

Andere Stellen lassen aber die Möglichkeit zu, daß diese Verwendung der Gerste nicht mit roher Gerste erfolgte, sondern mit *gedarrter* Gerste, die sich leichter schroten läßt.

Eigene Versuche über den Wert der Getreidenahrung

In meinen früher veröffentlichten Versuchen, in denen ich an Tieren die biologischen Werte des Getreides und der verschiedenen Getreideprodukte geprüft habe, konnte ich zunächst die bereits bekannte Tatsache bestätigen, daß Weißmehl eine bestimmte Grunddiät nicht mehr vervollständigen konnte, die durch das *volle Korn* vervollständigt wurde. Es konnten die Mahlverluste bei der Trennung von Kleie und Weißmehl gezeigt werden, ebenso die *Lagerverluste* des Vollkornmehls. Es konnte aber auch gezeigt werden, daß die erforderlichen Ergänzungsstoffe eine *außerordentliche Hitzebeständigkeit* aufwiesen, derart, daß Temperaturen bis + 160 ° C noch gerade vertragen wurden, daß aber alsdann eine Zerstörung der *Wachstumsfaktoren* eintrat, die ab 180 ° vollkommen war. Es handelte sich um Faktoren, die universell, auch bei Insektenlarven, wirkten. Ihre chemische Natur ist noch unbekannt. Zur Zeit rechnet man sie zum B-Komplex, obwohl von dessen Bestandteilen nur der Pantothensäure ein gewisser Wachstumseinfluß zukommt, der aber nicht von Dauer ist.

Ferner konnte gezeigt werden, daß man mit verhältnismäßig geringen Wärmegraden den oxydativen Zersetzungsprozeß verhindern oder hemmen konnte, je nach Höhe der Temperatur, so daß die Möglichkeit bestand, *relativ lagerbeständige Vollkornschrote oder -mehle* herzustellen und diese *neben der Brotnahrung zur Bereicherung der menschlichen Ernährung zu verwenden.*

Die beste Wirkung besaß *frisch hergestellter Schrot,* doch konnte die physiologische Wirkung für längere Zeit dadurch gesichert werden, daß mit vorsichtiger Erwärmung die Oxydationsfermente in ihrer Intensität herabgesetzt wurden, so daß man eine dem *Frischkornschrot* entsprechende Ansatzwirkung, ausgedrückt in den Gewichtskurven, für etwa 3 Monate erreichen konnte, je nachdem, wie die Schrote gelagert waren, d. h. abhängig von Feuchtigkeit, Temperatur und auch von der Art der Ernte (Kollath, Vollwert, Bd. I, S. 230).

Nun mußte es auffallen, daß die *Menschen früher niemals den Weizen als Frischkornschrot gegessen* haben. Die Erklärung dürfte darin liegen, daß die Schalenteile des rohen Getreidekornes von Natur aus der mechanischen Zerkleinerung einen elastischen Widerstand entgegensetzen. Dieser kann durch zwei Methoden überwunden werden: 1. durch Wärmeanwendung, 2. durch die modernen Scheibenmühlen aus Stahl, die die Schalenteile aufs feinste verreiben können. Je kleiner die Teile sind, desto größer wird ihre Oberfläche und desto besser ist der Inhalt der Zellen bei der Verdauung zu verwerten. Ich verwendete für meine Versuche eine alte, weit gestellte Kaffeemühle, ein zeitraubendes Verfahren. Später fand ich, daß es in der Landwirtschaft kleine Schrotmühlen gibt, die die Bauern schon lange für die Herstellung von frischem Schrot für ihre Nutztiere zur Fütterung verwenden und daß diese sich gut im Haushalt verwenden ließen.

Man kann jetzt sagen, daß durch diese modernen Mühlen und die modernen, dosierbaren Verfahren der Wärmeanwendung eine bisher nicht bestehende Möglichkeit eröffnet worden ist, Weizen- bzw. Roggenschrot für die menschliche Ernährung in frischer Form zu verwenden, und auch begrenzt lagerbeständig zu machen, ohne daß eine biologische Wertverminderung eintreten kann.

Diese neue Verwendungsart der Brotgetreide könnte man als eine moderne, durch die Technik erst möglich gewordene Wiederaufnahme der alten „Darrungsverfahren" betrachten, allerdings dadurch unterschieden, daß die damals verwendeten hohen Temperaturen nicht mehr erforderlich sind, sondern weit niedrigere Temperaturen, die genau dosierbar sind, verwendet werden können. Damit ist aber zugleich etwas anderes erreicht, man kann die *Gefahren und Unsicherheiten, die mit der Brotherstellung nun einmal verbunden zu sein scheinen, dadurch ausgleichen, daß man einen Teil des Getreides in der neuen Form verarbeitet und die Menschen zu dem Gebrauch dieser neuen Gerichte anleitet.*

Es ist dann glücklicherweise gelungen, die im kleinen Maßstabe durchgeführten Laboratoriumsversuche ins Große zu übertragen und dadurch einige Lücken in der Benutzung des Getreides zu schließen: Für die Selbstversorgung konnte gereinigtes ganzes Korn in den Handel gebracht werden, für diejenigen, die zur Selbstbereitung keine Zeit haben, aber Frischkornschrote und lagerbeständigere Produkte, die es erlaubten, daß auch größere Kreise der Bevölkerung diese neuen, modernen Produkte zu ihrer Ernährung zusätzlich verwenden konnten. Für diese Produkte wurde während meiner Reise nach Chile 1950/51 die Bezeichnung „Kollath-Frühstück" vorgeschlagen und eingeführt, so daß ich bei meiner Rückkehr die Möglichkeit hatte, die früheren theoretischen Vorarbeiten nunmehr im Großen in der Praxis mitzugestalten. Die von mir vorgeschriebenen Forderungen für diese Produkte sind folgende:

1. Das verwendete Korn muß eine Keimfähigkeit von mindestens 80, besser 95—98 % haben.

2. Frischschrot muß einen Datumstempel bekommen, der je nach der Qualität der Ernte ein Optimum 2—4 Wochen nach Herstellung garantiert.

3. Die beständigeren Produkte könnten eine Kennzeichnung bis zu 3 Monaten bekommen. Das zu ihrer Herstellung verwendete mühlentechnische Verfahren, das die Erhaltung der natürlichen Ernährungswerte sicherte, bezeichnete ich als „Naturkorn"-Verfahren, oder kurz als „collatieren".

4. Die verwendeten Getreide müssen *kleberarm* sein, da sonst bei unzweckmäßiger Zubereitung die Möglichkeit des Zusammenballens besteht.

Aus den physiologischen Wirkungen hat sich ergeben, daß es sich hier um einen wirklichen Gewinn für die menschliche Ernährung und die Gesundheit handelt (s. auch S. 176).

Über die physiologischen und klinischen Wirkungen des „Kollath-Frühstücks"

Bei *regelmäßigem Genuß* des „Kollath-Frühstücks" setzen die guten Wirkungen sehr bald ein.

Lange anhaltendes Sättigungsgefühl ist als erstes zu erwähnen; es hält 4 bis 5 Stunden lang vor, ohne den Magen zu belasten. Trotz langer Pause zwischen

Frühstück und Mittagessen wird man nie nervös überhungert sein. Dadurch ist das „Kollath-Frühstück" geeignet, Diätkuren mit verringerter Nahrungszufuhr, z. B. aus Rohkost bestehend, durchführen zu helfen. Der Patient wird nie über Hunger zu klagen haben. So kann der Übergewichtige, ohne Qualen und ohne Schaden zu nehmen, zur Gewichtsabnahme gebracht werden. Andererseits wird der Untergewichtige durch die hohen Anschlagswerte dieser Nahrung sein Gewicht regulieren können. Das „Kollath-Frühstück" ist also ein physiologisches Regulativum ersten Ranges.

Stuhlverstopfung mit all ihren gesundheitlichen Folgen der Selbstvergiftung verschwindet rasch, und bei ständigem Verzehr setzt eine geregelte Darmtätigkeit ein, die frappierendste und immer wieder bestätigte Feststellung, auch bei Menschen mit sitzender Lebensweise.

Müdigkeitserscheinungen, die meist die Folge der Autointoxikation sind, verschwinden sehr schnell, ebenso *Erschöpfungszustände.*

Steigerung der geistigen und körperlichen Leistungsfähigkeit bei allen, bei Kindern ebenso wie bei Personen höheren Alters. Daher ist das „Kollath-Frühstück" für die *Entwicklung des Kindes* wie für die *Gerohygiene* geeignet.

Wiedergewinnung von Spannkraft und Frische. Die innere Ordnung, in die der Organismus gelangt, macht sich durch *seelische Ausgeglichenheit* und *allgemeines Wohlbefinden* bemerkbar.

Heiterkeit und *Zufriedenheit* lassen das Verlangen nach Genußmitteln verschwinden.

Die *Konzentrationskraft* nimmt in großem Maße zu, was besonders bei Geistesarbeitern, Studierenden und lernenden Kindern die Leistungen wesentlich steigern kann; die lange Sättigungsdauer spielt dabei auch eine Rolle.

Übermäßige Anstrengungen, wie sie von Schwerarbeitern, Sportlern, Kraftfahrern usw. verlangt werden, können leichter bewältigt werden.

Blutbildung wird gefördert. Durch Vermehrung des Unterhautzellgewebes stellt sich eine Straffheit und verbesserte Durchblutung der *Haut* ein. Der Teint wird glatt und rosig und frei von Ausschlägen. Ekzeme, Flechten, Furunkel usw. heilen ab.

Das *Haar* wird voll und duftig, und es gibt Fälle, wo es nach dem Ergrauen wieder in der ursprünglichen Haarfarbe nachwächst.

Die *Nägel* werden glänzend, Wachstumsstörungen und Brüchigkeit werden behoben.

Gesunde Schwangerschaft, gesunde Zahn- und Knochenanlage des Embryos.

Milchbildung bei stillenden Müttern wird gefördert, und da die Wirkstoffe auf den Säugling übergehen, wird auch dieser in der entscheidendsten Phase seines Lebens seinen gesundheitlichen Vorteil haben.

Gute, gesunde Entwicklung der Kinder bei Freibleiben von üblichen Kinderkrankheiten.

Regeneration der Gewebe, schnellere Heilung bei Knochenbrüchen, Wunden und Operationswunden.

Alle *Zivilisations- und Abnutzungskrankheiten* werden weitgehend verhütet und ihre Heilung günstig beeinflußt: *Stoffwechselkrankheiten, Herz- und Kreislaufschäden, Magen-, Darm-, Gallen- und Leberbeschwerden, rheumatische Krankheiten, Drüsenstörungen,* besonders *Schilddrüsenerkrankungen, Nervosität, Störungen des Blutdrucks.*

Versuche im Kinderheim Lüdersen

Bei der Ernährung größerer Kinder spielt eine Kost aus Frischkorn-Schrot ebenfalls eine ausschlaggebende Rolle. Näheres über die Wirkungen S. 195/6. Dr. GERTRUD SCHMIDT berichtet über einen Versuch im Kinderheim Lüdersen, das unter Beobachtung von Dr. MELISCHECK, Gesundheitsamt Hannover, stand:

„Bei einem Versuch an 22 Kindern verloren diese schon in 4 Wochen einer Ernährung im Sinne von Dr. BIRCHER-BENNER und Prof. KOLLATH, bei der sie morgens Getreidebrei (teils roh mit Obst, anschließend gekocht mit Milch) und abends noch einmal ein Vollkorngetreidegericht mit Milch, vorher rohes Obst, danach eine Schnitte Brot, erhielten, sämtliche Kreislaufstörungen, Hals- und Rachenaffektionen und Drüsenschwellungen, und der Turgor der Haut verbesserte sich wesentlich. Ein asthmatisches Kind hatte schon nach dem vierten Tag keinen Anfall mehr.

Wenn schon vier Wochen einer vollwertigen Ernährung derartige Ergebnisse zeitigen können, dann ist es fast selbstverständlich, daß ein vom Mutterleib an richtig ernährtes Kind wieder einen vollwertigen Körper erhalten kann."

Die Verwendung des Frischkorn-Schrotes bei Kleinst- und Kleinkindern (nach DABELSTEIN), s. S. 206.

Die Wirkungen auf die Zähne

Bei meinen Tierversuchen konnte ich bereits die günstige Wirkung des B-Komplexes — kombiniert mit Kalkverbindungen in Form eines Mineralgemisches — auf die Entwicklung der Rattenzähne, ebenso wie auf das Skelett, beobachten.

Wir konnten feststellen, daß bei regelmäßigem Verzehr des „Kollath-Frühstücks" *Paradentose,* die bis jetzt arzneilich *nicht* beeinflußbar ist, zum Stillstand kommen konnte. Lockere Zähne festigten sich wieder, Zahnfleischblutungen, Zahnfleischentzündungen usw. bildeten sich zurück. Die Mundflora wurde günstig beeinflußt, was bei der Kariesverhütung eine entscheidende Rolle spielt.

Aus den vielen mir mitgeteilten Beobachtungen von zahnärztlicher Seite möchte ich einen besonders sorgfältigen Bericht des Zahnarztes Dr. H. NETTER, Stuttgart, den er mir erstattet hat, hier einfügen.

NETTER hatte schon 1956 in einer Arbeit geschrieben:

„Eine besondere Bedeutung haben meine Erfahrungen bei einer großen Zahl Diakonissen eines Mutterhauses und seiner Zweigstellen.

Zwei planmäßige Voruntersuchungen dieser Schwestern ergaben einen ungünstigen Zahn-Kiefer-Befund: teils floride Karies, teils starke Entkalkungszonen an den Zahnhälsen, teils Affektionen des Zahnfleisches und Zahnbettes von der einfachen Gingivitis bis zur zyanotischen Verfärbung des Zahnfleisches, mitunter kombiniert mit *parodontotischen Schwundprozessen* u. a.

Nach regelmäßigem Genuß des Getreidefrischbreies und der Milchfrischprodukte (Quark) wurde im Laufe der folgenden zwei Jahre festgestellt:

1. *ein deutlicher Rückgang des Kariesbefalles,*

2. *ein Nachlassen der Entkalkung,*

3. *ein Aufhören der im Zahnfleisch sich besonders manifestierenden Entzündungsbereitschaft.*

Das bisherige Ergebnis ist also eine eindrucksvolle Bestätigung zu den Erfahrungen im Kinderheim in *Lüders*en (Seite 197). Die Beobachtungen werden fortgesetzt."

(„Vorbeugende Gesundheitspflege durch vollwertige Ernährung", Zahnärztl. Mitt. 17, 1. 9. 1956.)

Am 6. 3. 1958 schreibt mir NETTER unter anderem:

„I. *40 Frauen während ihrer Schwangerschaft und hinterher.*

Die planmäßige Beobachtung bei *schwangeren Frauen,* die doch für „2 Organismen" zu sorgen haben, ist weiterhin besonders eindrucksvoll, weil sie im Gegensatz zu anderen Patienten auf die gründliche Ernährungsunterweisung *(Frischbrei = „Kollath-Frühstück")* im Verein mit Frischmilchprodukten (Quark) u. a. besonders freudig eingehen. Sie erleben nach zahnärztlicher Versorgung ihrer intra gravitatem oft floriden Karies unter dem Einfluß ihrer Ernährungsumstellung fast regelmäßig ein Verschwinden ihrer ‚Gingivitis gravidarum', ihrer sonstigen Entzündungsbereitschaft und ebenso der eindrucksvollen Entkalkungszonen am Zahnhals nach etwa 3—6 Monaten. In einigen Fällen konnte sogar ein Schwinden der Entkalkungszonen im Schmelzbereich der Zähne festgestellt werden.

Wenn man den werdenden Müttern den Rückgang der geschilderten Abbau- und Entzündungserscheinungen zeigen kann, machen sie hocherfreut mit und behalten während der Laktationsperiode und auch später als Trägerin der Verantwortung in Ernährungsfragen für ihre Familie die Vollwert-Ernährung so weit wie möglich bei.

Als Typus sei der *Fall einer heute 31jährigen Mutter erwähnt,* die bei guter Gebißanlage 1952 im 3. Monat ihrer ersten Schwangerschaft mit sehr starker Gingivitis, tiefer Karies an mehreren Zähnen und den typischen Entkalkungszonen an den Zahnhälsen und im Schmelzbereich der Frontzähne in Behandlung kam. Unter energischer Ernährungsumstellung (‚Kollath-Frühstück‘, Quark, viel Frischkost, Obst) auffallende Besserung. Füllung der kariösen Zähne. *Gegen Ende der Schwangerschaft* waren *sämtliche Entkalkungszonen* und *überraschenderweise auch die weißen opaken Entkalkungsfelder im Schmelz geschwunden.* In den Jahren 1952 bis 1956 gebar diese regelmäßig zur zahnärztlichen Kontrolle erscheinende junge Mutter 3 gesunde Buben (letzte Untersuchung August 1957) und wies heute (5. 3. 1958) ein *kariesfreies Gebiß* mit 32 vitalen Zähnen und *gesundem Zahnfleisch und Zahnbett* auf.

II. Als *z w e i t e r   F a l l* sei eine junge Mutter genannt, die vor vier Jahren ebenfalls während ihrer ersten Schwangerschaft mit mannigfachen entzündlichen Erscheinungen erschien.

Wegen doppelseitiger Thrombophlebitis und Kreislaufstörungen wurde sie gleichzeitig fachärztlich behandelt. Zahnärztlich lagen multiple Zahnkaries, umfassende Entkalkung, Gingivitis sowie apikale Herdostitis an mehreren Zähnen vor. Zahnärztliche Sanierung mit Beseitigung der Apikalherde. Ernährungsumstellung wie Fall I.

Im Laufe der folgenden Monate Rückgang *aller* entzündlichen Erscheinungen im Mund-Kiefer-Bereich, auch der Thrombophlebitis. Geburt eines gesunden Knaben. Zweite Schwangerschaft vor 3 Jahren führte ohne alle Beschwerden zur Geburt einer gesunden Tochter. Dritte Schwangerschaft endete vor 5 Monaten ohne körperliche Erkrankung mit der Geburt von zwei gesunden Buben. Keine erneute Zahnkaries; Gingiva und Parodontium o. B.

III. *F a l l   3 :* Krankengeschichte einer 41jährigen Frau, mittelgroß, Juni 1956 korpulent (90 kg Körpergewicht). Konstitutionell gutes Gebiß. Zahnkaries. Akute, sehr schmerzhafte, schon von drei Ärzten mit Injektionen (Cebion u. a.) vorbehandelte chronische Gingivitis. Zahnfleisch trotz mannigfacher Spülungen und Massagen, Bestrahlungen pp. großenteils epithelentblößt, schwammig, blutend. Kauen bereitet Schmerzen. Beiderseitige submaxillare Lymphadenitis.

Patientin, Weinbergbesitzersgattin, genießt mit ihrer Familie fast ausschließlich totes Eiweiß (Fleisch, Wurst), gekochte Kartoffeln, Weißbrot, geht aber auf Ernährungsumstellung nach Beseitigung der Zahnkaries und lokaler Zahnfleischbehandlung willig ein. Umstellung fällt in den ersten Wochen schwer, da Mann und Kinder nicht mitmachen. — Fortschreitende

Besserung der alle 6 Wochen zur Nachuntersuchung bestellten Patientin. *Entkalkungszonen an den Zähnen geschwunden;* keine weitere Karies. Zahnfleisch gesund, gut durchblutet. Patientin erklärt: ,Ich rühre keine Wurst und kein Fleisch mehr an; ich esse täglich mein ,Kollath-Frühstück', meinen Magerquark in verschiedener Form, auch täglich von unserem eigenen frischen Obst und Gemüse. Ich bin so glücklich, weil ich durch meine neue Ernährung 40 Pfund abgenommen habe und jetzt vollschlank bin.'

IV. *Als Gegenbeispiel* (unter Hunderten von Fällen): Krankengeschichte eines heute 26jährigen Textilkaufmannes, der lt. Kartei am 1. 4. 1954 mit gut veranlagtem, fast kariesfreiem Gebiß erstmalig erschien. Außer einer Radix relicta nur ein kariöser Defekt vorhanden. Nach Jahresfrist waren zwei kleine kariöse Defekte zu füllen. Zwei Jahre später (Januar 1958) erscheint Patient, starker Raucher, sonst bisher gesund: zeigt katastrophalen Gebißverfall mit ungewöhnlich starker Gingivitis und beginnenden parodontischen Schwundprozessen im Frontzahnbereich. 3 ostitische Herde nach Pulpenzerfall mußten wegen akuter Beschwerden sofort entfernt werden. Fast jeder Zahn kariös, starke Entkalkungen *im Schmelz und Dentin.* Patient, finanziell gut situiert, meist auf Reisen, auf Gaststättenkost angewiesen, für die er viel Geld ausgibt, hat sich ausschließlich auf Fleischkost (abgetötetes Eiweiß) umgestellt und bietet das typische Bild eines heute so oft zu beobachtenden Mesotrophikers. Fühlt sich leider in seinem „mesotrophischen Milieu" so wohl, daß er für eine Änderung seiner Ernährung noch nicht offen ist.

V. *Interessant* sind die weiteren Beobachtungen an den im ersten Erfahrungsbericht erwähnten Diakonissen eines Mutterhauses:

1. der geschilderte deutliche Rückgang des Kariesbefalls,
2. das Schwinden der Entkalkung,
3. das Aufhören der im Zahnfleisch und Zahnbett (Parodontium) sich besonders manifestierenden Entzündungsbereitschaft unter dem regelmäßigen Genuß des Getreidefrischbreies (,Kollath-Frühstück') und der Molkerei-Frischprodukte (Quark) haben unvermindert angehalten, wie die turnusmäßigen zahnärztlichen Untersuchungen zeigen.

In einer Zweigstelle, bei der die leitende Oberschwester die weitmöglichste Einhaltung der naturbelassenen Ernährung (möglichst *Lebens*mittel) bei den gemeinsamen Schwesternmahlzeiten persönlich überwacht, sind die Untersuchungsbefunde zu 1., 2., 3. besonders günstig. Letzte Untersuchung Dezember 1957.

Gegenprobe A: Weit ungünstiger dagegen sind die Befunde in einem von den Schwestern desselben Mutterhauses besetzten Kreiskran-

kenhaus. Hier macht sich die in den Krankenhäusern übliche Massenverpflegung sehr nachteilig in den Befunden des Zahn-Kiefer-Systems
bemerkbar. (Kariesbefall, Pulpenzerfall mit nachfolgenden ostitischen
Prozessen; Entkalkungszonen im Strukturbild der Zähne; Gingivitiden
und Parodontiden als Ausdruck endogen betonter Entzündungsbereitschaft.)

Gegenprobe B: In einem anderen Diakonissen-Krankenhaus ist bei
den zahlreichen Schwestern der Zahn-Kiefer-Befund noch wesentlich
ungünstiger. Haben doch die Schwestern die in den großen Autoklaven
für Kranke und Pflegepersonal hergestellte wohlschmeckende, kalorien-
reiche, aber vollends abgetötete Kost jahraus — jahrein zu genießen.

Folge: Besonders starker Kariesbefall mit entsprechenden Entkalkungs-
herden und -zonen im Zahne selbst sowie besonders eindrucksvolle ent-
zündliche Prozesse der Gingiva und des Parodontiums. Auch die Knochen-
struktur in der Umgebung noch gesunder Zähne und der Knochen in
zahnlosen Kieferregionen zeigt röntgenologisch weitgehende Abbauprozesse im Sinne osteoporotischer Vorgänge oder im Sinne entzündlicher
Osteosklerosen. Im Laufe der letzten zwei Jahre zogen sich mehrere
Diakonissen dieses Hauses durch einfaches Ausgleiten und Hinfallen sehr
schwere Knochenbrüche zu, die bis 7 Monate zur Heilung benötigten."

Eigene Beobachtungen bei Fleckfieber und Typhus

Es war mir 1945/46 möglich, den Verlauf des *Fleckfiebers* und des *Typhus* in zwei
großen Krankenhäusern zu vergleichen:
In Schwaan/Meckl. konnte ich die *tägliche Zugabe* von *Frischkorn-Schrotbrei* erreichen,
in einem anderen großen Stadtkrankenhaus wurde die übliche Ernährung gegeben. In
letzterem traten die gewohnten Komplikationen von Gangrän auf, in dem ersten Kran-
kenhaus (bei 350 Patienten) nicht, die Heilungserfolge schienen auch besser zu sein, der
Typhus verlief wesentlich leichter.

Meine Aufzeichnungen sind mir leider verlorengegangen. Ähnliche Erfahrungen über einen auffallend leichten Krankheitsverlauf hat aber auch STAR-
LINGER als Leiter des Seuchenlazaretts in dem besetzten Königsberg 1945—1947
gemacht. Zur Ernährung der Patienten stand nur Brot aus vollem Roggenkorn,
400 g täglich, zur Verfügung (s. Bericht in „Grenzen der Sowjetmacht").

Diese auffallend günstigen Wirkungen bei Typhus sollten nachgeprüft
werden. Meine erste Beobachtung stammt vom Mai 1945, als ich kurz vor
der Eroberung Rostocks durch die Russen an Typhus erkrankte. Die Blutunter-
suchungen ergaben die Diagnose, merkwürdigerweise war am 2. Tage der
Erkrankung der Widal bereits 1:480 positiv, während er sonst erst etwa nach
1 Woche mit 1:60—120 beginnt und dann ansteigt. Bei mir versank im Gegenteil der Widal von Woche zu Woche, und der Typhus verlief sehr leicht. Wir

hatten vorher schon täglich ein ganzes Jahr den Frischkornbrei gegessen. Diese abweichende Widal-Reaktion sollte dazu anregen, hier genauere Unterlagen mit großem Zahlenmaterial zu schaffen.

Rezepte für die Frischkornbrei-Nahrung

1. *„Kollath-Frühstück"* — mit *Frischkorn-Schrot und Früchten*
   Grundrezept Nr. 1 (für eine Person)
       30—40 g (2 Eßlöffel) Frischkorn-Schrot
       3— 5 Eßlöffel Wasser
       1— 2 Eßlöffel Zitronensaft
       15 g Trockenfrüchte (ungeschwefelt!), fein zerschnitten
       100 g Äpfel oder anderes frisches, reifes Obst nach Jahreszeit
       1 Eßlöffel frisch gemahlene Mandeln oder Nüsse zum Überstreuen.

   a) *Abends* weiche 30—40 g Frischkorn-Schrot mit 3—5 Eßlöffeln Wasser (nie mit Milch!) unter Umrühren ein und lasse über Nacht bei Zimmertemperatur zu einem steifen Brei quellen[1]). Getrennt davon weiche je nach Geschmack 15 g süße, feinzerschnittene Trockenfrüchte (Feigen, Rosinen, Datteln) ebenfalls ein.

   b) *Morgens* vermische beides (Einweichwasser verwenden), gib 1 bis 2 Eßlöffel frischen Zitronensaft hinzu und eventuell eine der unter d) angegebenen Verfeinerungszutaten.
   Vervollständige das Gericht durch Zugabe von etwa 100 g frischen, reifen Früchten *je nach Jahreszeit*, die du hineinreiben (Apfel), kleinschneiden (Birne, Pfirsich), sahnig schlagen (Banane) oder (wie die Beerenfrüchte) unzerkleinert zufügen kannst (siehe e). Im obstarmen Frühjahr hilft man sich mit frischem Rhabarberkompott, zu dem die ersten Erdbeeren ganz besonders gut schmecken.

   c) Überstreue die fertig angerichtete Portion (etwa 3 gehäufte Eßlöffel) mit 10 g frisch gemahlenen Nüssen oder Mandeln.
   Gewöhne dich daran, dieses schmackhafte *Rohkost*gericht stets zu *Beginn* deines Frühstücks zu genießen. *Beende* dein Frühstück nach Bedarf (warmes Morgengetränk, Vollkornbrot).

   d) *Verfeinerungszutaten* (vor den Früchten zuzufügen!)
       1—2 Eßlöffel frische Sahne
       oder 1 Teelöffel Nußmus
       oder 1 Teelöffel Honig
       oder 1 Stück sahnig geschlagene Banane (eine ganze reicht für 4 Personen).

---

[1]) Durch das Einweichen über Nacht in Wasser werden anscheinend chemische Wirkungen ausgelöst, die auf dem Fermentgebiet liegen und auf die zum Teil die günstigen Einflüsse auf dem gesundheitlichen Gebiet zurückgeführt werden könnten.

e) *Zubereitungsform einzelner Fruchtsorten:*

Der Apfel wird immer die ideale Ergänzung zum Korn bleiben, und man wähle ihn solange und sobald es ihn gibt. Seine Verwendung beansprucht aber der raschen Oxydation wegen besondere Fürsorge. Man reibe ihn *unmittelbar* vor dem Servieren rasch über den Brei unter sofortigem Verrühren (rostfreie Chromstahl-Raffel benutzen!). Apfel und Speise müssen weiß und duftig bleiben. Der Brei soll saftig munden, er darf aber keine wäßrige Flüssigkeit absetzen.

Beerenobst: Geeignet sind Erdbeeren, Himbeeren, Johannisbeeren, vollreife Stachelbeeren, Brombeeren und Heidelbeeren. Säuerliche Beeren, wie z. B. Johannisbeeren, werden am Abend etwas eingezuckert. Die Beeren werden bei Bedarf zerschnitten, einen Teil zerdrückt man mit der Gabel, um die Speise saftig zu gestalten. Nimmt man mehrere Beerenarten, so lasse man *eine* Beerenart vorschmecken.

Steinobst: Die Früchte werden bei Bedarf geschält, entsteint und großzügig in Stücke geschnitten. Ein Teil wird mit der Gabel zu Mus gedrückt, damit die notwendige Saftfülle erreicht wird. Es empfiehlt sich, unter die Grundmasse einen Apfel zu reiben. Geeignet sind Kirschen, sehr delikat Pfirsich, Aprikosen, Mirabellen, Reineclauden. Bei Pflaumen und Zwetschgen Zurückhaltung der Gärung wegen! Vorsicht bei Magenschwachen!

Zur *Traubenkur:* Eingeweichten Frischkorn-Schrot oder Vollwert-Flocken vermischt man mit frisch gepreßtem Traubensaft, gibt saubere, reife, bei Bedarf geschälte und entkernte Trauben hinzu und überstreut mit Nüssen.

2. *„Kollath-Frühstück" mit Vollwert-Flocken und Früchten*

Die Flocken können nach kurzem Einweichen sofort tischfertig angerichtet werden. Feuchte 3—4 gehäufte Eßlöffel mit Milch, Yoghurt, Buttermilch oder Fruchtsäften an und verfahre sonst wie unter b), c), d), e).

3. *„Kollath-Frühstück" mit Milch*

Grundrezept Nr. 2 (einfach, gesund, zeitsparend, billig).

30—40 g Frischkorn-Schrot, eingeweicht wie unter a), oder 3—4 gehäufte Eßlöffel Vollwert-Flocken verrühre mit Yoghurt, Buttermilch, Sauermilch oder bester Vollmilch zu einem herzhaften, steifen Brei. Süße bei Bedarf mit Honig oder etwas Zucker.

4. *„Kollath-Frühstück" mit Milch und Früchten*

30—40 g Frischkorn-Schrot, wie unter a) eingeweicht,

oder

3—4 gehäufte Eßlöffel angefeuchtete Vollwert-Flocken

50 g frische, reife Früchte

>oder

20 g eingeweichte, fein zerkleinerte Trockenfrüchte

$1/2$ Tasse Butter- oder Sauermilch, Yoghurt oder beste Vollmilch.

Behandle die Zutaten wie unter a), b) und e) angegeben und vermische mit Milch, süße eventuell mit Honig oder Zucker, überstreue mit Nüssen oder Mandeln nach Belieben.

5. „Verdauungs-Frühstück"

2 Eßlöffel Frischkorn-Schrot

1 Eßlöffel frischer Leinsaatschrot

5—6 Eßlöffel Wasser

45 g Trockenfrüchte, fein zerschnitten, Backpflaumen und Feigen bevorzugt,

1 Eßlöffel Zitronensaft

1 Apfel nach Belieben

$1/2$ Tasse Butter-, Sauermilch oder Yoghurt

1 Eßlöffel Leinsaatschrot zum Überstreuen.

Frischkorn-Schrot, Leinsaatschrot und die Trockenfrüchte werden wie unter a) eingeweicht. Morgens verfahre wie unter b) und füge die Sauermilch hinzu.

6. Weitere Ratschläge für die Verwendung

Für Magenschwache: Man bevorzuge die Vollwert-Flocken oder lasse den eingeweichten Schrot am Morgen 15 Minuten lang auf einem Suppenteller über Wasserdampf „dextrinieren". Durch die Erwärmung findet eine „Aufschließung" statt, die Umwandlung der Stärke in Zucker beginnt, die Verdaulichkeit wird erhöht, weil vorbereitet.

Obst und Korn — Korn und Milch

Die Kombination von Korn und Obst ist eine sehr glückliche. Der würzige, nußartige Geschmack des frischen Getreides geht mit den ätherischen Aromen der Früchte eine belebende, erquickende Vereinigung ein. Bei liebevoller Zubereitung kann das „Kollath-Frühstück" zur Delikatesse gesteigert werden, und durch die Variationen, die die verschiedenen Geschmackswerte der einzelnen Obstsorten liefern, kann es das ganze Jahr hindurch abwechslungsreich gestaltet werden. Das Obst gibt dem Korn seine saftige Frische, und das Korn hilft die Werte des Obstes erschließen. Die Vitamine des B-Komplexes im Getreide (Vitamingruppe II) lassen die Vitamine des Obstes (Vitamingruppe I) erst zur Wirkung kommen. Ferner werden die organischen Säuren des rohen Obstes, die empfindlichen Mägen, besonders bei nüchterner Verabfolgung, Beschwerden machen können, durch die Kohlehydrate und Quellstoffe des Getreides gebunden und dadurch verträglicher.

Insgesamt ist die Zubereitung einfach und bequem. Unerläßlich ist, daß man *keine denaturierten oder naturfremden Zutaten* verwendet; weder eingeweckte Kirschen noch Pflaumenkompott würden dem Sinn des Gerichtes entsprechen.

Korn und Milch ergänzen sich ebenfalls aufs beste, wenn auch in anderer Weise. *Durch ihren Kalkreichtum vervollständigt die Milch das kalkarme Getreide und ist so ein guter Ausgleich.* Das Kornmus der Alten ist wohl meist mit Milch gegessen worden. Buttermilch mit Frischkorn-Schrot oder Vollwert-Flocken, gesüßt mit Zucker oder Honig, ist eines der billigsten, einfachsten und vollwertigsten Gerichte.

Unterschied zum „Bircher Müesli"

Das „Kollath-Frühstück" ist ein *Getreide-Gericht,* bei dem frischer *Weizen-Schrot oder vollwertige Weizenflocken den Grundstoff* bilden und bei dem das Obst dazu dient, das Gericht zu ergänzen und geschmacklich zu bereichern. Das Obst bekommt eine zusätzliche Rolle. Das „Bircher-Müesli" ist eine *Obstspeise,* die vorzugsweise aus geriebenem Apfel und Zusatz von gezuckerter Kondens-milch und Zitronensaft besteht und der zur Milderung der Obstsäuren ein *schwach-gestrichener* Eßlöffel Haferflocken zugefügt wird. Der Obstgeschmack soll in keiner Weise durch den Getreidegeschmack verdeckt werden; und den Werten des Obstes, Aromastoffen, Vitaminen, gilt die Beachtung, nicht aber den Werten des Getreides, die zudem bei der Haferflocke durch die notwendige fabrikatorische Behandlung ohnehin gering sind. Beim „Kollath-Früstück" wird der Hauptwert auf die Zellerneuerungsstoffe (Auxone) des Getreides gelegt. Beide Gerichte sind ähnlich, aber doch verschieden.

Eingehende klinische Prüfungen werden wohl ergeben, daß der Getreide-Frischbrei eine wesentliche Hilfe bei der Behandlung von konsumierenden Krankheiten bedeuten dürfte und daß seine Wirkung bei Stoffwechselkrank-heiten und Beschwerden der Verdauungsorgane, vor allem bei Stuhlverstopfung, eine überragende ist, während das Obst-Müesli vorzugsweise bei Reizzuständen seine Hauptwirkung zu entfalten scheint, insofern es beruhigend, schonend wirkt. Beide Darreichungsformen sind ausgesprochene Rohkost-Gerichte und können die Durchschnittsnahrung, das übliche Krankenhaus-Frühstück, die Kinder-Schulspeisung entscheidend aufwerten.

Zusammenfassende Beurteilung der Beobachtungen

Vergleicht man die vorstehenden physiologischen und klinischen Beobachtun-gen mit den bekannten Wirkungen der chemisch definierten Vitamine und Mineralien, dann erkennt man, daß ein ungelöstes Problem vorliegt, das hier-mit gekennzeichnet werden soll:

Die deutlichen Auswirkungen auf das Allgemeinbefinden, die günstige Beeinflussung der Verdauung, die bessere Widerstandskraft gegenüber so schweren Infektionskrankheiten, wie Typhus abdominalis und Fleckfieber, die nachgewiesene Wiederverkalkung von Zähnen, die bereits Entkalkungsherde aufweisen, das lange Sättigungsgefühl bei Verwendung von Frischkornschrot-Produkten, erklärbar durch die lange Verweildauer im Magen — um nur einige der besonders hervorstechenden Befunde zu erwähnen —, können meines Wissens mit anderen Lebensmitteln nicht erreicht werden, noch weniger mit einzelnen Vitaminen oder Vitaminkombinationen.

Dabei ist zu erwägen, daß unsererseits bisher hauptsächlich nur Versuche mit Weizen durchgeführt worden sind, die sinngemäß vervollständigt wurden durch die Benutzung von Hirse oder in einzelnen Fällen von Roggen. Von der Möglichkeit, die anderen Getreide, wie Hafer, Gerste, Einkorn, Spelz usw., in gleicher Weise zu erproben, haben wir noch keinen Gebrauch gemacht. Es dürfte sich aber empfehlen, diese modernen Möglichkeiten, die Getreidekörner mechanisch optimal aufzuschließen und für die menschliche Ernährung zu verwenden, experimentell systematisch zu erproben und festzustellen, ob es sich um unspezifische Wirkungen der Getreidekörner handelt, oder ob einzelne Getreide noch ihre besonderen, spezifischen Bereiche haben.

Bei diesen Ausführungen ist zu beachten, daß die Beobachtungen bis etwa 1942 zurückgehen und auf eigenen Erfahrungen sowohl während der Hungerjahre des Krieges als auch der ersten Nachkriegszeit beruhen. Viele, die diese Verwendung des Frischkornschrotes, sei es unerhitzt, sei es zu erwärmten Breien oder Suppen, kennenlernten, übernahmen diese Gerichte und berichteten über ähnliche günstige Erfahrungen. GRONAU, der noch in Rostock die ersten Jahre der Entwicklung miterlebte und der selbst ein alter Vorkämpfer der Vollkornidee ist, bezeichnete diese Verwendung des Getreides als Frischkornbrei, als „letzte Konsequenz des Vollkorngedankens".

Es könnte sein, daß die moderne Technik uns hier ein früher nicht mögliches Verfahren gegeben hat, um die besten Nahrungswerte in den Getreiden nutzbar zu machen und dadurch Ernährungsmängel auszugleichen, die bisher nicht sicher zu beseitigen waren. Beachtlich scheint mir auch, daß anscheinend eine Zulage von 30—40 g Getreideschrot täglich ausreichen, um den akzessorischen Bedarf des Erwachsenen für die Vervollständigung seiner Ernährung im Sinne des Vollwertes zu decken.

Vollkornschrot in der Säuglings- und Kleinkinder-Ernährung

Dr. H. DABELSTEIN empfiehlt:

„Die Weizenkörner bewahrt man in einem Beutel im geheizten Zimmer auf, damit die Körner gut trocken sind und sich leicht mahlen lassen.

Das in der Kaffeemühle gemahlene Korn, der Schrot, wird wie Grieß verarbeitet: Von der Tagesflüssigkeitsmenge (Milch oder Milch-Wasser-Gemisch je nach Alter des Kindes) wird eine halbe Tasse voll abgenommen zum Anrühren des Schrotes und mit der abgemessenen Schrotmenge glattgerührt. Man benötigt für Flaschennahrung einen gutgehäuften Teelöffel voll Schrot für je hundert Gramm Flüssigkeit. Inzwischen wird die Hauptmenge der Milch oder des Milch-Wasser-Gemischs zum Kochen gebracht, vom Feuer genommen und der angerührte, vorgequollene Schrot unter stetigem Rühren hineingegeben. Sodann läßt man ihn noch kurz aufwallen. Kochzucker soll möglichst wenig zugesetzt werden (Vitamin-B-Räuber!). Man bereitet jeweils eine Tagesmenge." (Das Deutsche Gesundheitswesen, H. 16, S. 499/500.)

Nach DABELSTEIN haben sich in der Praxis folgende Zubereitungen bewährt:

a) Für zwei bis acht Wochen alte Säuglinge, wenn Brustnahrung nicht möglich ist:

400 ccm handelsübliche Milch
400 ccm Wasser
  8 gehäufte Teelöffel voll Weizenschrot
  5 Teelöffel voll Kochzucker

Verarbeitung wie oben angegeben. Nach etwas Abkühlen durchseihen durch ein Perlonsieb in den bereitstehenden Milchtopf und Abfüllen in die abgekochten fünf Babyflaschen (etwa 150 ml pro Flasche). Mostkappen aufsetzen und die nicht gleich gebrauchten Flaschen kühl stellen.

b) Säuglinge über acht Wochen bekommen dieselbe Nahrung, aber nicht mehr durchgeseiht. Ebenfalls je nach Bedarf gesäuert und vitaminisiert.

c) Ab vierten bis fünften Monat Zweidrittel-Milch für vier Flaschen und wie üblich eine Gemüsebrei-Mahlzeit. Also:

500 ccm Milch
250 ccm Wasser
  5 Teelöffel voll Kochzucker
  7 bis 10 Teelöffel voll Weizenschrot (etwas dicker)

ergibt 4 Flaschen zu etwa 180 ccm, nach Bedarf Zusätze wie oben.

d) Ab siebenten Monat Vollmilch mit Weizenschrot kochen wie unter Ziffer 3. Als Weizenschrotbrei nimmt man etwa die doppelte Menge Weizenschrot. Bei all diesen Zubereitungen ist zu beachten, daß das Schrot aus dem ruhenden Korn arm an Vitamin C ist, ebenfalls die mehrfach erhitzte Milch. Falls nicht vitaminisiert wird, ist also Zusatz von frischen Preßsäften (Mohrrüben, Früchte) erforderlich."

Andere Getreideverwendung

Bedenken gegen unzerkleinerte Getreidekörner als Nahrung

1. Ganze, trockene Körner

Abgesehen davon, daß das Kauen unzerkleinerter Getreidekörner ausgezeichnete Zähne verlangt, die die Menschen heute meist nicht mehr haben, kann der Inhalt der Körner auch kaum richtig ausgenutzt werden. Diese Verwendungsart des Getreides ist zudem nicht ungefährlich.

Strahlenpilzkrankheit

Die Aufnahme trockener, ungereinigter Körner birgt nämlich die Gefahr in sich, daß die spitzen Grannen der Spelzen als Verunreinigungen das Zahnfleisch verletzen können. Dann kann es zu „*Aktinomykose*" oder zur Strahlenpilzkrankheit kommen. Man hat früher geglaubt, daß diese Pilze an den Grannen vorkommen und zu einer echten Infektion führen. Durch die Untersuchungen von F. A. Lentze (Wien. med. Wschr. 1944. 113) ist aber nachgewiesen, daß diese am Korn lebenden Pilze nicht pathogen sind. Die pathogenen Formen leben vielmehr als Saprophyten auf der Schleimhaut der Mundhöhle und zwischen den Zähnen und werden mechanisch mit den scharfen Grannen in die Tiefe gestoßen. Dort entwickelt sich dann ein Entzündungsherd mit Sauerstoffarmut, und nun können die Saprophyten sich vermehren, ins gesunde Gewebe eindringen und pathogen werden.

2. Eingeweichte, ganze Körner

Der nächste Vorschlag geht dahin, die Körner in Wasser einzuweichen und dieses so vorgeweichte Material dann zu zerkauen. Das ist praktisch fast dasselbe wie die Aufnahme trockener Körner, die ja auch mit dem Speichel des Mundes eingeweicht und aufgeschlossen werden müssen. Diese Form ist aber bedenklicher, denn sie führt dazu, daß zu leicht größere Korn-Mengen gegessen werden, die dann bei schlechten Zähnen ungenügend zerkaut werden. Der Magen und der Darm müssen dann das leisten, was die Zähne nicht getan haben. Aber „was für die Zähne ein Vergnügen, ist für den Magen eine Arbeit und für den Darm eine Last", und die in zu großer Menge gegessenen, ungenügend zerkauten Getreidekörner können im Darm liegenbleiben und zu Verstopfung, ja zu Darmverschluß führen.

Auch ist daran zu denken, daß mit der ins unverletzte Korn eindringenden Feuchtigkeit der Keimungsprozeß beginnen kann. Daß dabei Vitamin E verbraucht wird, wurde oben gesagt.

Keimungs-Verfahren

Hier gelangen wir zu Methoden, die praktisch brauchbare Resultate liefern können, der Herstellung von *„Keimgetreide", „Keimgemüse"* und den daraus hergestellten weiteren Gerichten (S. 219).

1. *Keimgetreide* (nach Dr. WILL KRAFT): Auf großer flacher Schale weicht man in dünner Schicht die Körner mit der doppelten Menge Wasser bei kühler, unter 15° liegender Temperatur ein. Nach 36 Stunden ist im Quellvorgang das Wasser aufgesogen. Dann kommt das Korn auf einen mit Mull bespannten Rahmen, nicht mehr als zwei, höchstens drei Körner übereinander. Bei möglichst 17° C läßt man das Korn luftig zwei bis drei Tage keimen, bespritzt öfters mit einem Zerstäuber, so daß immer die genügende Feuchtigkeit vorhanden ist. Ergiebiger ist es, die Körner vier bis fünf Tage keimen zu lassen, sie sollen nach dieser Zeit auch am schmackhaftesten sein (Verlust an Vitamin E!).

Man verwendet dieses Keimgetreide nach Möglichkeit roh. Man ißt es entweder ohne Zusatz oder mit Honig, Marmelade, mit frischen gehackten Kräutern oder in beliebiger Form. Man kann die weich gequollenen Körner mit einem Rollholz zerquetschen und dann verwenden.

Angekeimter Roggen und Weizen (nach Dr. EVERS): „Der gereinigte Roggen und Weizen von der letzten Ernte (wenn möglich einheimischer) wird zu gleichen Teilen gemischt und abends in einem großen Glas mit Wasser übergossen, so daß alles bedeckt ist. Am nächsten Morgen das Wasser ganz abgießen und die Körnerfrüchte ohne Wasser stehen lassen. Am Abend wieder mit frischem Wasser übergießen usw., bis der Keimling deutlich sichtbar ist. Man soll den Keimungsprozeß nicht so weit gehen lassen, daß die Keimlinge ganz lang werden. Die Körner sollen so weich gequollen sein, daß sie angenehm zu kauen sind. Ohne tüchtiges Kauen sind Körnerfrüchte nicht zu verdauen, sie sollen im Stuhlgang nicht erscheinen. Tagesportion $1/4$ Pfund bis 5 Eßlöffel Korn in zwei oder mehr Portionen, am besten zum Anfang des Frühstücks und des Mittagessens gegessen." Einen Zusatz von Honig, Marmelade, zerquetschtem Obst, Milch, gehackten Kräutern usw. probiere man aus.

2. *Getreidemus* (SZOLNOKI, Umschau 1938, S. 285): Korn nach Reinigung und Waschen einweichen, bis Keimling als weißer Punkt erscheint, dann in 3 bis 4 cm Schicht aufheben. Keime sind in 4 bis 8 Tagen 2 bis 3 cm lang. Dann im Mörser zerquetschen und im Wasser stehen lassen. Nach $1/2$ Stunde sieben und pressen, in die milchartige Flüssigkeit Mehl zu dünnem Teig rühren. Der Teig wird in 1 bis 2 Stunden süßlich. Dann in Pfanne backen, verfärbt sich bräunlich, wie Obstfleisch. Nach dem Wasserverlust kommt es zur Fadenbildung, wird sehr süß.

Metalle vermeiden, Holzmörser! Aus 1 kg Getreide und 2,2 kg Mehl werden nach 1 Stunde Backen 4,6 kg Getreidemus.

Das nach dem Abpressen zurückbleibende Grünmalz wird getrocknet, in Kaffeemühle vermahlen. Der Malzzucker kann extrahiert werden.

Mehlspeisen, Teigwaren, Suppen usw.

Wohl die älteste Verwendung von Getreide war die Herstellung von mehr oder weniger wässerigen (oder mit Milch angerührten) Gerichten, die erwärmt oder gekocht wurden. Dabei kommt es zu einer Quellung der Stärkekörner und dadurch zu leichterer Verdaulichkeit, so daß Vollkorn-Gerichte auch für jene Menschen leicht verdaulich werden, die frische Vollkornprodukte und Backwaren nicht mehr vertragen. Insbesondere für Kleinkinder ist diese Form der Vollkornbreigerichte die beste Form der Verabreichung. Man kann die aufs feinste vermahlenen Vollkornmehle mit Weißmehlen verschneiden und auf diese Weise die letzteren auf natürliche Weise „vitaminieren".

Liest man Lebenserinnerungen älterer Menschen, so findet man häufig die Erwähnung, daß sie in ihrer Jugend „Schrotbreie" gegessen haben, entweder mit Honig oder Säften übergossen oder mit Fett. Ich erwähne den Schwarzbrei aus der Rauhen Alb (Württemberg), welch letzterer wesentlich an der Erhaltung der guten Gebisse der Bevölkerung beteiligt gewesen zu sein scheint.

Kann man sich Vollkornschrot in einer Kleinmühle im Haushalt herstellen, so hat man ein ausgezeichnetes Material für Schrotsuppen und Schrotpudding usw. Durch Zusätze mancherlei Art können zahlreiche Variationen getroffen werden. Gute Rezepte finden sich in dem Buch von BOMMER und BOMMER: Getreidegerichte aus vollem Korn (Müllersche Verlagsbuchhandlung, Planegg, 1941).

Eine besondere Form ist der griechische Weizenbrei, den KOUSAS angegeben hat: 1 kg vollwertige Weizenkörner läßt man über Nacht quellen, und läßt sie am nächsten Tag einige Stunden ganz leise kochen mit reichlich Wasser, bis sie sich leicht zerdrücken lassen. Dann durchsieben durch mittelfeines Drahtsieb. Der entstehende Weizenschleim ist bei vielen Magen-Darmkrankheiten ein ideales und billiges Mittel zur Ausheilung von Reizzuständen. Günstig auch bei Divertikulose des Dickdarms. Täglich dreimal 2 Suppenteller ohne Salz und feste Nahrung genießen; mit Fruchtsäften schmackhaft machen!

An Stelle dieser althergebrachten Vollkorngerichte hat man sich im letzten Jahrhundert an die Weißmehl-Gerichte gewöhnt mit ihrer Armut an Vitalstoffen.

Zu diesen Produkten gehören auch die Teigwaren, die an sich getrocknete Breie sind. Eine pathogene Rolle spielte früher die Polenta aus Maismehl; seit der schmackhafte Tomatenmarkzusatz in Italien gegeben wird, ist die Pellagra nahezu ausgerottet[1].

---

[1] Das Tomatenmark wird in den Familien derart hergestellt, daß die reifen Früchte von Buschtomaten einer besonderen Art zerquetscht und auf breiten Brettern in der

Bedenken gegen den Vollkorngebrauch

Wenn im letzten Jahrhundert die Abkehr vom Vollkorngetreide deshalb erfolgte, weil man das Weißmehl für „feiner" hielt und weil die damaligen wissenschaftlichen Ergebnisse die Kleiebestandteile als überflüssig erscheinen ließen, so sind in den letzten Jahrzehnten auch Gegengründe gegen das Vollkorn vorgebracht worden.

1. Getreide „säurebildend"

R. BERG warnte vor zu viel Getreide, weil dieses *„säurebildend"* sei. Diese Warnung beruht aber nicht auf tatsächlichen Befunden, sondern auf theoretischen Erwägungen, die durch die jahrhundertelange Praxis und Lebensnotwendigkeit widerlegt sind. Die Gefahren ruhen nicht im Vollkorn, sondern im verfeinerten Mahlprodukt, dem die unentbehrlichen Vitalstoffe fehlen.

2. Getreide „krebserzeugend"

Vor einigen Jahren wurde erklärt, daß Vollkorn deshalb abzulehnen sei, weil es *„krebserzeugend"* sei. Diese Deutung beruhte auf einer unzutreffenden Theorie vom Wesen des Karzinoms, derart, daß man dem Krebs eine über das Normale hinausgehende Wucherungstendenz zugeschrieben hat. Krebs ist aber nur das lokale Symptom eines in seiner Gesamtheit bereits geschädigten Organismus, der mehr dem Gebiet der Entropie als der Ektropie angehört. Unter allen Umständen ist das Gleichgewicht gestört. Vollwertprodukte steigern im Gegenteil die Widerstandsfähigkeit des Organismus gegen zahlreiche Zivilisationsgefahren.

3. Getreide „kalkarm"

Dem Getreide wird der Vorwurf gemacht, daß es *kalkarm* sei. Diese Tatsache ist richtig, wie sich auch aus der Tabelle 9 ergeben hat. Aber dieser Mangel läßt sich einerseits leicht beheben, wenn man Milch oder Milchprodukte regelmäßig und ausreichend genießt oder Kalk-Mineralstoff-Gemische zusätzlich verabfolgt.

Daß unsere Böden einen Kalkmangel aufweisen, wurde oben gesagt. Der Landwirt trägt keine Bedenken, seinen Tieren „Futterkalk" zu geben, damit sie gute Zähne und Knochen bekommen. Die gleiche Zulage kann man den Menschen empfehlen, die ja, wie oben schon gesagt wurde, sich selbst zu Haustieren gemacht haben. Nur haben sie eine gewisse Ausgeherlaubnis und können mehr Fehler machen als ihre Haustiere.

Sonne eingedickt werden, eine ideale Zubereitungsform und Konservierungsmethode. Das eingedickte Material wird in Steinguttöpfen unter Öl aufbewahrt. Zu diesem Sugo gehören außer Tomatenmark, Knoblauch, Rosmarin, Salbei, Basilicum, etwas Fleisch und Speck.

Die Rolle des Phytins

Die Kalkresorption hängt mit einem andern Phänomen zusammen, mit dem Komplex *Phytin*, dem Gehalt an Vitamin D$_3$, Vitamin A, kurz dem gesamten Kalkstoffwechsel und Phosphatstoffwechsel.

Vor etwa 2 Jahrzehnten hatte man gefunden, daß die Verabreichung von Weizenvollkornprodukten zu einer erhöhten Kalkausscheidung führte. Als Ursache sah man eine komplizierte Reaktion des Kalk-Phosphors einerseits, des Phytins andererseits an, insofern ein Phytinphosphorsäure-Ester entstehen soll, der unverdaut den Darm passiert und dadurch zu Phosphor- und Kalkverlusten führt. Bei saurer Reaktion könne dieser Ester durch ein Ferment — *Phytase* — gespalten und damit unwirksam gemacht werden. Es bestanden aber erhebliche Unklarheiten und Widersprüche, vor allem ein Gegensatz zu den praktischen Erfahrungen.

Bei der Wichtigkeit dieser Frage ist es zu begrüßen, daß in Südafrika dieses Problem geprüft worden ist:

Die nationale Ernährungskommission hatte mehrere Forscher beauftragt, diese Frage zu prüfen, weil infolge der hochgradigen Ausmahlung des Kornes im Weltkrieg die Teile der Bevölkerung, die an das Weißmehlbrot gewöhnt waren und nunmehr zu 95 % ausgemahlenes Brot essen mußten, gefährdet worden seien. Die Autoren WALKER, IRVING und FOX haben dabei gefunden, daß bei *plötzlichem* Übergang von der gewohnten Kost zu einer Kost, die zugleich kalkarmer und *phytinreicher* war, *sofort* eine verstärkte Kalkausscheidung erfolgt. Aber der Körper paßt sich sehr schnell diesen neuen Verhältnissen an und beginnt, bei längerer Versuchsdauer Kalk zurückzuhalten, die Verluste wettzumachen und Kalk anzusetzen.

Durchdenkt man diesen Befund, so erscheint es unwahrscheinlich, daß der Organismus eine neue, ihm vorher fremde Eigenschaft so schnell entwickelt haben könne, sondern es kann sich eigentlich nur darum handeln, daß bereits vorhandene Anlagen, die nicht mehr zur Geltung gekommen sind, wieder erweckt werden. Unter diesem Gesichtspunkt erscheint das *Phytinproblem* ganz anders und sehr interessant: Man ist berechtigt anzunehmen, daß der viel zu einseitig mit Weißmehlprodukten ernährte Organismus langsam die Fähigkeit eingebüßt hat, mit dem Phytin-Komplex im Verdauungskanal fertig zu werden. Gibt man ihm nunmehr eine phytinreiche Kost, dann kommt es, und zwar in Form einer „negativen Phase", zuerst zu einer Kalkausscheidung, alsbald aber erwacht die schlummernde Fähigkeit, das *Phytin* richtig zu verwerten, und nun kommt es im Gegensatz zu den oben erwähnten Hypothesen zu Ansatz. Diese Hypothesen beruhten auf viel zu kurzfristigen Versuchen, man muß langfristige Versuche anstellen.

Unter diesem Gesichtspunkt erscheint die Beobachtung als ein Teilphänomen

der oben erwähnten Mesotrophie, die ja im Grunde auf einer schweren Kalk-
stoffwechselstörung beruht bzw. sich auswirkt. Nun ist es naheliegend, folgende
Theorie aufzustellen:

Die Weißmehl-Völker haben seit zwei bis drei Generationen eine zunehmende
Störung im Kalkhaushalt erfahren, weil sie von der alten Vollkornnahrung
abgegangen sind. Als *Ausdruck dieser Störung* zeigen sich die vielen Symptome
des *Gebißverfalls*, der *Arteriosklerose*, des *Emphysems*, der *Nierenschrumpfung*
usw., wie bei der *Mesotrophie*. Dieser allgemeine Verfall ist aber kein Dauerzustand, sondern kann bei Übergang zu einer vollwertigen Getreidenahrung
wieder rückgängig gemacht werden. Dabei wird man damit rechnen müssen, daß
manche Menschen längere Zeit brauchen, um die nicht geübten Fähigkeiten
ihres Stoffwechsels wieder zu erwecken, andere kürzere Zeit. Manche werden
einen Übergang vom Vollkornbrot zum Frischkornschrot wählen müssen, andere
den letzteren sofort erfolgreich gebrauchen können, wieder andere die Breikost
aus Vollwert-Produkten zu wählen haben. Wichtig ist, daß die zur Beunruhi-
gung führende *Kalkausscheidung als „negative Phase"* zu deuten ist, und daß es
nicht erst der Sauerteigführung bedarf, um die Kalkansatzmöglichkeit zu fördern, sondern daß sowohl Frischschrot wie erhitzte Getreideprodukte die *schlummernden Fähigkeiten wieder in Gang setzen* können, sofern nur die Summe
aller in der Ernährung verwertbaren Stoffe in der Nahrung erhalten geblieben
und nicht durch längere Lagerung verlorengegangen ist.

4. Rückgang des Brotkonsums

Es bestehe ein allgemeiner Rückgang des Getreidekonsums, und dieser hänge
mit den veränderten Lebensgewohnheiten zusammen. Diesen Gewohnheiten
müsse man Rechnung tragen und deshalb nicht nur mehr Fleisch, sondern auch
Weißbrot usw. verabreichen, damit der Darm nicht belastet werde.

Der Rückgang an Brotgenuß liegt aber zum wesentlichen daran, daß das
Weißbrot nicht genügend sättigt, daß man deshalb „Belag" nehmen muß, daß
man — kurz gesagt — *den Fehlern der Menschen nachgeben müsse.* Ich meine
dagegen, wenn man sieht, wie ein Mensch im Nebel einen Weg einschlägt, der
ihn unweigerlich in einen Sumpf führen wird, dann hat man die Pflicht, ihn auf
seinen falschen Weg aufmerksam zu machen und ihm den richtigen, sichereren
zu zeigen. Wenn er trotzdem den Weg in den Sumpf einschlägt, so kann man
ihn nicht daran hindern. Es scheint mir aber Sache der Wissenschaftler zu sein,
solche Wege durch Schranken zu versperren.

Eine sehr interessante Erklärung für den Rückgang des Brotverzehrs gibt
JAKOB (S. 437):

„In Amerika nahm 1920 der *Brotverbrauch* mindestens um ein Fünftel ab.
Wie wäre das möglich? Alles begann, sich auf Gemüse, Früchte und Säfte zu

stürzen, die reicher an Vitamingehalt waren — und diese Abkehr vom Brot wurde möglich durch die laute Propaganda gegen das zu raffinierte, das zu scharf gemahlene Mehl" (gemeint ist Weißmehl).

Es ist ja bekannt, daß man die Entdeckung der Vitamine nicht als einen technisch-biologischen Fortschritt zu bezeichnen hat, sondern als die Aufdeckung bis dahin unbekannter Lebensnotwendigkeiten. Die Verwechslung mit der „Technik" führte zum sogenannten Vitaminrummel, und dieser hatte dann neue Schäden zur Folge.

Wenn man einen vernünftigen und durchführbaren Vorschlag machen will, so sollte man fordern:

Von der Gesamternte sollten

>   *25 % als Vollkornprodukte, davon 5 % als Frischkornschrot,*
>   *75 % als Feinprodukte verschiedenster Form*

gegessen werden.

Diese Einwände gegen das Vollkorn-Getreide, das beste und wichtigste Lebensmittel, das der Mensch aus der Natur entwickelt hat, sind ein Kennzeichen unserer Gegenwart, der Überschätzung des induktiven Denkens gegenüber der deduktiven Erfassung der Ganzheit. Ich möchte dieses Getreidekapitel mit zwei Aussprüchen von GOETHE abschließen:

„Der Müller denkt, es wachse kein Weizen, als damit seine Mühle gehe" und „Ist denn die Welt nicht voller Rätsel genug, daß man die einfachsten Erscheinungen auch noch zu Rätseln machen sollte?"

3. Gruppe: Früchte, Obst, Honig

Wertstufen a – c

Wir verstehen unter „Obst"[1] Früchte, deren Samen in reifem Zustand von einer mehr oder weniger schmackhaften Hülle umgeben sind. Es handelt sich meist um Zuchtergebnisse, mit Ausnahme bei Wildbeeren. Die Schmackhaftigkeit soll zum Verzehr reizen, ebenso wie auch die Farbe anlocken soll. Die unverletzten Samen passieren den Verdauungskanal und werden mit dem Kot ausgeschieden. Dies ist eine Methode der Ausbreitung der Samen. Die Vitalstoffe befinden sich konzentriert in den Samen, die nicht genossen werden. Das Fruchtfleisch enthält Vitamine I, Zucker und Aromastoffe sowie Fermente.

Der hohe Vitamingehalt ist gesundheitlich bedeutungsvoll: Früher wurden die

---

[1] Eine botanisch einwandfreie Definition des Begriffes „Obst" gibt es nicht. Es bestehen Übergänge zum „Gemüse" (s. Gemüsefrüchte). Bei den Römern genoß es göttliche Verehrung in Gestalt der Göttin Pomona, bei den Griechen als Gott Priapos.

günstigen Wirkungen des Obstes nur auf seinen hohen „Basengehalt" zurückgeführt, der indes mit dem Vitamingehalt parallel geht. Das Obstfleisch ist auxonfrei. Auxone sind dafür in den Samenkörnern enthalten. Beides ergänzt sich.

Zu Anfang der Mahlzeit genossen, läßt frisches Obst die „Verdauungsleukozytose" nicht eintreten (s. S. 125), zum Schluß der Mahlzeit bewirkt es Erfrischung, Reinigung des Mundes und Sättigung.

Die Entdeckung der *Sofortwirkung der Aromastoffe* auf das Nervensystem gibt dem Obst einen *noch höheren Wert* als sein Vitamingehalt allein. Deshalb sollten die *Bewertungen auch nach diesem physiologischen Test erfolgen*, nicht nur nach dem Vitamingehalt. Die Wirkung der Rohkost zu Beginn der Mahlzeit war den Griechen bereits bekannt (DIOKLES VON KARYSTOS, s. S. 126, 193, 215).

Auf die Originalarbeit von KOUSCHAKOFF verweise ich ausdrücklich, da in dieser viele noch unerforschte Probleme angeschnitten sind.

Eine zweite physiologische Wirkung spielt sich im Darminnern ab: Die Eigenfermente bewirken Oxydationsvorgänge im Darminnern unter Bindung des Sauerstoffs, fördern die Autolyse zwecks Erleichterung der Verdauung.

Obst liefert auch durch seinen Wassergehalt das „vegetabile Wasser", das natürlichste Getränk mit Nährwerten (Gegensatz zu „animalischem" Wasser im Fleisch).

Obst sollte *regelmäßige Vorspeise* vor den Hauptmahlzeiten sein, *insbesondere bei hoher Beanspruchung der Nerventätigkeit und sitzender Lebensweise.* Eine natürliche Grenze im Verbrauch ist durch klimatische Verhältnisse, durch den teuren Transport und die Kaufkraft gegeben. Obst sollte morgens mit dem Frischkorn-Frühstück (s. S. 202), abends als wesentlicher Bestandteil der Mahlzeit gegessen werden. Man sollte also das Obst als Teil der Mahlzeiten behandeln und es nicht zwischendurch essen.

Wir teilen das Obst ein in Schalenobst, Beerenobst, Steinobst (s. Tabelle 4 a und 4 b, S. 52/3).

Vor der Reife ist das Obstfleisch (zum Schutze des noch unreifen Samens?) sauer oder bitter. Eine äußere, meist dünne wachsartige Haut schützt das Fleisch vor dem Eindringen von Pilzen und Bakterien. Neben Traubenzucker, Fruchtzucker und Rohrzucker enthält das Obstfleisch organische Säuren und deren Salze sowie Aldehyde und Ketone als Duftstoffe, die von der Mundschleimhaut resorbiert werden und auf das autonome Nervensystem wirken.

Die meisten Obstsorten sind empfindlich, vertragen schlecht einen längeren Transport, und so ist man dazu übergegangen, sie möglichst haltbar zu machen, um sie vor dem Verderb zu schützen[1]. Besser wäre es, in jedem Lande möglichst große eigene Obstmengen zu erzeugen, die in der Anbaugegend gegessen

---

[1] Diese Verfahren sind gesundheitlich nicht immer unbedenklich (Diphenyl!).

werden können. Dazu bedürfte es aber einer Umschichtung der Wirtschafts-
strukturen, die wohl nur durch äußere Notlagen herbeigeführt werden wird.

Säfte und ihre Veränderungen

Most: Reine, unvergorene Obstsäfte oder Traubensäfte waren den Römern
bekannt und wurden als „mustum" bezeichnet. Davon leitet sich unser Wort
„Most"her. Die Römer kochten ihn ein zu einem Mostsyrup (sopa). Dieser Weg,
den Zucker mit den Begleitstoffen zu verwenden, sollte wieder beschritten werden. Most ist Vertrauenssache.

Die Haltbarmachung der Säfte wie des Mostes erfolgt entweder nach dem
„Warmverfahren" (Pasteurisieren), das vollmundigere, trübe Getränke ergibt,
oder nach dem „Kaltverfahren" mit Seitzfiltern, das klare Getränke, aber auch
größere Verluste (Filter-Rückstände) ergibt. In *Trestern* habe ich früher im
Tierversuch wertvolle Wirkstoffe gefunden. Eine fehlgeleitete Erziehung des
Publikums führt aber zu der Bevorzugung der kalt-filtrierten Klargetränke.

Größere Mostmengen verursachen leicht Dyspepsien. Die Bekömmlichkeit und
beste Durststillung kann durch Verdünnung mit kohlensäurehaltigen Mineral-
wässern erreicht werden. Druckanlagen mit Kohlensäure, ähnlich wie bei Bier
vom Faß, sind kostspielig, aber gut.

Aus Handelsgründen erfolgen oft Eingriffe zum Schönen, Entsäuern usw.
Man sagt, der Most habe drei Todfeinde: Metalle, Konservierungsmittel und
schweflige Säure. Das neue Lebensmittelgesetz wird sich auch hier auswirken
müssen.

Die Essiggärung

Der reine *Weinessig* ist ein aromatisch hochwertiges Produkt, in dem die
Duftstoffe eine wesentliche Bedeutung besitzen. Der im Handel befindliche
„Weinessig" besteht nur zu 20 % aus Weinessig, der Rest ist Spritessig, der
zwar auch Gärungsessig ist, dem aber die Aromastoffe des reinen Weinessigs
fehlen. Die hervorragenden Eigenschaften des Weinessigs lernt man in der
italienischen Küche am überzeugendsten kennen.

Die oft angeführte Bezeichnung „Kunstessig" gilt wohl nur für den „Essenz-
Essig".

Die Rechtsprechung erkennt nur die chemische Gleichheit der „Essigsäure" an,
nicht die Anwesenheit oder das Fehlen der für den Geschmack ausschlaggebenden Aromastoffe. Eine Änderung dieser Gesetzesfassung ist erforderlich. Denn
es gibt bisher nur einen Entwurf zu einer Essigsäure-Verordnung.

Trockenobst

Das luftgetrocknete Obst, „Dörrobst", ist ein hochwertiges Lebensmittel. Ich
nenne Pflaumen, Aprikosen, Rosinen, Datteln, Feigen. Obst zusammen mit

Nüssen und Kernen gibt eine hochkonzentrierte, vorzügliche Nahrung.

Dörren bei Hitzeanwendung zerstört die spezifische Wirkung. Importiertes Dörrobst ist oft künstlich bei 50 bis 100 ° C getrocknet. Backpflaumen und Zwetschgen werden „gedippt", d. h. in verdünnte Lauge getaucht, um durch entstehende Risse in der Schale eine schnelle Trocknung zu ermöglichen. Schweflige Säure soll größere Haltbarkeit herbeiführen.

Die süße Sondergruppe: Honig

Honig ist der natürliche Süßstoff der Vergangenheit. Er ist reich an Spurenelementen, enthält nach DOLD bakterienfeindliche Stoffe, die sogenannten „Inhibine", Gebirgshonig mehr als Flachlandhonig.

Der echte Bienenhonig ist dem künstlichen Zuckerhonig überlegen. Seine Gewinnung ist bedauerlicherweise sehr zurückgegangen. Gärtnereien sollten auch Imkereien enthalten.

Honig ist eine Grundnahrung, die von den Bienen nach Bedarf erst durch Zufügung der *wirkstoffreichen Pollen* variiert wird, so daß die Verteilung der erwünschten Bevölkerungszusammensetzung des Bienenstaates damit gesteuert wird zu Königinnen, Drohnen, Arbeitern und Soldaten. Die Bedeutung des Weiselsaftes für den Menschen ist noch umstritten, doch wahrscheinlich.

Die Honigforschung ist eine eigene, leider viel zu wenig beachtete Wissenschaft.

Wertstufen d – f

Aufbewahren, Erhitzen und Konservieren

Durch den Wechsel der Jahreszeiten folgt den Zeiten des Überflusses ein Mangel. Um diesen zu überstehen, bedarf es für viele Produkte in den meisten Ländern einer Vorratspflege, die die Ernte vor einem vorzeitigen Verfall bewahrt. Abhängig von der Verderblichkeit der Produkte schwanken die Verfahren, so daß nur eine allgemeine Übersicht gegeben werden kann.

Erhitztes Obst

(Kompott und Marmeladen mit Zusatz von Zucker.) Als Kompott konserviert (eingeweckt), unter Zuckerzusatz, ist es frei von flüchtigen Aromastoffen und Fermenten.

Obst und Obstsäfte, roh konserviert. Rohkonservierung durch Zucker

Die beste Erhaltung des Obstes auf lange Zeit gewährt das Einlegen der frischen Früchte mit Stiel in konzentrierte Zuckerlösungen oder Honig *ohne* Erhitzung.

Säfte kann man auch durch Einzuckern gewinnen, ebenso durch *Gefrieren*.

Lagerung

Als Vorstufe der Konservierung kann man die Lagerung der Naturprodukte betrachten. Zur Lagerung geeignet sind nur einwandfreie Produkte. Die Düngungsmethoden beeinflussen die Lagerung, besonders bei Gemüse, entscheidend. Die Bedingungen sind sorgfältig einzuhalten; die Lagerräume müssen *kühl* und *trocken* sein. In den früheren Zeiten hatte jedes Haus ausreichend Keller- und Dachräume für den Jahresbedarf zur Verfügung. Das Fehlen entsprechender moderner Wirtschaftsräume ist einer der folgenschwersten Fehler unserer Gegenwart. Den Familien ist dadurch ein wesentlicher Faktor zu einem eigenständigen Dasein genommen.

Bei sachgemäßer Lagerung sind bestimmte Sorten über lange Zeit haltbar. Birnen bis Weihnachten, Äpfel bis zum April und Mai. Notwendig ist die Anlage entsprechender Kulturen.

Lagerungsschäden bei Obst, insbesondere bei Äpfeln, sind zahlreich, doch treten sie fast nur ein, wenn verfrüht abgenommenes, also unreifes Obst gelagert wird.

Bei der *Kühllagerung* bleiben Aromastoffe und Eigenfermente erhalten.

4. Gruppe: Gemüse

Gemüsearten s. Tabelle 4 b (S. 53)

Grundsätzlich gelten hier die gleichen historischen Prozesse wie beim Obst; die Gemüse gehören zu den Gartengewächsen, die durch Sammeln und Zucht aus Wildformen entstanden sind.

Seit der 12. Internationalen Gartenbau-Konferenz 1938 sind die *Gemüse als „gleichberechtigte Hauptnahrung"* anerkannt, während sie früher nur als „Zukost" behandelt wurden.

Ausschlaggebend für *Güte* und *Haltbarkeit* sind harmonische Übereinstimmung von Art, Boden, Bearbeitung, Gewinnung und Aufbewahrung. Gemüse von Moorböden und Rieselfeldern faulen leicht, auch solche von Feldern mit zu viel Mineraldüngung, namentlich mit zuviel Stickstoff, aber auch mit zuviel Stallmist. Geschmack und Bekömmlichkeit leiden. Die Pflanzen „schießen ins Kraut", vergeilen.

Gemüse sind nicht nur durch ihren „Basen"- und „Vitamingehalt" wichtig, sondern sind auch eine *erhebliche Eiweißquelle*. Wenn z. B. Winterweizen pro Hektar 244 kg Reineiweiß liefert und Mais 302 kg, so enthält Grünkohl 467, Mangold 860 und die Gartenmelde 875 kg (SCHUPHAN und WELTZ) An Gesamtzucker zeigen den höchsten Gehalt Weißkohl, Rotkohl, Wirsingkohl und Mangold. Den höchsten Vitamin-C-Gehalt haben die Kohlarten, Mangold, Gartenmelde und Gemüsepaprika. Mehr als 90 % des Vitamin-C-Bedarfs werden durch Obst und Gemüse gedeckt.

Neben den Vitaminen findet sich der B-Komplex (= Auxone) in *absteigender* Reihenfolge in: Keimgemüse, Fruchtgemüse, Samengemüse, Zwiebeln, Wurzeln, Knollen, Stengeln, Blättern.

Die einzelnen Gemüsearten

Keimgemüse. Dieses Gemüse läßt sich in künstlichen Nährlösungen und entsprechenden Apparaten im großen gewinnen; seine Haltbarkeit ist gering. Trocknung ist möglich, doch vermindert sich damit der biologische Wert (S. 209).

Dr. RALPH BIRCHER scheibt in der Monatsschrift „Der Wendepunkt" in der Nummer 1 (Dezember 1946), Seite 16: „Die Kanadier empfehlen für ihre ‚Fünftagegemüse' einfach die Ausbreitung auf gewöhnlicher, angefeuchteter Sackleinwand anstatt in Schalen. *Grüne Trockenerbsen, Wicken* (linsenähnlich), *Flachbohnen* und *Weizenkörner* haben nach ihren Angaben die besten Ergebnisse und am meisten Befriedigung ergeben. Erbsen sollen nach zehntägigem, andere Körner nach vier- bis fünftägigem Keimen und Sprießen am schmackhaftesten sein. Besonders die gesproßten Erbsen sollen einen wundervollen Rohsalat ergeben, gesproßter Weizen — mit Haferflocken vermischt — ein besonders gutes Hafermus. Trockenerbsen nehmen durch das Auskeimen auf $2^1/_2$ cm Länge an Gewicht von 12 auf 22 kg zu und geben infolgedessen auf dem Tisch und zur Sättigung im Vergleich zu nur eingeweichten und gekochten Erbsen beinahe doppelt so gut aus, bei 15 cm Keimlänge erhält man einen ausgiebigen Salat." (S. a. Keimgetreide S. 209.)

Fruchtgemüse. Tomate, Gurke, Paprikaschote, Melone, Kürbis usw. Ihr Anbau sollte aufs intensivste gesteigert werden. Sie enthalten im Fruchtfleisch in reichem Maße Auxone (Zellerneuerungsstoff). In Treibhäusern angebaut und dadurch in ihrer Ernte vorverlegt, würden sie uns fast das ganze Jahr mit hochwertigen Lebensmitteln versorgen helfen. Tomaten halten sich bis Weihnachten frisch. Vom Obst unterscheiden sie sich durch den herzhaften, „männlichen" Geschmack. Sie sind dadurch zum Rohessen, vor allem als Salate, sehr geeignet.

Samengemüse. In ihnen sind die obengenannten Werte der Samen in hohem Maße enthalten. Die grüne Erbse, davon besonders die Zuckererbse, die man mit der grünen Schale ißt, weil sie nicht die Zellulose der Erbsenschote hat, ist reich an Zuckergehalt und zum Rohessen geeignet. Grüne Erbsen, grüne Bohnen, Puffbohnen, Maiskolben.

Zwiebelgemüse. Zwiebel, Knoblauch, Lauch. Die Zwiebel ist „die Königin unter den Gemüsen" und von vielfältigster Verwendbarkeit, Knoblauch ebenso. Bei richtiger Verwendung sind sie ein unübertreffliches Würzmittel und hochwertiges Lebensmittel.

Wurzelgemüse: alle Arten Wurzeln und Rüben sind der beste Grundstock für die Hauptmahlzeiten des Winters. Ihr Gehalt an Nährstoffen, Vitaminen, Auxonen, Mineralien ist hoch. Am wichtigsten sind die Möhren (Mohrrübe, gelbe Rübe, süße Möhre) und die Karotte. Die Möhre sollte an Wichtigkeit der Kartoffel gleichgestellt werden und ihr Anbau ums Vielfache gesteigert werden.

Sie ist das ausgiebigste Gemüse, einmal dadurch, daß man durch ihre Anpflanzung die meisten Kalorien pro Morgen Land ziehen kann, andererseits, weil man sich durch ihren Rohgenuß den höchsten Sättigungswert verschaffen kann. Sie kann als Rohkost täglich ohne Überdruß genossen werden. Die süße Möhre ist fast in der Lage, fehlendes Obst zu ersetzen, und ist zugleich als Wintergemüse von größter Bedeutung. Ausgezeichnet ist frischer Möhrensaft.

Auf die vergessene *Zuckerwurzel* (Sium sisarum) sei besonders verwiesen. Sie enthält bis 18 % Zucker, ähnlich der Zuckerrübe, und soll sehr schmackhaft sein.

Rettich und *Meerrettich* verdanken ihren beliebten, scharfen Geschmack schwefelhaltigen Senfölen.

Knollengemüse, Kartoffeln s. S. 224.

Topinambur (Jerusalem-Artischocke): wie der zweite Name sagt, erinnert sie im Geschmack an die Artischocke, sie ist nahrhaft, kältebeständig, gedeiht auf Sandböden und ist zu Unrecht so vernachlässigt. Ihre Förderung ist notwendig. Das in den Knollen enthaltene Kohlehydrat „Inulin" ist für Zuckerkranke gut verträglich.

Stengelgemüse, z. B. Spargel. Hochwertig an Spurenstoffen, von der Kalorienlehre zu Unrecht unterschätzt. Zu den Delikatessen, deren Anbau Förderung verdient, gehören Englisch- oder Bleichsellerie und Fenchel.

Blütengemüse, Blumenkohl und Artischocke. Man sollte versuchen, letztere bei uns zu kultivieren.

Knospengemüse. Rosenkohl und Hopfensprossen.

Blattgemüse. An erster Stelle stehen Spinat und die Kohlarten, die für die Winterernährung unentbehrlich sind; sie sind nach den Wurzeln und Knollen am billigsten und wichtigsten. Reich an Kohlehydraten, Eiweiß und Mineralstoffen, Grünkohl besonders reich. Der den Kohlarten vorgeworfene strenge Geschmack tritt infolge unrichtiger Behandlung beim Kochen auf, wird verstärkt durch falsche Düngung. Rohe Kohlsalate haben ihn nicht, sie sind besonders wohlschmeckend. Nach LAMPERT soll man zu Beginn des Kochens den Topf unzugedeckt lassen und später öfter das Kondenswasser vom Deckel schütteln. Kohl mit wenig Fett im eigenen Saft *kurze* Zeit gedünstet, ist wohlschmeckend und bekömmlich.

Gewürzkräuter. Sie sind unerläßlich, vor allem zu einer vollkommenen Salatbereitung aus rohen Gemüsen. Sie enthalten reiche Aromastoffe, flüchtige Öle und Mineralstoffe in höchster Konzentration. Die Petersilie veredelt jedes Gericht, dem man sie feingehackt zufügt. Die dauerhaften, wie Rosmarin, Salbei, Estragon, Liebstöckel, Zitronenmelisse, Pimpinelle, sollten in keinem Haus, das auch nur ein kleines Stück Garten sein eigen nennt, fehlen.

Wildkräuter kommen in Notzeiten (Kriege) wieder zu Ehren, die genaue Kenntnis und Verwendung sollte Allgemeinwissen auch für Friedenszeiten sein.

Rohkost oder Frischkost – Die „kalte" oder „Salatküche"

Im allgemeinen versteht man unter „Gemüse" nur die gekochten Produkte, nennt dagegen die kalt und roh hergestellten Gerichte *Salate"* (von sal [lateinisch] = Salz).

Schon um 400 v. Chr. schrieb DIOKLES von Karystos für das Mittagsmahl vor: „Das Gemüse esse man ungekocht voraus, — (also als Frischkostsalat!) —; Gekochtes nehme man dann als nächsten Gang, das Obst bilde den Beschluß. Gurke und Rettich sollten nur zum Schluß gegessen werden" (S. 215).

Die *„Salatgemüse"* und Gemüsefrüchte sind reiche Mineralstoffträger und die „klassischen" Rohkostlieferanten. Die meisten Menschen kommen außer durch Radieschen und etwas Obst nicht zu natürlichem Genuß der so vielfältigen Pflanzennahrung.

Unter dem Einfluß der modernen Maschinentechnik mit ihren Zerkleinerungsverfahren ist es möglich geworden, den größten Teil der im vorstehenden und in Tabelle 4 (s. S. 52/3) angeführten Gemüse mechanisch so zu zerkleinern, daß sie als Frischsalate verwendet werden können, ohne ihre Ansehnlichkeit und den Wirkstoffgehalt schnell einzubüßen. Hierin liegt, wie schon oben erwähnt wurde, ein Fortschritt für unsere Ernährung, dessen Bedeutung bezüglich der Gesunderhaltung ein wirksames Gegengewicht gegen die zerstörenden Wirkungen des üblichen Kochens bilden kann. Die Erfindung des *Chromstahls* und seiner oxydationshindernden Wirkung hat diese Entwicklung der Nahrungszubereitung erst für die Gesamtheit möglich gemacht, vor allem auch für die Einführung dieser Ernährung in Krankenhäusern. Die Herstellung entsprechender Rohkostsalate durch zweckmäßiges Würzen (Gewürzkräuter) ist bei gutem Willen durchaus und mit geringer Arbeit möglich.

Vielfältig können die Formen der Salat-Saucen sein[1]. Der Franzose und der Italiener sind mit ihrem Olivenöl und Naturweinessig Meister in der Salatzubereitung.

Das Rezept für eine *Universal-Sauce:* Joghurt, gutes Öl erster Pressung — sogenanntes kaltgeschlagenes Öl (Sonnenblumen-, Mohn-, Nuß-, Olivenöl) —, Zitronensaft, viel frische Kräuter, eine Prise Salz, evtl. eine Prise Zucker zum Abrunden des Geschmackes (S. 124).

Die Verfahren besitzen eine große Mannigfaltigkeit und gestatten die Entwicklung einer hochkultivierten Küche, die infolge der einseitigen Entwicklung zur Kochkunst mit Unrecht unterschätzt wird. Die *Schwierigkeiten der „kalten Küche"* liegen in der Abhängigkeit von der Qualität der Pflanzen (Dünger), ihrer oft begrenzten Haltbarkeit, dem Welkwerden sowie in der Notwendigkeit, den erwünschten Geschmack nicht durch ein Universalgewürze wie Salz (s. S. 60) zu bestimmen, sondern ihn durch Verwendung der Gewürzkräuter und durch sinnvolle Mischungen zur Vollkommenheit zu entwickeln. Diese „Kochkunst" ist eine Entwicklung der natürlichen Eigenschaften; die europäische Kunst-

[1] Literaturverzeichnis, HARTMANN-IMHOF.

küche hat sich dagegen seit der Zeit der Römer so entwickelt, daß der natürliche Geschmack völlig durch einen künstlichen gewohnheitsmäßig ersetzt wird. Man vergleiche dazu die Rezepte des altrömischen Kochbuches des *Apicius* oder auch die Verwendung schärfster Gewürze im Mittelalter. Eine volle natürliche Geschmacksentwicklung ist nur dann möglich, wenn Gewürzkräuter in jedem Haushalt verwendet werden, in jeder Großküche in Kräutergärten angebaut werden. Die Kleingartenbewegung muß dies beachten.

Vor allem muß man erkennen: die moderne Rohkostküche ist ein über die gesamte Vergangenheit hinausgehender unleugbarer Fortschritt und das Ergebnis einer langen Forschung. Für den Erfolg kommt es auf eine geschmackvolle Zubereitung an. In der richtigen Form bedeutet diese so hergestellte Rohkost eine nie geahnte Erweiterung der menschlichen Nahrungsgrundlage. Über den Anschlagswert der Rohkost siehe S. 130.

Die modernen mechanischen Zerkleinerungsapparate aus Chromstahl haben einen neuen Nahrungsbereich mit gesunden Eigenschaften für den Menschen erschlossen, gleichwertig der Entdeckung des Feuers (s. S. 59).

Gemüselagerung

Die *Aufbewahrung des Gemüses* muß sachgemäß erfolgen. Knollen und Wurzeln in Sand aufbewahren, Wurzelende nach oben. Grüngemüse dagegen luftig aufbewahren, hängen. Die Haltbarkeit hängt von der richtigen Pflege ab.

Bezüglich der Produktion des Gemüses ist darauf Wert zu legen, daß die für den Winter geeigneten Arten durch Feldanbau in ausreichender Menge gewonnen werden.

Gärgemüse

Fermentative Veränderungen der Gemüse

Sauerkohl ist an erster Stelle zu nennen. Er ist auch roh genießbar oder zu gleichen Teilen mit gekochtem Sauerkohl.

Die Gärung erfolgt durch Mikroorganismen, wie Hefen, Milchsäurebazillen, die überall verbreitet sind. Aus Kohlehydraten entstehen Produkte wie Milchsäure sowie Aromastoffe. Diese Mikroorganismen seien besprochen.

a) Hefen

Sie sind die jüngsten Kulturpflanzen, die durch die wissenschaftliche Forschung im großen zu züchten sind. Ihrer Zusammensetzung nach sind sie „Mikrokosmen", enthalten nahezu sämtliche anorganischen Stoffe und Spurenstoffe, mit Ausnahme des Vitamins C. Reich an Auxonen.

Sie enthalten 40% Eiweiß (nicht 56%, wie oft angegeben), 4,5% Lecithin, d. h. dreimal mehr als die Sojabohne, Nucleinsäure, Phosphorsäure, Purine usw., wenig Cystin (v. SODEN, Z. f. Volksernährung 1942, 267).

Bei Ratten entsteht durch Hefefütterung eine Hepatitis, die durch Cystin-Zulage verhindert wird (FINCKE).

Die Höchstmenge Hefe pro Mensch und Tag scheint auf 20 g begrenzt zu sein. Wahrscheinlich ist die beste Verwertung über die Tiermast.

Auch zur Fettgewinnung scheinen manche Hefen und andere Mikroorganismen geeignet (STRUGGER). Am wichtigsten ist ihre Vitamin- und Auxon-Produktion.

In der Großkultur von Hefen, Bakterien und Algen hat sich für die Menschen mit dem immer steigenden Nahrungsbedarf eine neue Möglichkeit zur Steigerung der Produktion eröffnet. Es handelt sich um natürliche Mikroorganismen, die ebenso wie einst die Gräser zu Getreide, das Wildobst zu Edelobst usw., durch zweckmäßige technische Maßnahmen gezüchtet werden können. Es wird nur darauf zu achten sein, daß die entstehenden Produkte frei von schädlichen Einwirkungen sind und wirklich zur Bereicherung der Nahrung beitragen. Das könnte z. B. dadurch geschehen, daß sie als Beimengung zur Viehfütterung verwendet werden. Jedenfalls wäre es einseitig, wollte man einen grundsätzlichen Unterschied zwischen einer Bakteriennahrung und der sonstigen Kulturnahrung machen. Letzten Endes kommt es auf den wirklichen Erfolg im Sinne der Sicherung der Gesundheit an.

Ein wirklicher Gewinn läge für uns aber nur dann vor, wenn zur Ernährung der Mikroben Stoffe benutzt werden, die für uns ungeeignet sind. Angesichts des Umstandes, daß die normalen Darmbakterien des Menschen leicht geschädigt werden können, wäre zu erwägen, aus ihnen eine „Coli-Nahrung" herzustellen, die ähnlich den Hefen verwendet werden könnte.

Man darf nicht unbeachtet lassen, daß dieses mit größter Wahrscheinlichkeit entstehende Gebiet der Volksernährung mit wesentlichen Änderungen unter Erweiterung der juristischen Begriffe einhergehen wird.

b) Milchsäurebakterien

Sie bilden reichlich Vitamine, z. B. das Vitamin B_{12} (Anti-Perniziosa-Prinzip, Anti-Sprue-Faktor, verwandt mit Animal-Protein-Faktor = APF) und andere Teile des B-Komplexes.

Kochgemüse

Hülsenfrüchte, Kastanien (nur gekocht genießbar): Diese Samen sind infolge ihrer Härte roh nicht genießbar, erfordern die Aufschließung durch Hitze.

Edel-Kastanien sind geröstet und geschmort von großem Wert. Die Kastanienkultur sollte gefördert werden; die Kastanien werden auch in den nördlicheren Gegenden Deutschlands noch reif.

Hülsenfrüchte sind das „Fleisch der Pflanzenwelt". Vor 120 Jahren standen sie noch mengenmäßig vor der Kartoffel und gewährten bessere Eiweißversorgung. Das an sich nicht vollwertige Eiweiß kann durch Milchkasein ergänzt werden. Der Eiweißgehalt beträgt 20 bis 25 % und mehr. Man nennt es irreführend „Pflanzenkasein", obwohl es phosphorfrei ist im Gegensatz zum Milchkasein. In China stellt man aus dem Eiweiß Käse her, z. B. Erbsenkäse, Sojakäse.

Hülsenfrüchte enthalten reichlich Lezithin, haben hohen Aschengehalt, mehr Kalium als Kalk, weniger Phosphor als Getreidekörner.

Erbsen sind am beliebtesten, der Verbrauch sollte gesteigert werden. *Linsen* werden ungerechterweise unterschätzt.

Bohnen. Es gibt zahlreiche Arten; sie werden nicht immer von jedem gut vertragen. Manche Arten sind roh giftig (Dtsch. med. Wschr. 1942, 802). Grüne Bohnen sind ebenfalls roh giftig wegen des Alkaloids Phasin, das Blausäure enthält.

Die *Sojabohne* könnte auch bei uns die größte Bedeutung erlangen. Sie ist in Ostasien neben dem Reis das wichtigste Nahrungsmittel. Sie enthält viel Eiweiß, ist ölhaltig und billig. Aus ihr werden Käse und Gewürze hergestellt (Shoya, Miso). Sojabohnen enthalten reichlich Auxone, auch das Vollsojamehl. Das Sojamehl ist geeignet als Wurstzusatz; Bohnen, geröstet mit Salz, sind sehr schmackhaft.

Süßlupine ist ein Züchtungsprodukt mit guten Aussichten, doch noch ungenügender Artfestigkeit. Geröstet und vermahlen geeignet zur Herstellung eines guten Röstgetränks (s. S. 250) mit kaffeeähnlichem Geschmack. Lupinen enthalten das Alkaloid Lupinin.

Kaffeebohnen (s. S. 251).

Knollengemüse. Zu ihnen gehört die *Kartoffel,* die infolge ihres Gehalts an dem hitzeempfindlichen Glykosid „Solanin" (1 bis 3 mg/%), das sich namentlich bei Warmlagerung und Belichtung bildet (Grünfärbung!) und in beschädigten und schlecht ausgereiften Kartoffeln reichlich vorhanden ist, roh nur in geringen Mengen genossen werden kann. 0,2 bis 0,4 g Solanin führen zur Vergiftung, enthalten in etwa 10 kg der Normalkartoffeln[1].

Etwa 12 % unserer Nahrung werden durch Kartoffeln gedeckt. *Beim Schälen gehen 30 bis 40% verloren.* Die vollwertigste Ausnutzung ergibt die *Zubereitung in der Schale oder Braten in Fett (Pommes frites!).* Am schlechtesten ist die in Großküchen übliche Zubereitung: Schälen, Zerschneiden und bis zu 12 Stunden Aufbewahren unter Wasser (LAUERSEN). In Wachstumsversuchen bei Ratten konnten wir diese Versuche auch bezüglich des Auxonverlustes bestätigen (KOLLATH, s. Vollwert d. Nahrung Bd. II).

Die hochgezüchteten Kartoffelsorten müssen immer wieder durch neue Arten ersetzt werden, da sie leicht erkranken. Vollwertige Düngung erforderlich!

Die Verwendung der Ernte unterteilt sich für menschliche Ernährung, für Pflanzengut, Schwund und Abfall, für Industrie und für Tierfütterung. Der Abfall ist hoch.

---

[1] Roher Kartoffelsaft, frisch gepreßt (1–2 Eßlöffel morgens nüchtern) ist ein gutes Heilmittel bei Hyperazidität (MAGERL, Dtsch. med. Wschr. 1941, Nr. 5), bei vorhandenen Geschwüren aber nicht ausreichend.

Bei unzweckmäßiger Lagerung können bis zum Frühjahr bis 40 % der Masse verlorengehen. Bessere und billige Aufbewahrungsmethoden sind noch zu entwickeln.

Das Vertrauen darauf, daß die Kartoffel unsere wichtigste Quelle für das Vitamin C ist, ist angesichts der großen Kochverluste nicht ganz gerechtfertigt. Es ist besser, den erforderlichen Bedarf durch natürlich genießbare pflanzliche Produkte zu sichern.

Als besonders wichtig sei für die *Kartoffellagerung* angeführt: die beste Lagerungstemperatur beträgt zwischen + 2 und + 6 ° C. Bei 0 ° findet erhöhte Zuckerbildung statt, die Kartoffeln werden süß, weil der Zucker nicht so schnell veratmet wird. Sinkt die Temperatur schnell auf — 3 °, so erfriert die Kartoffel, ohne Zeit zu haben, süß zu werden. Bei Wiederauftauen erfolgt ein rapider Vitamin-C-Verlust. Süß gewordene Kartoffeln verlieren den süßen Geschmack bei Aufbewahrung zwischen + 20 und 30 ° C, da dann ein Teil des Zuckers veratmet, der Rest in Stärke zurückverwandelt wird. Bei der Winterlagerung gehen Kohlehydrate und Eiweiß zugrunde, so daß die alte Kartoffel im Frühling eine ganz andere Zusammensetzung als die Herbstkartoffel aufweist.

Roh und gekocht genießbar:

Wurzeln und *Blattgemüse* (s. Tab. 4, S. 52, 53).

Neben den Wurzeln sind Blattgemüse die *Hauptsorten des „Gemüses"*. Die Zubereitung ist aber meist unvollkommen, da das Gemüse zu wenig im eigenen Saft gedünstet wird. Die indische Küche kennt nur Dünsten oder Schmoren.

Tange und *Algen* der Meere enthalten hochwertige Nahrungsstoffe, die sich durch entsprechende technische Maßnahmen gewinnen lassen. In Japan, Chile werden sie als Volksnahrung benutzt. In der Zukunft werden sie wohl noch eine große Rolle spielen.

Pilze

Es gibt etwa 50 000 Arten. Sie leben von den zerfallenden organischen Stoffen, und ihr Eiweiß hat einen biologischen Nutzeffekt von 35,1 bis 50,6 %, tierisches von 45 bis 50 %. Man nennt sie das „Fleisch des Waldes". In unseren Wäldern verkommen etwa 90 %; ihr theoretischer Wert wird jährlich auf eine Milliarde geschätzt (Bötticher).

Pilze stehen ihrer Nahrungsaufnahme nach zwischen Pflanzen und Tieren; ihr Wurzelmyzel scheidet Fermente aus, die im Boden die aufzunehmende Nahrung auflösen und vorbereiten, ähnlich den Magenfermenten des Tieres (mündliche Mitteilung von Rautavaara, Finnland).

Kulturpilze sind wertvoll; Gelegenheiten zu Champignon-Kulturen sollten mehr ausgenutzt werden.

Aufklärung und systematische Suche sind wesentlich. *Giftpilze* sollten allgemein bekannt sein und erkannt werden.

Konserven

Die Konservenindustrie ist zu einem Wirtschaftsfaktor von größter Bedeutung geworden. Die Einzelverpflegung der Familien ist bei reichlicher Verwendung der Industrie-Konserven zu einer *verkappten Massenverpflegung* geworden. Dabei sind Konserven in den gemäßigten Gegenden am wenigsten notwendig. Die richtige und vernünftige Anwendung der Konservierung ist damit zu einem Hauptproblem der Volksernährung geworden, da sich etwaige Fehler weit auswirken müssen. Macht dagegen eine Hausfrau Fehler, bleibt dies auf ihre Familie begrenzt.

Bei der Herstellung der Konserven in den Fabriken sind sowohl bei der Vorbereitung, Vorlagerung, wie bei der Bewältigung großer Mengen oft leicht verderblicher Ware zusätzliche Verfahren erforderlich, die eine Wertverminderung herbeiführen können.

Um z. B. die spontanen Zersetzungen durch die Eigenfermente der Pflanzen zu verhindern, werden diese Fermente durch Eintauchen der Ware in heißes Wasser inaktiviert, mit dem Fachausdruck „blanchiert". Dabei treten auch Mineralverluste ein. Das gilt auch für Gefriergemüse (S. 65).

Auch das beste Verfahren kann die Verluste von Aromastoffen, Eigenfermenten und die Denaturierung von Eiweiß nicht vermeiden. Oft werden die Produkte unansehnlich und werden dann „handelsüblich gefärbt" (s. S. 74).

Die Mehrzahl der Gemüsekonserven wird in Konservenbüchsen durch Hitze sterilisiert. Zur Erhaltung der grünen Farbe („Schönung") wurden grüne Gemüse oft *„gekupfert";* es bildete sich eine grüne Kupferchlorophyllverbindung. Doch kommt es gleichzeitig zu erhöhter Vitamin-C-Zerstörung. Andere Salze oder Schwefeloxyd dienten ebenfalls dem Zweck der „Schönung", „Bleichung" und letzten Endes Verfälschung. Das neue Lebensmittelgesetz hat hier eine wesentliche Verbesserung gebracht.

5. und 6. Gruppe: Tierische Produkte

Milch und Milchprodukte

Wie das Getreide unsere pflanzliche Kost beherrscht, so beherrscht die Kuhmilch das Gebiet der tierischen Produkte in der Ernährung der Abendländer[1]. Milch bildet in ihren Eigenschaften die Ergänzung zum Getreide. Beide sind

---

[1] Die Chinesen lehnen Kuhmilch ab. Sie ernähren ihre Kinder mit der pflanzlichen *Soja-Milch*, eine Tatsache, die zum Nachdenken zwingen sollte.

aber zugleich unsere vollwertigsten Lebensmittel und ergänzen sich gegenseitig. Gelänge es, diese beiden Produkte optimal für uns zu gestalten, brauchten weder akute noch chronische Mangelkrankheiten einzutreten.

Die Güte der Milch beginnt beim Boden. Bodenzusammensetzung und Sonnenlage sind ausschlaggebend; mineral- und humusreiche Böden liefern ein vollkommenes Futter.

Frische, rohe, gesunde, unbehandelte Naturmilch ist neben dem gesunden vollen Korn das wertvollste und gehaltvollste Lebensmittel. Wie das Korn ist die Milch eine Grundnahrung. Als Träger hochwertigsten Eiweißes und auf Grund ihrer sonstigen Nährstoffe ist sie für die Erhaltung des Lebens von größter Bedeutung, was sich auch daraus ergibt, daß sie von der Natur dafür bestimmt ist, für das Neugeborene als Muttermilch anfangs die ausschließliche Nahrung darzustellen. Sie muß also alle zur Entwicklung lebensnotwendigen Stoffe enthalten.

Bei der enormen gesundheitlichen und volkswirtschaftlichen Bedeutung, die die Milch hat, muß man ihrer Gewinnung, ihrer Qualität, der Erhaltung ihrer natürlichen hochwertigen Eigenschaften die größte Sorgfalt angedeihen lassen. Alle Maßnahmen sollten das Ziel haben, die Milch vollwertig, gesund, unverändert zum Genuß anzubieten.

Wenn das unverletzte Getreidekorn das lagerbeständigste, nahezu unbegrenzt haltbare Naturprodukt ist, dann ist die Milch das am leichtesten verderbliche, vergänglichste. Die Grenze ihrer Haltbarkeit ist bei + 20 Grad in etwa 20 Stunden bereits erreicht. Die Milch ist auch der Verunreinigung und der Infektion durch Tuberkelbazillen und andere Krankheitserreger besonders leicht ausgesetzt, so daß der Genuß roher Milch, statt zu einem Vorteil, zu einer Gefahr für den Menschen werden kann.

Es mußten Verfahren entwickelt werden, die den Menschen schützen sollten. Wie sich heute erweist, sind nicht die Menschen geschützt worden, sondern eigentlich ist die Milch vor dem Schicksal, als untauglich verworfen zu werden, geschützt worden. Die menschlichen Maßnahmen haben sich hier, wie in der Mehlbehandlung, nur als bedingt vorteilhaft, ja, oft als nachteilig für den Menschen erwiesen.

Gesetzlich ist die Hitzebehandlung der Milch zur Abtötung pathogener Bakterien vorgeschrieben. Früher wurden Temperaturen von 62 bis 65° über $^1/_2$ Stunde gebraucht; jetzt aber werden, aus wirtschaftlichen Gründen der Molkereien, Kurzzeitverfahren angewendet, entweder Kurzzeiterhitzung bei + 71 bis 74° über 40 bis 45 Sekunden, oder Hocherhitzung auf mindestens + 85° über 10 bis 15 Sekunden. Die Apparate sind derart eingerichtet, daß eine Abkühlung schnell erfolgt, um die Wirkung der hohen Temperatur zu beenden.

Bei der Ausarbeitung dieser Vorschriften wußte man aber noch nichts von dem hitzelabilen, *lebenserhaltenden Milcheiweiß-Faktor,* über den oben, bei Besprechung der Mesotrophie-Diäten (s. S. 103 ff.) berichtet wurde.

Im theoretischen Teil wurde die *historische Rolle* der Verwendung von Tiermilch besprochen: sie diente der Sicherung der Ernährung. Die Tiere wurden nicht in erster Linie als Fleisch-Spender betrachtet, sondern die Muttertiere vor allem als Milch-Quellen. Daher ist der Reichtum der Nomaden und Viehzüchter nach der Größe ihrer Herden zu bewerten.

Jede Tiermilch dient an sich der Ernährung des Neugeborenen der eigenen Art. Sie ist angepaßt an die Reserven, die das Neugeborene vom Mutterleibe mitbekommen hat, und deshalb fehlen ihr die für den Erwachsenen notwendigen Stoffe, z. B. Eisen. Für Erwachsene ist sie deshalb unvollkommen und muß durch Pflanzenkost ergänzt werden. Sie ist aber in rohem Zustande die billigste und beste Eiweißquelle, liefert Milchzucker in natürlicher, linksdrehender Form (MALYOT). Der Fettgehalt wird wahrscheinlich für die Säuglingsernährung überschätzt, ebenso wie bei der Aufzucht von Tieren (s. S. 239).

Außerdem ist sie das *kalkreichste* Lebensmittel und ergänzt deshalb unsere an sich kalkarme Kost, z. B. das Getreide.

Milch sollte natürlicherweise körperwarm direkt in den Magen des Säuglings gelangen, weder Luftsauerstoff noch Hitze, noch langes Stehen sollten auf sie einwirken. Die Muttermilch hat also einen sehr kurzen, die Molkereimilch dagegen einen sehr langen Weg bis zum Verbraucher zurückzulegen. Auf diesem Wege ist sie zahlreichen Schädigungsmöglichkeiten unterworfen, und eine komplizierte Organisation ist erforderlich, um ihren Wert möglichst zu erhalten.

Die Wenigsten wissen heute überhaupt, wie gute frische Kuhmilch schmeckt, da sie nur pasteurisierte Milch kaufen können, die dann noch erhitzt oder abgekocht genossen wird oder werden soll. Gute, frische Naturmilch hat einen lieblichen Duft, schmeckt rein, mild und süß und ist vollmundig. Die aus ihr hergestellte Sauermilch ist wohlschmeckend, was man von der aus handelsüblicher Milch hergestellten Sauermilch oft nicht sagen kann. Durch die Pasteurisierungs- und Kochprozesse wird die Milch nicht nur in ihrem natürlichen kolloiden Gefüge geschädigt, sondern sie wird auch ihrer Duftstoffe und ihres angenehmen Geschmackes beraubt. Milchkonsum und damit Rentabilität würden bei Verabfolgung gesunder Naturmilch rapide steigen.

Von der Milch ist das gleiche zu sagen wie vom Korn: wir handeln — volkswirtschaftlich gesehen — *fahrlässig,* wenn wir die vom Landwirt in mühevoller Arbeit gewonnenen Produkte ihrer ursprünglichen Werte durch Maßnahmen berauben, die nur einer augenblicklichen Theorie der Gesundheitslehre dienen, und die nur den Anschein geben, als ob sie unsere Nahrung bereicherten. In Wirklichkeit führen diese Maßnahmen zur Verarmung, wenn der Genuß der behandelten Nahrung langwirkende gesundheitliche Nachteile auch bei den nächsten Generationen zur Folge hat (POTTENGER).

Gekochte und hocherhitzte Milch ist kein Lebensmittel mehr, sondern ein Nahrungsmittel.

Gegen die Freigabe der Naturmilch ohne jede Pasteurisierung nimmt aber die bakteriologisch orientierte Richtung der Fachleute Stellung, obwohl selbstverständlich die genauesten tierärztlichen und bakteriologischen Kontrollen keineswegs aufgegeben, sondern im Gegenteil verstärkt werden sollten. Man sieht die Gefahr einer sekundären Infektion der Milch für wesentlicher an als die Herabsetzung des biologischen Ansatzwertes. Diese Auffassung und einseitige bakteriologische Hygiene kann der Verfasser auf Grund seiner Erfahrungen nicht gutheißen.

Unsere Gebrauchsmilch ist aus diesen Gründen recht verschieden von der Frischmilch der Kühe. Wir nehmen diese Bedenken hin, da Milch für uns unentbehrlich ist. Ein wichtiger Grund für ihre Bedeutung ist die *Billigkeit:* 1000 *Milchkalorien* (Vollmilch) kosteten früher z. B. 37 Pfg., 1000 Hühnereier-Kalorien 256 Pfg. Dazwischen liegen die Fleisch-Kalorien. Milch ist also am billigsten, Eier sind am teuersten. Als Durchschnittsverbrauch an Milch rechnet man in Deutschland pro Kopf und Tag 0,3 l; diese Menge ist viel zu niedrig. Je besser die Milch, desto mehr steigt der Verbrauch.

Milch liefert nicht nur Eiweiß und Fett, sondern auch — in Abhängigkeit von der Fütterung — Vitamine, namentlich C, ferner Auxone.

Es hat aber den Anschein, als ob nicht nur die fettlöslichen Vitamine, sondern auch die nativen *Eiweißmoleküle* der Milch eine maßgebende Rolle bei der erfolgreichen Fütterung spielten. Nach den Versuchen (Mesotrophie, s. S. 103 ff.) erfolgt bei Temperaturen über $+ 70°C$ eine chemische Denaturierung des Kaseins, wobei ein lebenserhaltender, chemisch bisher unbekannter Faktor zerstört wird (s. S. 104, 234, Versuche von POTTENGER und SIMONSEN). Da nun aber zum Zwecke der Tuberkelbazillen-Abtötung höhere Temperaturen gesetzlich vorgeschrieben sind (z. B. Kurzzeiterhitzung zwischen $+ 71$ und $+ 74°C$), wird praktisch die *gesamte Molkereimilch bezüglich des Eiweißes gleichzeitig denaturiert. Kinder erhalten also eine unterwertige Eiweiß-Nahrung*, die sie erst wieder aufwerten müssen. Dazu scheinen die *normalen* Mikroorganismen des Magens und des Darmes in der Lage zu sein. Fehlen diese aber, oder sind sie noch unterentwickelt, so kann es zu Mangelzuständen kommen.

Andererseits erfordert die gegenwärtige Gefahr der Tuberkulose-Infektion heute noch diese Erhitzungsverfahren. Es sollte aber bereits jetzt angestrebt werden, daß tbc-freie Milch von dieser Verordnung ausgenommen wird. Das Problem der Bedeutung eines einwandfreien Kaseins ist heute erst angeschnitten, seine Beantwortung wird umfangreiche Arbeit erfordern. Die Behauptung von LANG (Milchwissenschaft 1958), daß Schädigungen erst ab $+ 120°C$ einträten, entspricht nicht den Tatsachen. Es ist nicht mehr zu verantworten, daß die Versuche von POTTENGER und SIMONSEN totgeschwiegen werden.

Optimale Milch

Aus garantiert seuchenfreien, tierärztlich überwachten Beständen kann einwandfreie Milch gewonnen und ohne die Pasteurisierung in vorher sterilisier-
ten Flaschen *roh* = frisch in den Handel gebracht werden. Das ist das
erstrebenswerte Ideal. Die besonderen Maßnahmen rechtfertigen einen höheren
Preis.

Die Veränderungen der Milch

Von Natur aus ist Milch zum Direktverbrauch bestimmt, und zwar für die
arteigenen Neugeborenen. Bereits nach kurzem Stehen verändert sie sich, teils
durch Aufrahmen des Fettes, teils durch Bakterien; aber auch durch milch-
fremde Bestandteile, wie Schmutz vom Euter, aus den Gefäßen, von den
Händen des Melkers, im Handel, beim Verkauf. Es gibt kein Lebensmittel, das
so viele hygienische Aufgaben bietet wie die Milch und bei dem noch so viele
Aufgaben ungelöst sind.

Es wäre durchaus zu verantworten, daß die Krankheitserreger nicht völlig
abgetötet, sondern nur abgeschwächt werden. Dann müßten allerdings Tiere
und Menschen so ernährt und gehalten werden, daß sie durch reichliche Anti-
körperbildung einen *natürlichen Schutz* (Immunität) gegen Erreger *entstehen
lassen*. Denn auf die Dauer kann man weder alle Kälber noch alle Menschen
von den so weit verbreiteten Tuberkelbazillen fernhalten. Haben sie aber nicht
frühzeitig den natürlichen Anpassungsschutz erfahren, so sind sie später um so
mehr gefährdet.

Das Ideal ist heute noch nicht erreichbar, darf aber keinesfalls aus den Augen
verloren werden. Aus diesem Grunde vertritt der Verfasser auch die Anschauung, daß angewandte Bakteriologie und angewandte Ernährungsphysio-
logie erst gemeinsam zu einer vollkommenen Hygiene führen können. Wollen
wir den Menschen vollwertige Milch sichern, so müssen die Kälber, die später
Milchkühe werden sollen, gesund ernährt werden. Dazu gehören aber auch ausreichend frische Luft, Bewegung im Freien und gute Zucht. Jedenfalls hat der
Arzt und Hygieniker allen Grund, diese Fragen von sämtlichen Seiten her zu
prüfen. Neuerdings ist diese Frage durch die Zusätze der sogenannten Antibiotika erheblich kompliziert und fehlgeleitet worden.

Neben der Vollmilch gibt es zahlreiche Milchprodukte, die durch mechanische oder
fermentative oder sonstige Maßnahmen aus der Milch gewonnen werden. Sie alle haben
große Bedeutung für den Menschen. Nur eine kurze Übersicht kann an dieser Stelle
gegeben werden.

a) Mechanische Veränderungen

Die *Vollmilch* trennt sich beim Stehen in fettreiche Obermilch (Sahne) und in
die fettärmere Untermilch (Magermilch, s. S. 239). Diese Trennung wird in

modernen Zentrifugen fast vollständig durchgeführt, bis unter 0,1 %. Beim Stehenlassen der Milch behält sie bis zu 1 % Fett.

Aus der Sahne erfolgt die Gewinnung des Milchfettes zur Butter-Herstellung, aus der Magermilch gewinnt man das Eiweiß.

Tabelle 13

Milchveränderungen

```
                    ────── Vollmilch ──────
          ┌──────────────┐              ┌──────────────┐
  Rahm (süß, sauer)                        Magermilch
  ┌───────────┐                        ┌───────────────┐
Butter    Buttermilch              Quarkkäse      Molke
```

Von den klassischen Vitaminen (Gruppe I) gehen verständlicherweise die fettlöslichen vor allem in den Rahm und bleiben in der Butter, die anderen, wasserlöslichen, verteilen sich. Magermilch enthält die Gruppe II (zellteilungsbedingende Faktoren, B-Komplex, Auxone) reichlich, wie aus eigenen Versuchen und denen anderer Autoren hervorgeht. G. v. WENDT berichtet, daß in der Milch ein für Wachstum und Entwicklung des Menschen wesentlicher Milchfaktor (M-Faktor) vorhanden sei, der nicht in die Butterfraktion gehe. Das stimmt mit meinen Rattenversuchen überein und ist ein wichtiger Beweis für die Identität der Auxone bei Ratten und der Wuchsstoffe beim Menschen (s. S. 115). Ein zweiter Beweis ist aber auch das Experiment an 1400 Kindern in Schottland, bei dem sich ergab, daß Magermilch ebenso gut wirkte wie Vollmilch (v. WENDT).

Am stärksten wachstumsfördernd ist *Buttermilch*. Sie wird viel zuwenig geschätzt, fällt nur bei Sauerrahmbutter an, nicht aber bei Süßrahmbutter. In der *Butter fehlen die Auxone völlig*, sofern nicht — wie z. B. in der Bauernbutter — Reste von Buttermilch in ihr erhalten geblieben sind.

Buttermilch scheint für Kinder im Wachstumsalter förderlicher zu sein als Vollmilch. Sie läßt sich ausgezeichnet mit dem oben erwähnten Brei aus Frischkornschrot vermischen (s. S. 203), wodurch man ein billiges, schnell herstellbares Frühstücksgericht erhält.

Die Mineralien befinden sich — ebenso wie der Milchzucker — in der wäßrigen Milchflüssigkeit, der *Molke*, die oft den Menschen fast völlig entzogen und als Viehfutter verwendet wird. *Magermilch und Molke gehen heute noch vielfach zu Verlust,* gelangen in die Abwässer der Molkereien und belasten die Bäche und Flüsse, diese verunreinigend. Mineralverarmung für den Menschen ist die Folge.

Molke enthält Laktalbumin, Milchzucker und Salze, aber wenig Auxone. Der Wert der Molke ist natürlich vom Wert des Ausgangsmaterials abhängig.

Der hohe *Wert der Schafmilch* als Bereicherung für unsere Nahrung sei ausdrücklich hervorgehoben. Hinzu kommt, daß das Schaf den Menschen keine Nahrung fortnimmt, sondern sich von Gräsern ernährt, die der Mensch nicht essen würde.

Butterfett und Butter

Sie stellen den wirtschaftlich am höchsten geschätzten Teil der Milch dar, der als Preisgrundlage verwendet wird. Das entspricht zwar keineswegs dem biologischen Wert, vermindert aber den Anreiz zur Milchfälschung. Denn der Fettgehalt ist leicht zu bestimmen, ebenso etwaiger Wasserzusatz. Erzieherisch wichtig ist ein Geldabzug bei Ablieferung verschmutzter Milch.

Sauerrahm-Butter entsteht unter Mitwirkung von Milchsäure-Bazillen und besitzt einen zusätzlichen Vitalstoff-Wert.

Süßrahm-Butter ist eigentlich nur isoliertes Milchfett. Zur Zeit ist ein Wassergehalt von 16 % vorgeschrieben, nachdem lange Zeit 18 % gültig waren.

b) Fermentative Veränderungen

Durch Milchzucker-Vergärung entsteht unter Bildung von Milchsäure „saure Milch" in vielen Abarten. Da Milchsäure-Bazillen Vitamin B_{12} bilden können (sofern Kobalt zur Verfügung steht), kann der erfahrungsgemäß hohe Wert der sauren Milch sehr gut damit zusammenhängen.

Es gibt noch andere Pilzarten für verschiedene Produkte, Kefir, Joghurt, Skyr usw. Im Rattenversuch ergab sich nämlich keine bessere Wirkung als die der Ausgangsmilch; ihre Eigentümlichkeit beruht nicht allein auf der Wirkung der Milchsäure, sondern auch auf Wirkungen vermittels der Darmbakterien. Das Gebiet ist ungenügend erforscht, insbesondere die Bedeutung der Anaeroben-Flora.

Der Gesundheitswert der erwähnten Sauermilch-Sorten ist unzweifelhaft bedeutend.

Quark

Das geronnene Milcheiweiß kann abgetrennt werden: wir erhalten Kasein-Quark, als Getränk entsteht Molke. Buttermilch-Quark scheint am besten zu sein[1].

Käse

Der Begriff umfaßt zahlreiche, verschiedenartig zu bewertende Milchprodukte. Aus dem Rohstoff Milcheiweiß (Kasein), das entweder aus Süßmilch durch Lab oder aus Sauermilch durch Milchsäure gefällt wird, gewinnt man die verschiedenen Arten nach folgendem Schema:

---

[1] Buttermilch mit der gleichen Menge fast kochenden Wassers vermischen. Das Kasein gerinnt feinflockig, und die Molke läßt sich nach 8 Stunden abfiltern; es entsteht ein wunderbarer Buttermilch-Quark.

Tabelle 14

Käsesorten

Süße Vollmilch		Magermilch	
Lab-Zusatz:	Gerinnung	Milchsäure-Bakterien: Gerinnung	
Bruch		Molke mit	Quark
(Parakasein)		Molkenkasein	(Säurekasein)
Gerinnung bei Temperatur			
niedere	höhere		
Weichkäse	Hartkäse	Molkenkäse	Sauermilchkäse

ohne Reifung

Gervais	Emmentaler	Zieger	Schicht (m. Sahne)
Mascarpone	Sahnenkäse		Stippkäse

mit Reifung
(bakteriell, Zusätze von Kräutern)

Camembert	Parmesan	Kräuterkäse	Harzer
Limburger	Chester	(mit Zusatz von	Mainzer usw.
Gorgonzola	Edamer	Bockshornklee)	
Liptauer	Tilsiter		
Ziegenkäse	Roquefort		
Stilton			

Weichkäse und Quark sind demnach am meisten naturnahe, alle anderen sind bakteriell mehr oder weniger verändert, teils unter Bildung von Ammoniak, teils von Schwefelwasserstoff, aber nur, wenn überreif und zersetzt, frisch durchgereift nicht. Es bilden sich viele Geschmacksstoffe. Am natürlichsten und billigsten aber sind Weichkäse und Quark.

c) Erhitzte Milch

Das Fehlen aller antibakteriellen Schutzstoffe in der Milch sowie die Infektionsmöglichkeit erfordern die Erhitzung zur Erreichung einer gewissen Haltbarkeit. Praktisch wird der größte Teil der Kuhmilch nur nach Erhitzung genossen.

Wir kennen den Vitaminverlust, der dabei entsteht, und nehmen ihn in Kauf, bemüht, anderweitig einen Ersatz zu geben. Doch scheinen keine systematischen Untersuchungen darüber angestellt zu sein, ob die beim Kochen *zerstörten Milchfermente* nicht *auch einen Ausfall* zur Folge haben. Und doch weist der Ausfall der Oxydationsfermente in eine bestimmte Richtung: wir wissen, daß bei Muttermilch-Nahrung die anaerobe Bifidus-Flora im Darm herrscht, und daß bei Kuhmilch-Ernährung alsbald ein Ersatz der Bifidus-Flora durch die fakultativ-anaeroben, vorzugsweise aeroben Coli-Bazillen eintritt (s. oben unter Rohkost S. 125). Es liegt doch nahe, anzunehmen, daß die natürlichen oxydierenden Fermente der Milch sehr schnell durch chemische Bindung des aufgenommenen Luftsauerstoffes streng anaerobe Verhältnisse schaffen, so daß der Bacillus bifidus optimale Bedingungen findet. Hingegen dürfte beim Fehlen der Oxydationsfermente der Sauerstoffgehalt der Darmgase ausreichen, um die Bifidus-Flora zurückzudrängen und das Bakt. coli an deren Stelle treten zu lassen.

Demnach ist es ganz unwahrscheinlich, daß es für die Ernährung völlig gleichgültig ist, ob ungekochte oder gekochte Milch genossen wird. Auch alle Untersuchungen über den unveränderten Kalorien- oder Vitamin-Gehalt können darüber nicht hinwegtäuschen.

d) Konservierte Milch

Da die Milch nicht das ganze Jahr über in gleicher Menge zur Verfügung steht und Zeiten der Überproduktion und des Mangels wechseln, ist es erforderlich, die Milch in den Zeiten der Milchschwemme durch bestimmte Methoden zu konservieren.

Trockenmilch

entsteht durch die Entfernung der wäßrigen Bestandteile, durch Trocknung; nachdem die Milch durch ein Eindickungsverfahren etwa auf die Hälfte ihres Volumens gebracht ist, wird das Produkt im Sprüh-Verfahren (Krause-Verfahren) in wenigen Sekunden bei 100 Grad zu einem feinen Pulver getrocknet. Ein zweites Verfahren, bei dem die Milch auf Walzen getrocknet wird, führt zu Gelbfärbung und Störung im Eiweiß-Molekül; dieses Produkt ist für die Ernährung unterwertiger.

Schonung durch tiefere Temperaturen ist zu erstreben. Die Trocknung der Milch, derart, daß das Eiweiß vollwertig erhalten bleibt, ist eine wesentliche Aufgabe. Die Herstellung einer besseren, schonend gewonnenen Trockenmilch ist durchaus möglich.

Trockenbuttermilch ist wegen des bestimmten Säuregehaltes für Säuglinge besonders bekömmlich.

Kondensmilch

Eindampfen von Milch zu einer dickflüssigen Masse. Biologischer Wert gering (s. POTTENGER-Versuche s. unten).

Sterilmilch

Neuerdings breitet sich die „Sterilmilch" aus, die sich von der Rohmilch und der pasteurisierten Milch durch eine noch stärkere Erhitzung unterscheidet. Sie dürfte ernährungsphysiologisch unterlegen und ein Mißgriff sein.

Vitalstoffverluste beim Erhitzen und Eiweißveränderungen

(Katzenversuche von POTTENGER und SIMONSEN)

POTTENGER und SIMONSEN haben etwa 20 Jahre lang Versuche an Katzen durchgeführt, die sich über bis zu acht Generationen erstreckten; bis 1949 wurden 900 Katzen untersucht.

„Bei einer Versuchsgruppe, in der die Katzen Fleisch und Milch teils roh, teils gekocht bekamen, wurde zunächst festgestellt, daß bei *roher Nahrung* die Katzen *gesund* blieben und sich *fortpflanzten*. Bei *Kochkost* hingegen wurde die *Fortpflanzung gestört*, es kam zu Fehlgeburten, zu Veränderungen des Wesens (Weibchen wurden bissig, Männchen wurden sexuell uninteressiert oder pervers). Mit der *dritten Generation* überstand kein Tier mehr den sechsten Lebensmonat".

In weiteren Versuchsreihen wurden rohe, pasteurisierte, gesüßte Kondens- und Trockenmilch, überdies noch durch UV-Bestrahlung mit Vitamin D angereichert, gegeben. Während sich die mit *natürlicher Milch und rohem Fleisch gefütterten Katzen normal* entwickelten und den natürlichen Alterstod starben, zeigten die Weibchen, die mit pasteurisierter Milch als Hauptkost gefüttert wurden, verminderte Gebärfähigkeit sowie Knochenveränderungen, und ihre Jungen entwickelten sich anormal. Die so gefütterten Männchen wiesen stärkere Schädigungen auf. Die jungen Männchen lebten nicht länger als zwei Monate. Es fanden sich Knochenveränderungen und stärkste Rachitis.

Eine Gruppe 1½jähriger Katzen wurde ausschließlich mit Milch gefüttert. Die Milch stammte von Kühen, die mit ultraviolett-bestrahlter Hefe als Zufutter gefüttert waren, war also *mit Vitamin D angereichert*. Auch diese Tiere zeigten starke Rachitis, wenn die Kühe Trockenfutter, nicht aber, wenn sie Grünfutter bekommen hatten.

Bei Fütterung mit *rohem Fleisch* bzw. roher Milch kam es zu *normaler Skelettbildung*, bei gekochtem Fleisch zu Veränderungen am Gebiß. In der zweiten Generation kam es zu *Schädel-Mißbildungen*, zu deformiertem Gebiß. In der dritten Generation waren die Veränderungen noch stärker.

Bei Übergang zu *Voll-Rohnahrung wurden die Veränderungen erst in der vierten Generation zurückgebildet.*

Am auffallendsten sind aber folgende Befunde:

Die Katzen wurden in getrennten Gehegen auf Brachboden gehalten. In den Gehegen, in denen die Katzen *Roh-Fleisch und Roh-Milch* bekamen, wuchs bald *üppiges Unkraut*, bei Kochkost blieb der Boden brach. Bohnen, die nunmehr gepflanzt wurden, ergaben hochkletternde Pflanzen bei Rohnahrung der Katzen, weniger gute bei pasteurisierter Milch, noch schlechtere bei Trockenmilch, *völlige Sterilität des Bodens bei gesüßter Kondensmilch.*

Demnach wird durch die Fehlernährung eines Tieres ein ganzer Kreislauf gestört: Tier — Mensch — Boden — Pflanze — Tier — Mensch — Boden usw.

Diese Versuche fordern gebieterisch eine *Nachprüfung in großem Maßstabe.*

Wahrscheinlich reichen die üblichen und vorgeschriebenen Prüfungsmethoden nicht aus. Die Versuche Pottengers stimmen mit meinen Mesotrophie-Versuchen sinngemäß überein und weisen auf bisher unerkannte Unterschiede zwischen „lebender" und „toter" Nahrung (S. 102) insbesondere bezüglich der unbekannten Eiweißeigenschaft.

Sie stimmen auch überein mit den Versuchen von MAC CARRISON vor etwa
20 Jahren an 10 000 Ratten, in denen die durchschnittliche indische Volksnahrung geprüft wurde. Vor allem sind die seelischen Störungen zu beachten.
Ich schließe mich der Auffassung von HARTLMAIER an, daß wir hier erst im
Beginn der Erforschung stehen, und meine Forderungen nach einer natur-
näheren Kost können nur um so eindringlicher erhoben werden[1].

Es reicht nicht aus, wenn wir einige Vitamine nachweisen, sondern zur vollen
Nahrung gehört viel mehr.

Vitaminierung der Milch

Der Gehalt der Milch an Vitaminen schwankt nach Jahreszeiten und ist von
der Fütterung abhängig. Insbesondere ist der Gehalt an antirachitischem
Vitamin nicht ausreichend garantiert, so daß man versucht hat, die Milch mit
Vitamin D „anzureichern". Die Bestrahlung der Milch mit Ultraviolett ist zwar
so weit verbessert, daß bei guter Wartung der Apparatur und sorgfältiger Be-
dienung keine Geschmacksveränderungen mehr auftreten, doch ist die zu
erreichende Menge an antirachitischem Vitamin abhängig von dem Provitamin,
d. h. jahreszeitlich begrenzt, und geht kaum über 600 bis 800 IE. Der wichtigste
Einwand gegen die Bestrahlung ist, daß die dabei stattfindende bakterielle
Verunreinigung der Milch kaum zu verhüten ist. KALKBRENNER hat aber bei
zwei Molkereien einer deutschen Großstadt den Beweis der bakteriellen Verunreinigung im Verlauf der Bestrahlung führen können. Eine Dampf-Sterili-
sierung der ganzen Apparatur bringt zu hohe Unkosten mit sich.

Gesunde Rinderaufzucht

Die Gesundheit der Kühe

Man hat — vom Gesundheitsstandpunkt und dem menschlichen Bedarf her —
zu wählen zwischen der Produktion von viel Milch mit niedrigerem Fettgehalt
oder weniger Milch mit hohem Fettgehalt. Rassen mit hohem Fettgehalt geben
mengenmäßig weniger Milch, man braucht also mehr Kühe und größere
Weideflächen.

Trockenfutter (Stall) hat zwar aus äußeren Gründen Vorzüge, doch ist der
Vitamin-C-Gehalt sehr niedrig. Fütterung mit Schlempe und Treber ergibt
minderwertige Milch, Silofutter bessere, hat jedoch nur bedingten Wert für die
Käse-Herstellung (BERG und VOGEL).

Nach BRÜGGEMANN-SOEST „Richtig füttern... leicht verständlich dargestellt",
S. 54, hat sich „die Sterilisierung der Vollmilch durch Verfahren verschiedenster
Art *nicht* bewährt, weil *dadurch die Wertigkeit der Milch* als Aufzuchtfutter
*stark gemildert wird. Viele Kälber vertragen gekochte oder erhitzte Milch über-
haupt nicht*". Man kann also Kälber *nicht* mit pasteurisierter Vollmilch aufziehen.

---

[1] s. auch S. 26 und das Buch von BARTHELMESS „Gefährliche Dosis?"

Und wir Menschen? Die Konflikte sind zu offenbar, als daß man sie abtun könnte. Welche Möglichkeiten haben wir, um zu einer vollwertigen, gesunden Milch zu kommen?

Die beste Garantie für vollwertige Milch ist eine gesunde Herde mit verständnisvollen Pflegern, ein Ideal, das z. B. in Finnland erreicht scheint, so daß dort die Milch ohne weitere Behandlung getrunken werden kann.

Die Gesundheit der Kühe ist Voraussetzung für eine vollwertige Milch. Einseitige Kraftfuttergaben haben zwar zu einer gewissen Erhöhung der Fettprozente um $1/10$ bis $2/10$ % geführt, doch ist dafür die Anfälligkeit für Tuberkulose so gestiegen, daß die Zahl der tuberkulösen Kühe von 1900 bis 1937 von 20 auf 37 % angestiegen ist. MÜSSEMEIER führt diese an sich trostlose Tatsache auf „die durch Verabreichung großer Kraftfuttergaben geförderte übermäßige Leistungsinanspruchnahme zurück, die die Widerstandsfähigkeit der Kühe aushöhlt". (Neuere Zahlen stehen mir nicht zur Verfügung).

Die Bekämpfung der Rindertuberkulose, die seit 1937 weiter zugenommen hat, wird jetzt in vielen Gegenden mit zunehmender Energie durchgeführt. Sie ist letzten Endes eine Frage der wirtschaftlichen Lage des Bauern. Eine sinnvolle Zusammenarbeit von Landwirt, Tierarzt, Molkerei und Arzt ist erforderlich. Umfangreiche organisatorische Fragen sind zu lösen, und viele eingebürgerte Gewohnheiten können durch moderne, bessere und zugleich gesündere wie auch gewinnbringendere Maßnahmen ersetzt werden.

Die derzeit übliche Ausmerzung der Tbc-Kühe beruht auf der Anwendung der Tuberkulin-Probe. Diese beweist zwar eine vorhergehende Infektion, aber keine Infektiosität. Diese letztere kann nur durch den Bakteriennachweis erkannt werden. Man verwendet also ein unvollkommenes Indikatorverfahren.

Richtig ist, daß man damit die infizierten oder infiziert gewesenen Tiere erkennen und eliminieren kann, aber die Gewähr, daß neugekaufte Tiere dann gesund bleiben, ist damit noch nicht gegeben. Dem Verfasser, als einem Bakteriologen aus der Schule von ROBERT KOCH, scheint es notwendig, nach *Ernährungsmethoden* zu suchen, die die *hohe Anfälligkeit unserer Kühe verhindern.* Durch eine vollwertige Aufzucht könnte es erreichbar sein, daß die Tiere eine erhöhte Widerstandsfähigkeit bekommen. Beide Verfahren — Tilgung und verbesserte Aufzucht — müßten Hand in Hand gehen (s. S. 230).

Magermilch und Tieraufzucht

Die *Frischmagermilch* unterscheidet sich von der Vollmilch durch den Fettentzug. Sie ist im Grunde ein wichtiger Nahrungsstoff, der die seinem Wert entsprechende Beachtung finden müßte und dessen Vergeudung oder Entwertung *in höchstem Grade unökonomisch* ist. Die Methoden ihrer Verwertung sind durchaus nicht gleichgültig. Es müssen also vernünftigere Verwendungsarten gefunden werden. Aber Magermilch ist nicht gleich Magermilch. Man

muß unterscheiden zwischen betriebseigener Frischmagermilch und Molkereimagermilch (Rücklieferungs- bzw. Restmilch).

Frischmagermilch ist die betriebseigene, nicht völlig entrahmte, nicht pasteurisierte, noch süße Magermilch, mit einem Fettgehalt von 0,2 bis 0,3 %. Für
eine vollmilcharme Aufzucht ist sie bestens geeignet unter der Voraussetzung,
daß sie von tuberkulosefreien Kühen stammt.

Molkereimagermilch. Durch den Fettentzug bis unter 0,05 % bis 0,01 % [1]
fehlen ihr außer den eigentlichen chemischen Fettbestandteilen die im Milchfett
gelösten Vitamine A und D sowie die essentiellen Fettsäuren. Dazu kommt die
Pasteurisierung bzw. Kurzzeiterhitzung, mit der eine Wertminderung des Eiweißes durch Veränderung des Eiweiß-Moleküls verbunden ist. Diese Mängel
müssen durch die Zugabe frischer Vollmilch bei der Kälberaufzucht (täglich
2 Liter, insgesamt 90 bis 150 Liter) ausgeglichen werden. Molkereimagermilch
kann leicht sauer werden und ist dann nur in dicksaurem Zustand zu verwenden.

Magermilchpulver. Unsicherheiten in der Magermilch-Versorgung haben den
Wunsch der Landwirtschaft nach einem geeigneten Magermilchpulver entstehen
lassen. Die handelsüblichen Produkte entsprechen im allgemeinen nicht den
Anforderungen, die die vorbeugende Hygiene stellen muß. Verfahren, die eine
schonende Behandlung des Eiweiß-Faktors ermöglichen, sind technisch durchaus durchführbar.

Vorteile der Fütterung mit *vollwertigem Magermilchpulver* und Zulagen
von Vitalstoffen bei der Tieraufzucht:

1. Möglichkeit der tuberkulosefreien Aufzucht durch Verwendung der tuberkulosefreien Trockenmagermilch,
2. Unabhängigkeit von der Frischmilchproduktion,
3. keine ansaure Milch,
4. stets gleichbleibende Qualität der Tränke,
5. hoher Masterfolg durch entsprechendes Mischungsverhältnis der Tränke.

Um Mangelkrankheiten zu vermeiden und die fehlenden Werte wieder zu
ersetzen, ist tägliche Zugabe von nur 2 Liter Vollmilch und Haferschrot erforderlich.

Milchpulver hat sich auch für menschlichen Genuß eingeführt. Obwohl der
biologische Wert bisher nicht befriedigend ist, hat es sich doch aus ökonomischen
Gründen als notwendig erwiesen, Milchtrocknungsverfahren auszubilden und so
die jeweilige Milchschwemme aufzufangen, um dann Mangelzeiten überbrücken
zu können. Ferner hat sich gezeigt, daß — wie oben angegeben — Vorteile bei

---

[1] Vergleiche Vollmilch-Trinkmilch mit einem Fettgehalt von mindestens 2,8 %, von
3,0 bis 3,6 %.

der Verfütterung von Trockenmilch bei der Tieraufzucht bestehen. Es erweist sich demnach als dringend notwendig, die *Entwicklung eines biologisch vollwertigen Milchpulvers* zu fördern.

Gesunde und fettsparende Kälberaufzucht

Die Fütterung auf einen hohen Fettgehalt der Milch ist also vom hygienischen Standpunkt aus bedenklich, da die Gesundheit der Herde darunter leiden kann und zusätzliche Maßnahmen zur Tbc-Bekämpfung erforderlich werden. Außerdem ist eine solche Fütterung kostspielig, besonders was die Aufzucht der Kälber betrifft.

Es ist im allgemeinen üblich, Kälber mit 600 bis 800 Liter Vollmilch aufzuziehen. Dieses reichliche Fett verzögert aber die frühzeitige Entwicklung der Pansenflora und -fauna.

Bereits 1943 hat der Verfasser gezeigt, daß die Kälber-Aufzucht auch mit 190 Liter Vollmilch erfolgen kann, wenn frühzeitig *betriebseigene Frischmagermilch* mit Zulage von frischem oder *leicht gedarrtem Haferschrot* gegeben wird. Die Wirkung solcher Schrotzulagen — verbunden mit hochwertigem Eiweiß — ist leicht zu beobachten. Man kann *ergänzend noch etwas Futterkalk oder abgestimmte Mineralgemische* dazugeben und erreicht frohwüchsige, springlebendige Kälber. Auch die Nachzucht ist befriedigend, und der Landwirt hat außerdem durch höheren Buttergewinn eine bessere Rendite.

L. HEDLER hat (1952, Bayerische Landesanstalt für Tierzucht, Grub) bei einer Nacharbeitung der früheren Versuche des Verfassers von 1943 nicht nur die damaligen Versuche bestätigt, sondern hat auch gefunden, daß bei reichlicher Vollmilch-Ernährung die *Pansenflora und -fauna sich erst von der 10. Woche an entwickelt, bei dem Milchsparversuch, bei dem die Kälber früher zur Aufnahme von festem Futter übergingen, aber schon in der 5. Woche.* Der B-Komplex erwies sich als bevorzugt wirksam.

Da die Mikroorganismen das Rauhfutter, das die Magermilchkälber früher aufnehmen als die Vollmilchkälber, chemisch aufschließen können und in Eiweiß, Fett, Kohlehydrate und Vitamine umwandeln, erfolgt trotz der anscheinend ärmeren Aufzuchtkost eine weitere Nahrungszufuhr an wichtigen Stoffen vom Darminnern her, so daß die Darm-Mikroorganismen in den Werdegang eingeschaltet werden. Das bedeutet eine Art Selbstversorgung mit Vitalstoffen durch die Bakterienflora und eine Anreicherung mit tierischem Eiweiß durch die Pansenfauna, die im Darm abstirbt und verdaut wird.

Die Erwartungen, die an die Vorschläge zu dieser neuzeitlichen, zweckmäßigen Fütterung geknüpft wurden, haben sich — trotz mancher Skepsis — in überraschender Weise erfüllt. Es ist erwiesen, daß eine fettarme Nahrung, die die Versorgung mit Vitaminen und Mineralien sichert, gesunde, muntere Tiere schafft, die nichts von der Trägheit übersättigter Tiere besitzen. Das hat sich nicht nur im Kuhstall, sondern auch in der Schweinezucht bewiesen. Die Gewichtszunahmen sind bei Kalb und Schwein denen der herkömmlichen Aufzucht entsprechend.

Nach GRASHUIS / Holland zeigen mit *fettarmer Milch* aufgezogene Tiere von der II. Laktation ab eine *höhere Milchleistung, regelmäßigere Trächtigkeit, längere Lebensdauer.*

Die auf Grund der guten Entwicklung der Pansenflora früh einsetzende Freßlust war in der *Aufzucht von Zuchttieren* ein bedeutender Faktor für die vom Züchter erwünschte formschöne Entwicklung der Jungtiere. Das Fleisch der so aufgezogenen Kälber ist lebhafter rot als das der fehlerhaft ernährten Mastkälber, das blaß und blutlos wirkt; ersteres ist besser durchblutet und somit gesünder.

Das *Ökonomische* muß neben den gesundheitlichen Erwägungen als wesentlich betrachtet werden. Da nach KLAGES „die Rindviehhaltung mit etwa 40 % an den gesamten Einnahmen der Landwirtschaft beteiligt ist und da bei Verfütterung von 400 bis 500 Liter Vollmilch (meist sind es 600 bis 800 Liter pro Kalb, das sind 15 bis 20 % der durchschnittlichen jährlichen Milchleistung je Kuh) also rund 12 % des gesamten Vollmilchanfalles durch die Schlundrinne des Kalbes laufen", ergibt sich der Vorteil der Vollmilch- bzw. Butter-Einsparung durch das Magermilch-Verfahren. Letzteres führt also nicht nur zu einer stabilen Gesundheit, sondern gestaltet auch die Aufzucht wirtschaftlicher und gibt dem Landwirt die Möglichkeit eines höheren Gewinnes, der in der Einsparung des Milchfettes klar zutage tritt. Diese Rentabilitätsmöglichkeit der Aufzucht setzt den Landwirt in die Lage, für eine *hygienisch bessere Haltung* seiner Tiere in einwandfreien Ställen zu sorgen.

Der erwähnte Fütterungsvorschlag führte zuerst zu einer ziemlich geschlossenen Ablehnung seitens der Veterinär-Medizin. Als es sich aber zeigte, daß sich auf dieser Basis Futtermittel entwickeln ließen, die einen großen geschäftlichen Erfolg hatten, gingen immer mehr Landwirte zu der neuen Fütterungsmethode über, und die Veterinär-Institute mußten dieser Tendenz folgen.

Solche Mineral-Gemische können auch an andere Nutztiere erfolgreich gegeben werden:

So aufgezogene *Ferkel* zeigen nicht das oft rauhe, stumpfe Haarkleid, die leicht vorkommende Unreinheit der Haut und die Trägheit der in üblicher Weise aufgezogenen Tiere, sondern ihr Fell ist weiß, glatt, glänzend, ihre Haut rein und rosa, es sind gesunde, vergnügte, lebendige Tiere. Das gefürchtete Ferkelsterben (oft über 30 %) setzt aus, die Sauen produzieren sichtlich mehr Milch, die Ferkel zeigen frühe Freßlust.

Hühner sind freudiger im Eierlegen, die Mauser wird ohne schwere Schädigungen überwunden und verkürzt.

Pelztiere bekommen dichtere, glänzendere und wertvollere Pelze.

Mangelerscheinungen der Böden, z. B. *Mangan-Mangel* in den Moorböden von Schleißheim (Bayerisches Staatsgut), die sich auf die Herden entwicklungshemmend auswirkten, konnten durch die erwähnte Mineral-Fütterung behoben, die Herden saniert werden.

Tuberkulose-Bekämpfung dürfte sich mit dieser Aufzuchtsform wirksam verbinden lassen, eine wichtige Aufgabe für die Forschung. Bei Rattenversuchen ergab sich bei Anwesenheit des B-Komplexes eine größere Widerstandsfähigkeit gegen Tuberkelbazillen.

Dabei wird es sehr wesentlich sein, daß ein *voller Erfolg bereits dann erreicht werden kann, wenn man vollwertiges Milch-Eiweiß + frisches Haferschrot oder Schrot aus Mischfutter gibt*[1].

Diese unzweifelhaften Tatsachen sind deshalb um so wichtiger, weil der Erfolg *ohne jede Gefahr einer Giftschädigung* erzielt werden kann. Der Landwirt, der dem jetzt gesetzlich vorgeschriebenen Zwang der Beimischung von Antibioticis zu Handels-Futter-Gemischen nicht traut, kann sich auf Grund dieser Hinweise aus eigenen Mitteln gesunde Herden aufziehen und erhalten.

Angesichts dieser Möglichkeit ist der gesetzliche Zwang der Beimischung von Antibioticis zu Futtermitteln um so unverständlicher.

Eine vollkommene Milchhygiene muß bemüht sein, diese im Vorstehenden skizzierten Probleme anzuerkennen und die für die Lösung der Probleme gemachten Vorschläge zu diskutieren, um sie einer weiteren Vervollständigung zuführen zu helfen.

Sonstige animalische Nahrung
Eier und Rogen

Ein Tierei ist etwas grundsätzlich anderes als ein Pflanzensamen. Enthält dieser den Embryo als ein schon kompliziertes, vielzelliges Gebilde, so ist das tierische Ei nur *eine* große Zelle. Das Keimzentrum liegt auf dem gelben nährstoffreichen Dotter. Und alles wird umgeben vom farblosen Weißei.

Gelbei enthält nahezu alle Vitamine und Auxone, Weißei fast nichts.

Eier können als Lebensmittel nur dann bezeichnet werden, wenn sie nicht älter als 14 Tage sind. Dann ist die Keimanlage abgestorben. Das kann durch keine Form der Aufbewahrung vermieden werden.

Hühnereier in frischem Zustand, nicht älter als 14 Tage, sind noch lebend, dann nicht mehr ausbrütungsfähig. Sie sind an sich hygienisch „verpackt", aber trotzdem leicht zu verletzen und infektionsfähig. Von den Lager-Eiern gibt es zahlreiche Qualitätsstufen.

Verfälschung des Dottergelbes durch Verfütterung von künstlichem Farbstoff (es soll Grünfütterung vorgetäuscht werden) ist an einer ringförmigen Ablagerung des Farbstoffs zu erkennen.

---

[1] Antibiotika-Zusätze sind dann völlig entbehrlich!

Gekochte Eier

Wie das Kochen von Milch tiefgehende Veränderungen herbeiführt, so gilt dies auch für *gekochte Eier*. Äußerlich ist zwar nur durch die eintretende Gerinnung der Unterschied markant. FRIEDBERGER (S. 67) wies aber die *Verminderung des Anschlagwertes* nach. Die im Innern des Eies eintretenden Temperaturen betragen in 5 Minuten erst 47°, in 10 Minuten 81 bis 83° C; sogar Bakterien im Ei-Innern werden nicht zuverlässig abgetötet. Untersuchungen über erhaltenen Fermentgehalt sind mir nicht bekannt geworden.

Enteneier können Ursache für Nahrungsmittelvergiftungen werden. Als Ursache sind Bakterien der Enteritis-Paratyphus-Gruppe nachgewiesen, für die die hochgezüchteten Enten sehr anfällig sind. Zum Teil kommen diese Bakterien im Innern der Eier vor, sie können aber auch auf der Oberfläche mit Bakterien infiziert werden, indem sie mit dem Kot gemeinsam durch die Kloake ausgeschieden werden.

Fischrogen sei als wertvoll genannt, falls dieser nicht übersalzen, gefärbt oder mit verbotenen Konservierungsmitteln versetzt ist.

Tierische Organe

Blut wird in rohem Zustande praktisch nicht genossen. Es gibt nur wenige Ausnahmefälle, z. B. bei Fleischern, die diese Gewohnheit haben[1]. Trotz seiner wertvollen Eigenschaften dürfte sich das Blut nicht als Lebensmittel für die Allgemeinheit durchsetzen. Die gefühlsmäßige Abneigung ist zu groß. Nur in verarbeitetem Zustand kommt ihm eine gewisse Bedeutung zu.

Die Bewertung der tierischen Organe als Nahrungsmittel hat durch unser Wissen über die Ernährung der Eis- und Steinzeit-Menschen einen festen Ausgangspunkt bekommen: in Notzeiten ist Fleisch von Tieren unentbehrlich gewesen. Es wurde am offenen Feuer gebraten, *nicht gekocht;* vielleicht hat man es auch in Streifen getrocknet, später gesalzen.

Der hohe Wert, der den tierischen Nahrungsmitteln beigelegt wurde, ist schon in den berühmten Darstellungen der Jagdtiere in der Höhle von Altamira zu erkennen, wo die mitabgebildeten Hände den Wunsch ausdrücken, das Tier zu erlangen (ORTEGA Y GASSET, ausführlicher H. KÜHN). Daneben wurden aber Wildpflanzen, Moose, Flechten, Beeren usw. gegessen, so daß eine Aufwertung der Fleischkost mit Vitalstoffen, besonders Mineralien, erfolgt sein dürfte. Es wäre sonst nicht zu erklären, daß die Menschen sich Hunderttausende von Jahren auf dieser Stufe gehalten haben.

Ganz anders aber ist offenbar das Fleisch von Schlachttieren zu bewerten, da

---

[1] Ein Fleischer (Patient meines Vaters um 1900) hielt sich durch regelmäßiges Trinken von frischem Blut trotz perniziöser Anämie viele Jahre am Leben.

der Wert des Fleisches doch von der Zucht und dem Futter abhängt: Der Wert kann starken Schwankungen unterliegen.

Als Ausnahmefälle seien erwähnt, daß manche Jäger die Gewohnheit haben, die rohe Leber der erjagten Tiere zu verzehren, und daß in Spanien gelegentlich die Hoden der bei den Stierkämpfen erlegten Stiere als Leckerbissen auch roh verzehrt werden.

Die *Beurteilung der „tierischen" Nahrung* ist so different, daß es noch nicht möglich geworden ist, eine einheitliche Beurteilung aufzustellen. Unbefangene Beurteilung muß wohl doch dahin gelangen, daß tierische Organe zu allen Zeiten, namentlich bei kühlerem Klima, verwendet worden sind und daß deshalb ihr Verbrauch als Notwendigkeit empfunden wurde. Die Menschheit ist aber den Weg zum Ackerbau und zur Viehzucht gegangen und hat später den Gartenbau entwickelt (s. Einführung) und hat somit die Lebensgrundlage nicht nur verbreitert, sondern zugleich auch gesichert.

Einseitige Ernährung mit Muskelfleisch und Fett führt zu Mangelkrankheiten. Blut und Leber haben hohen Vitalstoff-Wert.

Durch Jagd, Fischfang oder durch Schlachten erfolgt die Abtötung. So gehören fast alle tierischen Produkte zu den „Nahrungsmitteln" im Sinne der Terminologie des Verfassers.

Vom *wirtschaftlichen Standpunkt* wird gegen das Fleisch eingewendet, daß seine *Gewinnung mehr Kalorien erfordert* als das zubereitete Fleisch besitzt (S. 280). Es wurde oben erwähnt, daß der *gleiche Einwand gegen die Kochkost insgesamt* erhoben werden kann. Weltwirtschaftliche Sparsamkeitsrücksichten sollten also zur Verminderung des Fleischkonsums führen. Umgekehrt müßte man dann den stärkeren Konsum von Wild und Fischen sowie von Schafen befürworten, da diese sämtlich keine Nahrung einnehmen, die auch für den Menschen in Betracht kommt; sie ernähren sich natürlich und sammeln Eiweiß wie die Bienen Kohlehydrate (s. S. 232).

Vom *ernährungsphysiologischen Standpunkt*[1] aus gesehen ist die *Eiweiß-Fett-Nahrung eine Mangelnahrung;* ihr fehlen die Vitalstoffe, besonders Kalk und andere Mineralien. Innere Organe, Leber, Drüsen, können dagegen reich an Vitalstoffen sein. *Muskelfleisch ist stets eine Mangelnahrung.*

---

[1] Wenn die Statistik zeigt, daß die zivilisierten Völker die Tendenz haben, mehr Fleisch und Fett zu essen, so ist das keine Naturgesetzmäßigkeit, sondern ein Irrweg, der durch die einseitige Bewertung der Ernährungsversuche des vorigen Jahrhunderts eingeleitet und durch die Technik und den Handel aus Wirtschaftsgründen gefordert, sogar hervorgerufen wurde. Es ist demgemäß irrig, wenn man glaubt, diese Tendenz unterstützen zu müssen. Wer Produkte aus vollem Korn nicht mehr verträgt, ist bereits in seinem Verdauungsprozeß irgendwie geschädigt.

Es ist auch völlig irreführend, wenn jemand, der sein ganzes Leben vorwiegend Fleisch gegessen hat, glaubt, damit den Beweis geführt zu haben, er ernähre sich völlig aus-

Bis etwa 1840 blieb der europäische Fleischbedarf ziemlich niedrig, betrug 1810 pro Kopf und Jahr 18 kg. Seit jener Zeit erfolgte die rapide Zunahme auf 56 kg pro Kopf und Jahr. Dazu kam die Zunahme von Kartoffeln, bei Rückgang der Hülsenfrüchte und des Getreides.

Ausschlaggebend für diese Umstellung scheint mir nicht ein wirkliches Bedürfnis, sondern *der zunehmende Zeitmangel;* denn Fleischgerichte können schnell zubereitet, leicht aufbewahrt und schnell gegessen werden. Sie kommen also der Tendenz des nervösen Jahrhunderts entgegen. Und daraus entstand die Gewohnheit, und diese, den schwersten Gegner alles Neuen, muß man bekämpfen, man darf sie nicht fördern.

Eine große Fleischmenge wissenschaftlich als Grundnahrung zu empfehlen, weil sie eiweißreich ist, ist ein wissenschaftlich getarnter Widersinn.

G. v. WENDT berichtet, daß unter dem Einfluß der *alten Ernährungslehre* die norwegische Militärverwaltung auf Fleisch- und Fischkonserven, Kondensmilch und Margarine aufgebaut war; hinzu kamen die modernen Großküchen, in denen geschälte Kartoffeln lange gekocht werden mußten. Unter diesem Einfluß stiegen die Tuberkulose-Infektionen der Soldaten von 1921 bis 1924 auf einen zehnfachen Wert gegenüber der gleichen Altersklasse der Zivilbevölkerung. Nach einer mühevollen Reform wurde die Kondensmilch durch frische Milch ersetzt, rohe Früchte und Beeren wurden verabfolgt, die Kartoffeln wurden in Schale gekocht, und es erfolgte eine entsprechende Aufklärung. Bereits nach drei Jahren sank die Zahl der Neuerkrankungen auf ein Zehntel, um von 1929 an gleich Null zu werden. Eine entsprechende Feststellung wurde in der finnischen Armee gemacht. Die Zunahme erfolgte also in einer Zeit, in der „Gartenerzeugnisse" als „Luxus" betrachtet wurden.

A. FLEISCH, Lausanne, bezeichnet die Milch als einen unserer besten Kalkspender und betont, daß dies für das Fleisch nicht zutreffe. „Die *stimulierenden Eigenschaften* des Eiweißes und *speziell des Fleischeiweißes verleiten* einen Teil der Bevölkerung zu einer Überbewertung und einem *Überkonsum,* die *ernährungsphysiologisch nicht gerechtfertigt* und wahrscheinlich nicht optimal sind, weil sie zu einer *Luxusverbrennung* führen" (zit. nach R. BIRCHER, Wendepunkt 1959. Nr. 6). (Gemeint ist damit die spezifisch-dynamische Eiweißwirkung, die so oft als Empfehlung angeführt wird!)

Ungenügend untersucht ist die Wirkung der Fleischkost auf den Verdauungsvorgang:

TURNER fand — wie gesagt — bei Fleischkost 20 % Sauerstoff im Darm,

---

reichend. Das hängt von der Ernährung der früheren Generationen, von seiner Konstitution und der üblichen Beikost ab. Das männliche Geschlecht neigt mehr zur Fleischkost, das weibliche mehr zur vegetarischen Kost, eine Erscheinung, die doch wohl auf tiefere physiologische Vorgänge weist. Die Frauen sind in der Entwicklung des Menschengeschlechtes den Fortschritten der Nahrungsproduktion von der Fleisch- zur Pflanzenkost leichter gefolgt als die Männer. Da die Geschichte aber von Männern gemacht wird, ist hier eine Fehlentwicklung zu konstatieren.

während der Normalzustand mit reichlich pflanzlicher Frischkost der der Sauerstoff-Freiheit wäre (S. 129).

Im Durchschnitt dürfte es gerechtfertigt sein, wenn ein *Jahresverbrauch von 20 bis 25 kg pro Kopf* für ausreichend angesehen wird. Einwandfreier Zustand des Fleisches ist selbstverständliche Bedingung.

Bezüglich der möglichst vollwertigen Ausnutzung ist die einseitige Benutzung des Muskelfleisches zu beanstanden. Die inneren Organe sind wertvoller, da sie die Spurenstoffe enthalten.

Voraussetzung für gute Qualität der Fleischkost ist frischer Zustand, Fehlen von Krankheitserregern (Typhus-Paratyphus-Bazillen, Wurmeiern usw.). Auch bei Milch und Eiern läßt sich genügend Sicherheit schaffen.

Der mit dem Fleischgenuß verbundene Begriff des Tötens ist bewußt oder unbewußt immer maßgebend bei einer Ablehnung des Fleischgenusses an sich beteiligt. Es ist nicht Gegenstand einer naturwissenschaftlichen Lehre, sondern durchaus persönliche Angelegenheit, inwieweit sich der Einzelne diesem Gebrauch unterwirft. Besteht ein großer Unterschied zwischen dem Tod eines Tieres und dem einer Pflanze, weil beim Pflanzentod kein Blut fließt? *Leben lebt von Leben, und jedes Individuum soll davon nur soviel nehmen, wie ihm nötig ist. Jeder Mißbrauch ist unmoralisch!*

Unverständlich ist das Töten von Tieren um des Tötens, des Sammelns von Trophäen willen (z. B. Abschießen von Singvögeln in den südlichen Ländern), oder das Abschlachten von Tieren aus wirtschaftlichen Gründen: z. B. Ausrotten der Elefanten wegen des Elfenbeins, der Vögel wegen der Hutmode, der Pelztiere usw.

Muscheln und Fische

Muscheln: Die Verwendung der Muscheln in frischem Zustand ist an den Bereich der Meeresküsten gebunden. Die Transportkosten sind zu hoch. Infektions- und Vergiftungsgefahren sind erheblich. Können diese ausgeschlossen werden, dann stellen Muscheln ein hochwertiges Produkt dar, das durchaus zur Volksernährung geeignet ist.

Fisch, vor allem Seefisch, ist eine wesentliche Bereicherung der Speisekarte. Der Rückgang der *Süßwasserfische* durch die Verunreinigung unserer Flüsse ist beklagenswert, da an eine Erneuerung kaum gedacht werden kann. Die Technik hat hier vernichtend gewirkt. Die Menschen denken zuviel nur an die Gegenwart, zuwenig an die Vergangenheit und viel zuwenig an die Zukunft! Dies erklärt die Fehler der Raubtechnik.

Die *Gefährdung* der Fische, Krebse und Muscheln *durch die radioaktive Verseuchung* wird weiter unten besprochen (s. S. 179).

7. Gruppe: Wasser, Luft, Getränke

In einer Besprechung der 3. Auflage wurde beanstandet, daß unter Genußmitteln das Quellwasser und die frische Luft aufgeführt worden sind. Auch nach
genauester Prüfung bin ich bei dieser Zuordnung geblieben, da wohl nichts
größeren Genuß gewähren kann als frisches Quellwasser nach körperlicher
Anstrengung und der Gang ins Freie, wenn man stundenlang in einer Sitzung
oder sonst in einem geschlossenen Raum gewesen ist. Leider ist das Quellwasser eine Seltenheit ersten Ranges geworden, und in Großstädten gibt es
keine wirklich frische Luft mehr. Daß man dann diese natürlichsten Genußmittel nicht mehr als solche anerkennt, weil man sie nicht kennt, ist nur ein
Zeichen unserer ziemlich trostlosen Situation.

Unser Trinkwasser

Gutes, frisches Quellwasser ist wohl das seltenste Naturprodukt für die
Mehrzahl der zivilisierten Menschen. Nur wenige Städte haben das Glück, ein-
wandfreies Wasser in einer Weise zu erhalten, wie z. B. Rom mit seinen
uralten Leitungen.

Dem Quellwasser nahe stehen die echten *Mineralwässer*, die zu den Heilquellen überleiten.

Die *aufbereiteten Leitungswässer* in unseren Städten hingegen sind mehr
oder weniger gute Fabrikate. Ihre hygienische Beurteilung erfolgt in unzureichender Weise fast ausschließlich nach bakteriologischen Forderungen zur
Verhütung von ansteckenden Krankheiten. Die bei der üblichen Aufbereitung
verlorengehenden Mineralien, z. B. Fluor, werden nicht beachtet, obwohl Beobachtungen in den USA dafür sprechen, daß mit einer gewissen Fluor-Armut
die Karies-Bereitschaft steigt. Über den Nutzen der Bekämpfung der Karies
durch Fluoridierung des Trinkwassers ist das letzte Wort noch nicht gesprochen.

Die künstlichen Methoden, die wir für die Versorgung mit Trinkwasser verwenden müssen, z. B. die Notwendigkeit, das Wasser fortdauernd zu chlorieren,
führen dazu, derartige Leitungswässer als „Präparate" zu bezeichnen, die in
„Wasserfabriken" hergestellt werden.

Hinzu kommt, daß die Leitungswässer häufiger als man denkt Blei enthalten
durch die Bleileitungen in den Häusern, und daß eine geringe Menge Blei sogar
als zulässig erklärt wird. Dem kann nicht zugestimmt werden.

Gutes Trinkwasser wäre ein wesentliches Mittel, um den Verbrauch anderer
kalter Getränke einzudämmen. Schlechtes Trinkwasser führt zur Bevorzugung
alkoholischer Getränke oder Genußmittel.

Es kommt sehr auf das Ausgangs-Rohwasser an. Dafür sei ein Urteil von Konrich
angeführt: „Man kann zwar mittels der weit entwickelten Aufbereitungsverfahren aus
verschmutztem Flußwasser klares und von Infektionskeimen freies Wasser herstellen ...

Vom gesundheitlichen Standpunkt bleibt ein solches Wasser dennoch unerfreulich. Es sprechen klinische Beobachtungen dafür, daß es unter besonderen Umständen gesundheitswidrig wirkt; auch im Tierversuch (Fische) lassen sich Hinweise gewinnen. Man hat bei dieser Art der Trinkwassergewinnung unterlassen, in Rechnung zu stellen, daß auch das Reinlichkeitsbedürfnis dabei nicht zu seinem wohlbegründeten Recht kommt, daß eben die Herkunft des Wassers nicht gleichgültig ist ... Das Sprichwort: ‚Was ich nicht weiß, macht mich nicht heiß' mag bei Nahrungs- und Genußmitteln für den einzelnen wohl einmal nützlich sein, für die Hygiene hat es keine Gültigkeit." (Deutsches Ärzteblatt, 1942, 317)'.

Ich möchte hinzusetzen, daß dieser Standpunkt der Sauberkeit vernünftigerweise wörtlich auch für alle Lebens-, Nahrungs- und Genußmittel zu gelten hat.

Die Luft

Infolge der Winddurchmischung zeigt die Luft im Freien eine meist gleichmäßige Zusammensetzung: etwa 20% Sauerstoff, etwa 80% Stickstoff, 0,03% Kohlensäure und Spuren anderer Gase. Der Sauerstoff ist das natürliche Verbrennungsmittel, entstanden und immer wieder regeneriert durch die photochemische Tätigkeit grüner Pflanzen. Die anscheinend so geringe Menge Kohlensäure ist das wichtigste Gas für den Aufbau der organischen Substanz der Pflanzen. Gelänge es, den Gehalt der Atmosphäre auch nur um geringe Bruchteile zu heben, so würde diese „Kohlensäuredüngung" eine erhebliche Vermehrung unseres Pflanzenwuchses zur Folge haben.

Von den zufälligen Beimengungen sei das *Jod* erwähnt, das in die Atmosphäre Europas durch die Tangverschwelungen an den Küsten der Bretagne gelangt. Die Intensität der Lebensvorgänge wird durch diese Spuren gesteigert oder gehemmt; ob ein Zusammenhang mit der kulturellen Entwicklung Westeuropas besteht, müßte geprüft werden.

Auf die Verseuchung der Luft durch Auspuffgase und Rauch muß ausdrücklich hingewiesen werden, insbesondere auf die Dämpfe in „Bleibenzin", die gefährliche Konzentration erreichen können.

Die Verseuchung unserer Erde mit radioaktiven Isotopen

Dieses Problem wurde schon beim Getreide erwähnt, doch ist es allumfassend. „Unberührt" von Menschenhand waren bisher die Wildkräuter, Wildbeeren, das frei lebende Wild und die meisten Fische und Muscheln. Ihre Verwendung reicht bis in die Altsteinzeit zurück; mengenmäßig sind sie für den heutigen Bedarf unzureichend. Nur den Seefischen und Muscheln (in Küstengebieten) kommt heute noch eine größere Bedeutung zu (S. 179).

Seit durch die Kernwaffenversuche und die Herstellung der Kernreaktoren die Atmosphäre und von dieser her der Boden und das Wasser mit dem „Atom-Müll" verseucht werden, ist dieser natürliche Zustand bedroht. Namentlich auf der nördlichen Halbkugel unserer Erde ist eine starke Strahlung festgestellt worden. Man hat gefunden, daß mit den häufigen radioaktiven Niederschlägen, deren direkte Einwirkung auf unsere Gesundheit noch nicht näher bekannt ist, auch die Feldpflanzen und Bäume zunehmend radioaktiv geworden sind. In den Lebewesen reichern sich die Isotopen an — aus Gründen, die wir nicht kennen. Bedroht sind vor allem die Fortpflanzungsorgane. Bei älteren Lebewesen sollen die Lymphdrüsen, vor allem das Skelett-System, gefährdet sein. Eine besondere Gefahr mißt man dem radioaktiven Strontium 90 wegen seiner langen Halbwertzeit bei. Es dürfte richtig sein, daß jene Wissenschaftler recht haben, die auch den kleinsten Strahlenmengen genetische und somatische Schäden zuschreiben infolge von Summation.

Begreiflicherweise hat diese neuartige Verunreinigung der Gesamterde überall lebhafte Reaktionen hervorgerufen. An die offiziellen Bagatellisierungsversuche glaubt man heute nicht mehr, doch ist die „Politik" stärker als jede Vernunft. Das Geschäftsinteresse steht damit im Bunde. Denn am Reaktorenbau wird viel verdient.

Es liegt nun nahe anzunehmen, daß diese Verunreinigungen ein Grund dafür sein könnten, eine „naturbelassene" Nahrung abzulehnen und eine hochgradig verfeinerte Kost vorzuziehen. In letzterem Falle würde man aber zu einer vitamin- und mineralarmen Kost gelangen, also sich den akuten Mangelkrankheiten aussetzen. Der Mensch von heute lebt gewissermaßen zwischen Scylla und Charybdis!

Nun haben die Erfahrungen bei der Behandlung von Strahlengeschädigten gezeigt, daß die Verabreichung einer vollwertigen Kost eine notwendige Voraussetzung für den therapeutischen Erfolg ist. Auch scheint es so zu sein, daß ausreichend Kalk in der Nahrung die Resorption von Strontium aus dem Darm einschränkt. Es besteht demnach die *Möglichkeit*, ja Wahrscheinlichkeit, *daß sich eine vollwertige Kost als vorbeugende Maßnahme um so mehr empfiehlt, als die Bedrohung durch Isotope zunimmt.* Es könnte sogar so sein, daß antagonistische Stoffe wie Kalk die Resorption von Strontium 90 verhindern (S. 181).

Jedenfalls ist diese Gefahr kein zureichender Grund, die natürliche Nahrung zu bekämpfen, im Gegenteil, sie wird sich vielleicht als noch wichtiger als bisher erweisen. Denn *die „naturbelassene", vollwertige Nahrung scheint vorbeugend der einzige, wenn auch nur relative Schutz zu sein, den es gibt.*

Die von einigen Forschern vertretene Ansicht, daß die Menschen durch Mutationen, die durch Bestrahlung von Getreiden usw. hervorgerufen werden, in den Besitz größerer Nahrungsmengen gelangen würden, ist zunächst nur eine Annahme. Bisher wissen wir, daß die *meisten Mutanten negative Variationen* sind (s. BARTHELMESS).

Es ist nicht unwahrscheinlich, daß für die erwünschten Schutzwirkungen den Mineralien, insbesondere den Spurenelementen, eine große Bedeutung zukommen kann. Hier sollte man forschen und die Situation in ihrem ganzen Ernst erkennen. Historisch dürfte sich die Lage so kennzeichnen lassen, daß zwar heute große Gefahren im Vordergrund stehen, daß aber aus deren Überwindung doch letzten Endes ein wirklicher Erfolg entstehen könnte (s. KOLLATH, Der Mensch und das Atom?, Hyperion-Verlag, Freiburg/Br., 1958).

Die technische Herstellung radioaktiver Elemente ist *zwar eine wissenschaftliche Rekordleistung, vom Standpunkt der Erhaltung des Lebens aber ebenso widersinnig wie jeder Krieg.* Würden die Leiter der Staaten sich nicht aus diesen Produkten Vernichtungswaffen erhoffen, würden die für die Produktion erforderlichen Mittel niemals zur Verfügung gestellt werden. Alle diese radioaktiven Isotope hat es zweifellos in der Vorzeit gegeben; sie sind zerfallen, und erst, als sie nicht mehr vorhanden waren, konnte „Leben" entstehen, bestehen und sich vermehren.

Wir stellen nun heute einen lebensfremden, präbiotischen Zustand her, weil wir vom technisch-politischen Fortschritt geblendet sind, und weil wir die damit verbundenen Gefahren für das Leben nicht sehen wollen, oder weil die wirklichen Tatsachen aus politischen und militärischen Gründen nicht bekannt werden. Es handelt sich also um einen *Rückfall in die früheste Schöpfungszeit;* der Gewinn an wissenschaftlichen Erkenntnissen kann die Gefahren nicht aufwiegen und entschuldigen, zumal für die Erhaltung des Lebens und der Gesundheit nichts gewonnen werden kann, was wir nicht auf Grund unserer praktischen Erfahrungen schon längst wissen — allerdings nicht zu befolgen pflegen. Schade um so viel Mühe und so viel Geld, mit denen man bei vernünftigerem Gebrauch die heute lebenden Menschen glücklicher machen könnte, ohne die zukünftigen zu gefährden.

Getränke

Der tägliche Wasserbedarf unseres Körpers beträgt etwa 2 Liter und wird am besten in „vegetabiler" Form, durch Früchte und Pflanzen, aufgenommen. Dieses vegetabile Wasser ist steril, enthält gute Minerallösungen. Durch die Lösungsfähigkeit der verschiedensten Substanzen in Wasser entsteht die Fülle der Getränke, von dem Trinkwasser über die Heilquellen bis zu den künstlich hergestellten Getränken, die anregende, lähmende oder sogar gefährliche Genußmittel enthalten.

Jedes Übermaß in der Nahrung, selbst an Wasser, ist schädlich. Es belastet den Kreislauf und die Ausscheidungsorgane.

Heiße Getränke

Die Erfahrung, daß heißes Wasser aus Pflanzen oder Fleisch Geschmacksstoffe aufnimmt, hat zur Herstellung der Teearten einerseits, zur Herstellung der Fleischbrühe andererseits geführt. Daneben fand man Pflanzen, die eine direkte anregende Wirkung auszuüben vermochten, weil sie coffein- oder theobrominhaltig sind.

Die *Fleischbrühe* hat eine „appetitanregende" Wirkung durch das in ihr *gelöste Eiweißabbauprodukt Kreatinin, das die Verdauungsleukozytose (s. S. 125)* anzuregen vermag. Eine Nährwirkung kommt ihr nicht zu, falls sie nicht entsprechende Zusätze erhalten hat.

Trübgetränke

Die ältesten Formen sind wohl neben den Tee-Formen die Aufgüsse aus gerösteten Getreidekörnern. Diese „Trübgetränke" traten an die Stelle schlechten Trinkwassers und sind heute fast vergessen. An ihre Stelle traten die filtrierten Klargetränke, denen die festen Bestandteile des geschmackgebenden Materials fehlen. Auch für diese ist das wichtigste Ausgangsprodukt das geröstete Korn, sei es gekeimt oder ungekeimt. Den charakteristischen Geschmack geben die bei der Röstung (bei mehr als 125 ° C) entstehenden „Karamel"-Substanzen.

Korn- und Malzgetränke wirken durch den Geschmacksreiz; sie sind auffallend wenig in ihrer Wirkung erforscht worden. Im Malzgetränk findet sich das antioxydativ wirkende „Maltol", ähnlich wie beim Bohnenkaffee. Aus wirtschaftlichen und physiologischen Gründen scheint das Korngetränk vorzuziehen zu sein; in einer Versuchsreihe bei 30 Personen wurden Produkte aus gekeimtem Korn vorgezogen.

Entscheidend ist neben der Art der Herstellung, ob das Aufbrühverfahren, das Auslaugverfahren oder die Filtration verwendet wird. Wesentlich ist auch die Zusammensetzung des verwendeten Wassers. Man sollte auch von Malzgetränk, nicht von Malzkaffee reden.

Die „Tee"-Getränke

Das *Trocknen* der grünen Pflanzenteile als Teekräuter (auch der Gemüsekräuter) muß *langsam* an kühlem, schattigem, luftigem Ort erfolgen, ohne Einwirkung von Sonne, künstlicher Hitze und ohne Zusatz von Chemikalien, z. B. Schwefel. Das Sammeln muß an trockenen, hellen Tagen erfolgen, da feucht Gesammeltes leicht verdirbt. Beim Trocknen bleiben Duftstoffe erhalten, Vitamine gehen verloren.

Auf diese Weise sollten unsere einheimischen Teearten gewonnen werden. Aufbewahrungszeit höchstens 1 Jahr.

In China soll vor allem luftgetrockneter „grüner" Tee genossen werden, während der bei uns übliche „schwarze" Tee weiterer Behandlung (einer Art Gärung) zur Erreichung von Aromastoffen unterworfen wird.

Aus der Tatsache, daß der ostasiatische Tee der ganzen Klasse von Getränken den Namen gegeben hat und daß eine deutsche Bezeichnung dafür verschwunden ist, ergibt sich, daß unsere einheimischen Heiß-Extrakte ihn nicht zu ersetzen vermögen. Zwar gebe es zahlreiche dazu geeignete Pflanzen und Samen, doch besitzen sie nicht die spezifisch anregende Wirkung des echten Tees, häufig dagegen mehr eine pharmazeutische Wirkung.

Kornaufgüsse

Tisanen (richtiger Ptisanen) — (Teeaufgüsse)

„Tisanen" heißt man nach MEYERHOFER-PIRQUET sehr dünne, durch Aufguß oder Abkochung hergestellte, wäßrige Auszüge. Sie stammen aus der Zeit des HIPPOKRATES, und dieser bezeichnete damit eine *Abkochung aus enthülster Gerste.* Vorzugsweise werden sie als Getränke für Kranke verwendet:

125 Gramm grobe Gerstengraupen, die dünn abgeschälte Schale einer halben Zitrone mit einem Liter kalten Wassers eine reichliche Stunde kochen lassen, abseihen und mit Zucker süßen. Andere Tisanen bereitet man aus Lindenblüten, Eibischwurzeln, Kamillenblüten.

Genußmittel

Angesichts der Sorge und Not, die das Leben der meisten Menschen mehr oder weniger ausfüllen, ist es kein Wunder, wenn die Völker zu allen Zeiten nach Trost gesucht haben. Sie fanden diesen am leichtesten in Genußmitteln, die lähmend oder anregend wirken; unter ihnen gibt es aber auch solche, die geradezu gefährlich sind.

Der Bedarf an lähmenden oder anregenden Stoffen — die letzten Endes auch lähmen — ist ein negativer Maßstab für das mehr oder weniger große Wohlbefinden des Menschen. Und es will so scheinen, als ob nicht die Genußmittel die eigentlichen Schadensursachen sind, sondern jene allgemeinen oder persönlichen Lebensverhältnisse und Umweltbedingungen, die die Menschen zu diesen Genußmitteln führen.

Die Genußmittel haben keinen Nährwert und gehören deshalb streng genommen nicht in diese „Ordnung unserer Nahrung". Sie können aber infolge ihrer tatsächlichen Vermischung mit den Ernährungsgebräuchen nicht übergangen werden. Ihre Gruppierung habe ich in meinem Lehrbuch folgendermaßen durchgeführt:

1. *Anregende* Genußmittel: Coffeinhaltige Pflanzenextrakte.
2. *Lähmende* Genußmittel: Alkoholika.
3. *Gefährliche* Genußmittel: Nikotin, Opium, Morphium, Kokain, Pervitin, Haschisch, Peyotl, Fliegenpilzgift.

„Anregende" Getränke

Alle Erdteile, mit Ausnahme Europas, besitzen *theobromin-* oder *coffeinhaltige Pflanzen:* Ostasien den echten *Tee,* Arabien die *Kaffeebohne,* Südamerika den *Mate,* die *Kakaobohne,* und am Amazonenstrom die *Pasta guarana.* Erst im 17. Jahrhundert gelangten diese *Getränke* zu uns. Seitdem sind sie aus der weiteren Entwicklung Europas und der wirtschaftlichen und politischen Geschichte nicht fortzudenken und haben sie wesentlich beeinflußt.

Um die *Gründe des steigenden Bedarfs* würdigen zu können, darf man nicht von der Erklärung ausgehen, daß die Menschen von sich aus das Bedürfnis nach einer Anregung haben, sondern daß sie es durch die äußeren Verhältnisse bekamen. Die *Zunahme der Arbeitsstunden, die vermehrte Beanspruchung* an das Wachsein *stehen nicht in Einklang mit den physiologischen Rhythmen.* Denn die Leistungsfähigkeit des Menschen steigt und fällt mit der *Intensität der Abbauvorgänge,* und diese steigen von dem Tiefpunkt der frühen Morgenstunden zwischen 2 und 4 Uhr bis zu einem Maximum gegen 14 Uhr, um dann wieder zu sinken (FORSGREEN). Daher enthält der Morgen und Vormittag auch die Möglichkeiten der intensivsten Leistung, während der Nachmittag der Erholung gewidmet sein sollte. Es ist nicht lediglich die Mittagsmahlzeit, die die Menschen müde macht in Form der sogenannten „Verdauungsmüdigkeit". Dann müßte man auch nach einem reichlichen Frühstück eine „Frühstücksmüdigkeit" verspüren; das ist aber nicht der Fall, sondern im Gegenteil, dann entsteht das Gefühl gesteigerter Leistungsfähigkeit. *Die Nachmittagsarbeit aber ist der physiologischen Leistungskurve entgegengesetzt,* und so erklärt sich der Bedarf nach einem Anregungsmittel. Der übermäßige Genuß ist immer Folge der menschlichen Maßlosigkeiten.

Wie Feuer und Technik richtig verwendet werden können, so können sie auch falsch benutzt werden, und das gleiche gilt für die Anwendung der natürlichen Anregungs- und Lähmungsmittel. Die Schuld liegt nicht beim Tee oder Kaffee, ebensowenig wie beim Alkohol, sondern in den Spannungen zwischen dem einzelnen und der Umwelt.

So ist es durchaus nicht richtig, daß diese anregenden Mittel notwendig zur geistigen Leistung sind. Das hat die Geschichte Europas bewiesen, und das beweisen auch heute noch jene Künstler, die ohne diese Anregungsmittel zu schaffen vermögen, z. B. ELLY NEY. Man kann sich in der Tat schwer MICHELANGELO als vom Kaffee abhängig vorstellen. Aber das Leben war damals auch nicht so ermüdend und anspruchsvoll, wenn auch aufregend genug.

Je schwerer die Zeiten, desto mehr steigt der Bedarf, weil die Zahl der Unzufriedenen und Unzulänglichen steigt. Vor dem 1. Weltkrieg verhielt sich der Bedarf an Bohnenkaffee pro Jahr und Kopf zu dem Bedarf an Kaffeeersatz wie 2,1 : 3 kg. Später stieg der Bedarf, ohne daß genaue Angaben gemacht werden können, weil die wirtschaftliche Entwicklung eine freie Einfuhr nicht möglich machte. Mehr als die Hälfte der Bevölkerung trank also früher keinen Bohnenkaffee.

Der „*Tee*" unterscheidet sich in seiner Wirkung wesentlich von dem *Bohnenkaffee.* Gemeinsam ist beiden zwar die anregende Wirkung und der Bitterstoff; jedoch die Teestunde mit ihrer Bedächtigkeit ist etwas ganz anderes als der aufgeregte „Kaffeeklatsch". Nur in den Heimatländern hat sich der Gebrauch des Tees und Kaffees, der nicht unterschätzt werden darf, zu einer Kulthandlung erhoben[1].

Die Erziehung der japanischen Kinder, Pflanzen und Tiere zu ehren, weil alle Dinge beseelt seien, könnte als allgemeines Erziehungsprinzip für alle Kinder eingeführt werden. Vielleicht würde es auch einmal auf die Menschen übertragen werden?

Narkotisierende Genußmittel — Gärungsgetränke

Die Zahl der *alkoholischen Getränke,* die durch Zuckervergärung entstehen, ist unabsehbar. Die narkotisierende Wirkung einerseits, die Unbilden des Lebens andererseits machen der Mehrzahl der Menschen den Alkohol zu einem erwünschten Genußmittel. Aus Honig wird Met, aus Traubensäften Wein, aus Obstsäften Obstwein gewonnen, um nur diese zu nennen.

Der alkoholarme *Most* gehört zu den harmlosen Getränkeformen, sofern er nicht chemische Mittel, wie Kupfer, Arsen, DDT usw., enthält.

In südlichen Weinländern wird der Wein fast immer mit Wasser verdünnt genossen und dadurch die berauschende Wirkung gemildert. Wein soll Getränk und Genußmittel sein, und sein Gebrauch soll in den gebotenen Grenzen gehalten werden.

„Naturwein" in dem Sinn, daß nur die Gärung und Kellerbehandlung stattgefunden haben, ist wenig haltbar. Deshalb werden dem „Naturwein" im Sinne des „Weingesetzes" verschiedene Maßnahmen zugebilligt, vor allem Schwefelung. Dies kann der Bekömmlichkeit schaden, wenn der Zusatz zu spät erfolgt, und schadet vor allem bei Menschen mit zu wenig Magensäure.

Die *„Kunstweine"* sind die große Gruppe der Weine. Denn der „Naturwein" ist nur im Gewinnungsland und in beschränktem Umfange erhältlich. Nahezu alle Handelsweine sind mehr oder weniger verändert, da durch das Weingesetz auch nur bestimmte Veränderungen als Verfälschungen verboten sind. Die Sorge und Warnung vor ihnen sind oft allzu gerechtfertigt, und es ist verständlich, daß viele diese „Weine" ablehnen und dann hoffen, in gewissen *„alkoholfreien"* Getränken einen Ersatz zu finden.

Über diese alkoholfreien Getränke und ihre Zusätze heißt es in einem *Lehrbuch der Lebensmittelchemie:* „Wenn diese Stoffe auch einem gesunden Men-

---

[1] Unbearbeitet ist das Problem, wie es möglich gewesen ist, daß die abendländische Kultur zwar den *Alkohol* und das *Opium* kannte, nicht aber die anregenden Mittel, die jetzt zu unentbehrlichen Genußmitteln geworden sind, Kaffee, Tee oder die gefährlichen Genußmittel (Nikotin, Haschisch bzw. Pervitin), die charakter-verändernd den Geist des Menschen zerstören. Es sieht so aus, als ob einem zugemessenen Maß von Leiden eine Milderung zugedacht ist, und daß erst aus dem Verstoß gegen die ausreichende Ruhe des nächtlichen Schlafes und einer Ermüdung als Dauerzustand die anregenden Stoffe zum unentbehrlichen Bedürfnis geworden sind.

schen in den üblichen Mengen des Zusatzes nichts schaden, so können sie doch Kindern und Kranken schädlich werden" (zit. nach LENZNER, S. 51).

Das *Bier* besitzt keine gesundheitliche Bedeutung trotz der „wissenschaftlichen" Gutachten. Es bestehen keine Gründe, von ärztlich-hygienischer Seite den Verbrauch zu fördern.

Die *Liköre* schwanken zwischen einem Wert als wohlschmeckende Arzneien und dem von Giftlösungen.

Die *Destillate* endlich sind chemische Präparate, die einfach durch ihre hohen Konzentrationen schwere Störungen hervorrufen. Der massenhafte Genuß, nein Verbrauch, von Branntwein führt zu schweren Verätzungen der Magenschleimhaut, die weitere Störungen notwendigerweise zur Folge haben.

Wein und Bier können dem freien Handel überlassen werden, Liköre und Destillate sollten nur begrenzt abgegeben werden können, bzw. man müßte einen Weg finden, ihren Mißbrauch zu verhindern.

Es bedeutet einen wesentlichen Fortschritt, daß Trunkenheit bei Verkehrsunfällen strafverschärfend wirkt.

Das Luftgift „Nikotin"

Dieses mit dem Rauch aufgenommene Gift hat eine ausgesprochen lähmende Wirkung; die oft empfundene „anregende" Wirkung beruht auf dem Ausschalten von Hemmungen, die entweder psychischer Natur sind oder durch die Gewöhnung und das Bedürfnis entstehen. Die Möglichkeit, das Gift stets trocken mit sich zu tragen, erhöht die Gefährlichkeit, ebenso die Erfindung der Streichhölzer und der Feuerzeuge.

Man muß beim Nikotin scharf unterscheiden zwischen den direkten schädlichen Wirkungen des Nikotins, des nebenbei entstehenden Kohlenoxyds, der Teerbestandteile usw. sowie den psychologischen Gründen, die die Menschen zu dem massenhaften Konsum, also zum Mißbrauch bringen.

Daß völlige Enthaltsamkeit das Gesündeste ist, dürfte keinem Zweifel unterliegen. Sie sollte dann immer mit einem Seelen- und Gemützustand einhergehen, der frei von äußeren Belastungen und nervösen Spannungen ist, und findet sich bei jenen wenigen und immer seltener werdenden Menschen, die in sich ruhen und aus sich selbst heraus schaffen.

Die Gründe, die zum Rauchen führen, sind so zahlreich, daß sie kaum aufgeführt werden können. Bei Jugendlichen lassen sie sich meist auf Minderwertigkeitskomplexe zurückführen, bei Älteren auf das Bedürfnis nach Ablenkung von unlösbaren oder schwierig lösbaren Berufsaufgaben, und bei der Mehrzahl tritt eine Gewöhnung auf, in der grundlos *das Anzünden einer Zigarette „Leerlaufhandlung oraler Triebmechanismen"* (C. G. JUNG) *geworden ist. In diesem Fall ist es dem Daumenlutschen etwa gleichwertig.*

Am bedauerlichsten ist, daß die meisten Tabakerzeugnisse nicht mehr das natürliche Aroma, den wirklichen Genuß vermitteln, sondern Ersatzprodukte geworden sind.

Die *Zunahme des Lungenkrebses* dürfte mit großer Wahrscheinlichkeit mit der Zunahme des Zigaretten-Konsums zusammenhängen. Viel zu wenig beachtet scheint mir die Rolle des verbrannten Papiers, das vielleicht schädlicher ist als der Tabak selbst. Man sollte bemüht sein, hier Abhilfe zu schaffen[1].

Das Tabakproblem ist — wie schon oben erwähnt — nicht nur vom Standpunkt des Genußmittels, sondern auch vom psychologischen Standpunkt aus zu behandeln und zu beurteilen. Daß eine Bekämpfung des Mißbrauchs durch reine gesundheitliche Aufklärung nicht erfolgreich ist, ist nur zu erklärlich. Der Ansatz muß viel tiefer, an der Persönlichkeit, erfolgen, im Sozial- und Familienleben, in der Gestaltung unseres ganzen Daseins. Je stärker der Konsum, desto geringer der Grad der seelischen Gesundheit. *Diese seelischen Dauer-Spannungen, die nicht Folge, sondern Ursache des Mißbrauchs sind, sind mindestens ebenso schlimm wie die Gifte selbst.*

Setzt man in den Ausführungen über den „Stress" (S. 115) anstelle der körperlichen Anstrengungen diese seelischen Dauerspannungen, dann erkennt man ungefähr, wohin die Menschen und Völker steuern, wenn das Leben eine unablässige Unruhe, Sorge und Angst bleibt, und wenn Unruhe, Lärm und Unsicherheit unsere tatsächliche Umwelt darstellen.

Zusammenfassung

Unsere Zeit ist krank, das zeigt uns der steigende Mißbrauch an Genußmitteln. Daß die Menschen dann ebenfalls krank werden, ja, daß deren Krankheit oft eine Flucht aus der unerträglichen Gegenwart sein kann, ist eine sichere, ärztlich leicht zu belegende Tatsache. Man darf bei jeglichem Mißbrauch darauf schließen, daß es sich um Menschen mit einem irgendwie „unerfüllten" Dasein handelt, daher der „Leerlauf".

Es reicht nicht aus, den Menschen oder Völkern die Folgen zu zeigen, sie zu warnen, wenn man nicht die äußeren Verhältnisse den Fähigkeiten des Individuums anpaßt. Jeder sollte die Stellung einnehmen, der er seinen Fähigkeiten nach gerecht werden kann. Dann kann die Trunksucht verschwinden oder zurücktreten. Der wahre Psychopath aber ist nicht zu heilen; schlimm ist es, wenn solche Psychopathen mit Minderwertigkeitskomplexen, zu denen auch das

---

[1] Erschwerend wirkt die naturfremde, chemische Behandlung vieler, namentlich minderwertiger Tabaksorten, wie Bleichung mit Wasserstoffsuperoxyd, Behandlung mit Oxychinolin und Salpeter, um bessere Sorten vorzutäuschen. Die Preisgestaltung durch die staatlichen Steuern spielt dabei mit, da geringere Sorten eingekauft werden müssen. Inwieweit Konservierungsmittel zugesetzt werden und sich schädlich auswirken können, entzieht sich der Kenntnis. Es könnte sein, daß die Genußmittel in den Ursprungsländern zum Teil wesentlich harmloser sind als die für den Export vorbehaltenen Produkte. Wäre dies der Fall, dann ließen sich vielleicht bessere Verfahren finden.

Machtstreben gehört, an Stellen gelangen, an denen ihnen eine Machtvollkommenheit gewährt wird[1]. Ihre Urteilsfähigkeit reicht nicht aus, um zu erkennen, daß sie diese Machtstellung nicht durch eigene Leistung erreichten, sondern durch äußere Umstände erhielten, und nun kosten sie die Rachegefühle, die so lange unterdrückt waren, aus. Der Alkohol ist dann immer nur äußere Veranlassung, der Schuldige bleibt der Mensch!

Nicht der Alkohol ist die Gefahr, sondern der Mensch, in dessen Händen der Mißbrauch liegt. Deshalb ist auch der Kampf gegen den Alkohol so schwierig. Wenn die äußeren Umstände für das Individuum unüberwindlich sind, flüchtet sich der Schwache allzugern in den vorübergehenden Rauschzustand, in dem er sich seiner Schwäche nicht bewußt wird. Das Gefühl der eigenen Unzulänglichkeit ist für diese Menschen so niederdrückend, daß sie den Rausch vorziehen, trotz des Jammers, der hinterher folgt. Das kann zum Schicksal von ganzen Völkern werden und wird Ursache für deren immer tieferen Verfall.

Aus den Verbrauchsstatistiken 1932 bis 1938 in Deutschland geht hervor, daß die Versuche, eine vernünftige Ernährung einzuführen, keinen Erfolg gehabt hatten. Der Kohlehydratverbrauch ging zurück, der Fettverbrauch stieg, und der Eiweißverbrauch stieg noch mehr. Vor allem aber fand sich die Zunahme der sogenannten Genußmittel. Die gleichen Tendenzen bestehen heute, sogar verstärkt, trotz aller Gegenbemühungen. Wirtschaftliche Interessen haben das eindeutige Übergewicht über die gesundheitlichen. Auch besteht ein ungemeiner Gegensatz zwischen den Ausgaben für Genußmittel und denen für Forschung im Dienst der Gesundheit.

Der wahre Glückszustand der Menschen geht aber dem Verbrauch an Genußmitteln nicht proportional, sondern zeigt eine entgegengesetzte Richtung. Der ins Ungeahnte gesteigerte Zigarettenverbrauch der Gegenwart, der der Zigarette geradezu den Wert einer „Währung" gegeben hatte, kennzeichnet, wie kaum ein anderer Umstand, unsere gegenwärtige geistige Haltung. Dieser Satz — 1951 geschrieben — hat immer mehr Geltung bekommen. Und die Förderung des Mißbrauchs durch Verbilligung der Produkte, z. B. durch Steuersenkung, ist ein Vergehen am Menschen und ein Vorbeigehen an den wahren Aufgaben unseres Staates.

Gebt den Menschen Ruhe, ihren sicheren Arbeitsplatz, ihre Häuslichkeit, Frieden in sich und mit den anderen, und die Genußmittel werden wieder das werden, was sie sein können: *Genuß,* nicht aber Ursache und Symptom fortschreitender Krankheit, körperlicher und vor allem seelischer, und des Mangels an wahrem seelischem Gehalt.

---

[1] Ein Psychiater (KRETSCHMER?) hat von diesen machtsüchtigen Psychopathen gesagt: „In ruhigen Zeiten begutachten wir sie, in unruhigen beherrschen sie uns."

III. TEIL

Die Ordnung unserer Nahrung

Obwohl die ganze Tendenz der wissenschaftlichen Ernährungslehre ebenso wie die der Weltwirtschaftslehre dahin geht, gewisse verbindliche Richtlinien für die Völker aufzustellen, und dazu die Untersuchungsergebnisse an europäisch-amerikanischen Versuchspersonen als verbindlich betrachtet, muß man gegen diese Tendenz ernsthafte Bedenken erheben. Diese beruhen auf *einer* Tatsache, die immer übersehen wird, daß die überwiegende Menge der Menschen am liebsten möglichst nach den eigenen Gewohnheiten lebt, möglichst im Familienkreise und daß man um so zufriedener ist, je weniger man durch die menschliche Umwelt belästigt wird. Das ist ja einer der wesentlichen Unterschiede der Menschen von den Tieren, daß die Tiere zur Herdenbildung neigen, die Menschen jedoch zwar auch ein Gemeinschaftsgefühl besitzen, daß sie die Auswahl ihrer Mitmenschen aber gerne nach eigenem Ermessen, nicht nach Zwang treffen.

Diese Feststellung rührt zwar an die Grundlagen der derzeitigen Politik und ist deshalb ein „heißes Eisen", aber eines Tages werden alle diese sogenannten geschichtlichen Ereignisse mit den Methoden der naturwissenschaftlichen Forschung untersucht und auf ihre wahren Werte geprüft werden. Die Bildung der Gemeinschaften ist ebenfalls dem im Anfang erwähnten „Gesetz der höheren Form"[1] unterworfen, das besagt, daß die Eigenschaften der Teile hinter den neuen Eigenschaften der größeren Bildung zurücktreten und neuen Platz machen. Aber, und das ist das Wesentliche: die größere Bildung ist nur dann lebensfähig, wenn die zurücktretenden Eigenschaften der Teile unverändert erhalten geblieben sind. Sollten sich z. B. die Eigenschaften der Atome grundlegend ändern, wären alle Bildungen von Molekülen usw. nicht mehr von Bestand.

Trotz aller heutigen Tendenzen, die Menschen zu Verbrauchern und zur Massenware zu machen, behält die große Mehrzahl doch immer ihre indivi-

---

[1] Aus KOLLATH, Der Mensch oder das Atom?, S. 35:
„Stets, wenn sich zwei Materieteilchen zu einer neuen Einheit zusammenfügen, treten die Eigenschaften der getrennten Teilchen zurück, und dafür treten die Eigenschaften der neuen Einheit hervor. Diese können von denen der sie bildenden Teilchen völlig verschieden sein, wie z. B. die Eigenschaften des Wassers von denen der beiden Gase Wasserstoff und Sauerstoff" (s. auch S. 257, 272 und J. GEBSER).

duellen Ansprüche. Diese sind daran zu erkennen, daß sie nicht auffallen, sondern *bemüht sind, in Übereinstimmung mit sich selbst zu leben* und nicht nach irgendwelchen Richtlinien, mögen diese nun „staatlicher" Natur oder anderer Art sein.

Die Weisheit der Regierenden tut sich darin kund, daß sie dieses Recht auf Eigenleben unterstützen und dafür sorgen, daß durch leicht erfüllbare Gesetze unvermeidliche Zusammenstöße auf ein Mindestmaß zurückgedrängt werden. Die 10 Gebote sind das beste Beispiel für eine solche für alle Menschen gültige Regelung, das je gegeben worden ist. Würden sie wirklich gehalten, würde der Sinn verstanden, dann brauchten wir keine menschlichen Gesetze.

Was nun dies spezielle Thema der Ernährung betrifft, so gilt diese allgemeine Feststellung auch für die Mahlzeiten; man möchte in Frieden das essen, was einem schmeckt, möchte satt werden und möglichst gesund bleiben. Dazu bedarf es einer Nahrungsauswahl, die für die Summe der Tage alles bietet, was der Organismus braucht. Und diese Wahl kann außerordentlich mannigfaltig sein, kann aber auch sehr begrenzt sein, je nach den klimatischen und geographischen und wirtschaftlichen Möglichkeiten. Deshalb ist jeder Versuch, eine „Einheitsnahrung" herzustellen, zum Scheitern verurteilt, weil er durch die beharrenden Tendenzen der Millionen von Individuen illusorisch gemacht wird.

Hier bemüht man sich nun, durch *wissenschaftliche* Aufklärung über Kalorien, Vitamine usw. um eine Beeinflussung der öffentlichen Meinung, ohne sich dessen bewußt zu sein, daß diese Empfehlungen nur eine moderne Form der uralten *magischen* Zauberformeln sind, mit denen die Priester Assyriens oder Ägyptens die Völker zu lenken versuchten. Denn wer dieses Buch gelesen haben wird, wird verstanden haben, daß die Chemie zwar heutzutage unentbehrlich ist und auch bleiben wird, daß sie aber die für die Gesundheit ausschlaggebende Mitarbeit jedes Individuums bei der Gesundheit niemals zu ersetzen vermag. Wo sie vorgibt, dies zu können, handelt es sich nicht um Mystik, sondern um den Glauben an Magie.

Die so viel angeführten Zahlenwerte für Kalorien, für den Bedarf an Kohlehydraten, Eiweiß, Fetten usw. sind nicht dazu da, um für die Ernährung am Familientisch zu gelten, sondern dazu, um die Produktion der Nahrung *im Großen*, statistisch erfaßbar, zu regeln. Das ist etwas ganz anderes als die Familienernährung. Und hier hat McCollum sehr klar gesagt: *„Eine Volksernährung ist als ein Ganzes zu betrachten, zusammengesetzt aus verschiedenen Faktoren, die alle gleich wichtig sind."*

Die individuelle Ernährung und die Volksernährung sind also verschieden, wenn sie auch wieder gemeinsam eine größere Einheit bilden.

Für die Volksernährung müssen wir zunächst feststellen, daß jedes Volk bisher seine eigenen Ernährungsgewohnheiten entwickelt hat, daß diese aber in den letzten Jahrzehnten in *bedenklichem* Umfange zu einer *Uniformierung* tendieren, weil die Weltwirtschaft dies möglich gemacht hat. Ohne die modernen Verkehrsmittel gäbe es viele Ernährungsprobleme nicht, allerdings, es gäbe dafür viel mehr Hunger. Man muß sich also bemühen, Methoden zu entwickeln, die allen Interessen gerecht werden. Wenn die Wissenschaft sich diesen großen Produktionsaufgaben widmet, dann hat sie hier ihr eigenes Aufgabengebiet. Denn sie kann auf diesem Gebiet, das statistischer Natur ist, auch nur statistisch arbeiten, also mit den ihr eigenen Mitteln, die ja auch statistisch sind, nicht individuell-ärztlich.

So wird eine solche bewußte Zusammenarbeit von Ernährungsstatistik und Ernährungswirtschaft und landwirtschaftlicher Produktion unentbehrliche Hilfe bei der Versorgung der Welt leisten können — soweit die sogenannte Politik ihr nicht in die Quere kommt. Streitigkeiten werden dagegen unvermeidlich sein, wenn man auf Grund irgendwelcher einseitiger Vorstellungen und darauf gegründeter Fehlproduktionen die Verbraucher zwingen will, mehr und anderes zu essen, als sie individuell wünschen. Deshalb versucht man die Diskrepanzen mit Hilfe der Wissenschaft zu überwinden. Das ginge zwar, aber es geht nicht, zumal der Verbraucher die Unvollkommenheiten durch sein körperliches Erkranken bald bemerkt.

Da dieses Buch in erster Linie den einzelnen Menschen zugute kommen soll, wird hier auf die großen weltwirtschaftlichen Fragen nicht eingegangen. Dazu müßte man die großen Statistiken der Weltgesundheitsorganisation durcharbeiten, was ein eigenes Buch hervorrufen würde. Es kann nur gesagt werden, daß bereits die europäischen Völker große statistische Unterschiede im mengenmäßigen Verbrauch zeigen: Frankreich und England stehen an der Spitze, dann folgen wohl die nordischen Völker, dann Deutschland, und den geringsten Verbrauch haben Italien und Spanien.

Diese mengenmäßigen Zahlen sind aber weniger wichtig als die *Fragen der Qualität.* Hier sind so grundlegende Umschichtungen entstanden, daß sie Ursache zur Besorgnis geben. Der Umfang der Verfälschungen und Denaturierungen hat einen Grad erreicht, der einige Länder bereits zu scharfen Gesetzen veranlaßt, ohne daß es bisher gelungen ist, die erforderlichen biologischen Richtlinien international zu formulieren. Denn dies wäre als Voraussetzung eines unbedenklichen, weltweiten Handels zu schaffen.

Trotz aller angeblichen Fortschritte und aller Technik ist *letzten Endes doch der einzelne Verbraucher entscheidend.* Hier muß man nun nach Methoden suchen, mit denen die *Menge der Einzelnen aufgeklärt werden kann* über das, was zur Erhaltung der Gesundheit erforderlich ist und was man besser nicht ißt. Das läßt sich nur durch ganz einfache optische Darstellungen und einfache Richtlinien erreichen. Wenn auch einige Wiederholungen hier unvermeidlich sind, so müssen sie zur Erleichterung der Orientierung in Kauf genommen werden.

Obwohl bereits gesagt wurde, daß unsere Kenntnis von den chemischen Bestandteilen der Nahrung noch unvollkommen ist, soll doch zur Orientierung eine verkürzte Tabelle aufgestellt werden, die die großen Verschiedenheiten der lebenden und toten Nahrung, der Lebensmittel und Nahrungsmittel, erkennen läßt:

Tabelle 15

Die chemische Zusammensetzung der Nahrung

— unter Berücksichtigung von Rang und Wert —

Pflanzliche Produkte

	Fermente	Aromastoffe	Vitamine I	Vitamine II	Mineralien I	Mineralien II	Eiweiß	Fette I	Fette II	Kohlehydrate
Rohkost, Salate										
Samen I (Nüsse)	++	++	++	+++	++	++	+	++	++	+
Samen II (Getreide)	++	+	++	+++	++	++	+	+	+	+++
Gemüsefrüchte (Tomaten)	++	+++	++	++	++	++	(+)	—	—	++
Obst (Durchschnitt)	++	+++	++	—	++	++	+	—	—	+++
Knollen, Wurzeln	++	++	++	++	++	++	+	—	—	+++
Blätter, Stengel	++	++	++	++	++	++	++	+	(+)	++
Pflanzen, gekocht										
Gemüse	—	—	+	(+)	+	(+)	+	—	—	++
Kartoffeln	—	—	+	(+)	+	(+)	+	—	—	+++
Pflanzliche Teilprodukte										
Öle	—	+	++	—	+	(+)	—	+	+++	—
Zucker, Stärke	—	—	—	—	—	—	—	—	—	+++
Feinmehl	—	—	—	—	—	—	—	—	—	+++
Tierische Produkte										
Zum Rohgenuß geeignet										
Milch	+++	++	++	++	++	++	+++	++	++	++
Eier	++	++	++	++	+	+	+++	++	+	+
Muscheln	++	++	++	++	++	++	++	+	+	+
Blut	++	++	++	++	++	++	++	++	+	+
Leber	++	++	++	++	++	++	+++	+	++	++
Rohes Fleisch	+	+	+	(+)	(+)	(+)	+++	+	+	+
Quark	+	+	++	+	+	+	+++	++	+	(+)
Als Kochkost genossen										
Fleisch, Milch	—	—	(—)	(+)?	(+)	(+)	(++)	+	(+)	+
Tierische Teilprodukte										
Milcheiweiß (Kasein)	—	—	(+)	(+)	(+)	—	++	+	—	—
Käse (sehr verschieden)	+	+	(+)	(+)	(+)?	—?	++	+	+	—
Speck, Schmalz	—	—	—	—	—	—	—	++	+	—
Hefen, Bakterien										
Gesamtgehalt	++	++	++	+++	+	+	+	+	+	+

Erklärung: Vitamine I = klassische Vit., teilweise wichtig für den Abbaustoffwechsel. Vitamine II = zellteilungsbedingende Faktoren (B-Komplex, Auxone). Mineralien I = Großmineralien; Min. II = Spurenelemente. Fette I = gesättigte, Fette II = ungesättigte Fettsäuren.

Die verschiedenen Bestandteile der Nahrung sind in dem folgenden Abschnitt im einzelnen besprochen.

Besprechung der Tabelle 15

Sowohl die pflanzlichen wie die tierischen, zum Rohgenuß geeigneten Produkte enthalten den größten Teil an chemischen Bestandteilen, die für die Ernährung wesentlich sind, desgleichen Hefen und Bakterien.

Obst weist einen Mangel an Vitaminen II, an Eiweiß und Fetten auf, *Knollen* und *Wurzeln* an Fetten.

Beim *Kochen* verschwinden die Fermente und Aromastoffe, mehr oder weniger auch die Vitamine und durch Auslaugung Mineralien. Eiweiß wird denaturiert, verliert gewisse Peptidbindungen und kann sich auch biologisch anders verhalten als frisches Eiweiß, abhängig von dem Mineralgehalt.

Von tierischen Produkten sind eigentlich nur Milch und Eier zum Rohgenuß gebräuchlich, Muscheln nur in Meeresnähe. Blut, Leber, rohes Fleisch sind Geschmackssache und Gewohnheitssache. Quark ist hochwertig.

Hefen und Bakterien können zahlreiche Vitalstoffe bieten, die lebens- und gesundheitswichtig sind.

Insgesamt zeigen die Pflanzenprodukte einen geringeren Gehalt an Eiweiß, dafür mehr Kohlehydrate und Öle, die tierischen Produkte dagegen mehr Eiweiß und feste Fette.

Es hat den Anschein, daß der tierische Organismus weit mehr Eiweißbestandteile aufbauen kann, als man denkt, wenn er die Vitamingruppe II (S. 260, Tab. 15) reichlich bekommt, und daß demnach der oft betonte Eiweißmangel der Pflanzenkost nur relative Bedeutung hat, z. B. bei Kochkost. Umgekehrt könnte der zu reiche Gehalt an tierischem Eiweiß den Körper der eigenen Synthese *entwöhnen* und dadurch einen *künstlichen Bedarf* schaffen. Hier liegt ein noch experimentell zu klärendes physiologisches Problem vor. Die Erfahrungen bezüglich des Entstehens der Mesotrophie scheinen in diese Richtung zu weisen (S. 103 ff.). Dem Verzehr der *Pflanzenkost mit Getreidefrischkost von Jugend auf* kommt damit wahrscheinlich eine viel größere Bedeutung zu, als man bisher geglaubt hat.

Einige Mengenangaben sind aber doch erforderlich, um wenigstens ungefähre Vorstellungen für die Verteilung den Tag über zu geben.

Die Nahrungsmenge (Kalorienlehre)

Seit VOIT und PETTENKOFER wird der Verbrennungswert der Nahrung in Wärmeeinheiten (Kalorien) bestimmt, aber trotz zahlreicher Versuche ist es noch nicht gelungen, ein Maßsystem von der Unbedingtheit aufzustellen, das der Längenmessung nach Metern gleichzusetzen wäre. Die anerkannten Werte sind Durchschnitts- oder statistische Werte und erfahren erhebliche Modifikationen nach Alter, Konstitution und Zusammensetzung der Nahrung.

Die *statistischen Grundwerte* besagen:

Ein Mensch von 70 kg Gewicht braucht jährlich 1,1 Mill. Kalorien, pro Tag etwa 3000, pro Kilogramm 43 Kalorien. Der Wert 3000 Kalorien ist kein individueller, sondern ein statistischer Wert. Der Bedarf des einzelnen schwankt beim Mann von 4000 bis 2600 (leichte Arbeit), bei Frauen zwischen 3000 und

2600; Jungen zwischen 18 und 14 Jahren benötigen 3400 bis 3000, Mädchen zwischen 3000 bis 2800; Kinder zwischen 6 und 3 Jahren 1700 bis 1400 Kalorien (Schweiz. med. Wschr.).

Für den Bedarf an chemisch unterschiedlichen Kalorienträgern werden folgende Werte angegeben:

Tabelle 16

Nahrungsverbrauch (Durchschnitt)

Es benötigen täglich in Gramm

	an: Eiweiß	Fett	Kohlehydraten	Kalorien
Normalverbraucher	60 — 80	50 — 60	400—500	2800
Schwerarbeiter	60 — 80	60 — 80	500—700	300—3500
Schwerstarbeiter	90 — 100	90 — 100	700—800	400—4500

Diese werden aufgenommen: zum ersten und zweiten Frühstück zu $^3/_{12}$, zum Mittag zu $^5/_{12}$, zum Abend zu $^4/_{12}$.

Wahrscheinlich liegen alle diese Werte gegenüber einer vorzugsweise natürlichen, ausreichenden laktovegatiblen Kost zu hoch.

Die individuellen Werte

Am meisten entsprechen die statistischen Werte dem wirklichen Bedarf, wenn die Nahrung vorzugsweise aus Kohlehydraten besteht. Und doch ist auch hier der Mindestbedarf umstritten. So ist festgestellt, daß *bei Rohkost* ein *geringerer Bedarf an Kalorien* vorliegt (KURATSUNE, S. 130). Eingehende, über Jahre hindurch fortgesetzte europäische Untersuchungen fehlen, denn auch die bekannten Untersuchungen von HINDHEDE wurden vorzugsweise mit Kochkost durchgeführt. Das ist unzureichend.

Eine als ungeklärt anzusehende Frage ist auch der *Eiweißbedarf.* Zwar wissen wir, daß verschiedene Konstitutionen (LAMPERT) einen verschiedenen Eiweißbedarf haben, ausgedrückt im sogenannten „Eiweißminimum", aber auch hier ist die endgültige Gleichheit oder Verschiedenheit des tierischen oder pflanzlichen Eiweißes noch nicht über alle Zweifel festgestellt. Und „totes" und „natives" Eiweiß sind zweierlei. Denn die Entdeckung der verschiedenen physiologischen Wirkung des „toten" Eiweißes gegenüber der des „lebendigen", wie es oben beschrieben wurde (S. 104 ff.), ist geeignet, eine neue und festere Ausgangsbasis für Untersuchungen zu schaffen. Eiweiß ist nicht gleich Eiweiß!

Wir nehmen heute an, daß eine verhältnismäßig kalorienarme Kost keinen nachhaltigen Schaden herbeizuführen braucht, wenn sie *vollwertig* zusammengesetzt ist. Es ist uns jedoch möglich, *gewisse Extreme* zu kennzeichnen, zwischen denen die Möglichkeiten der Mehrzahl der Menschen liegen:

a) *Maximale Fleisch-Fett-Kost:* Kurzfristige Versuche von VOIT an seinem Laboratoriumsdiener in München: täglich 250 g Fleisch, 1 Ei, 450 g Brot,

½ l Milch, 100 g Butter (oder anderes Fett), 1 l Bier enthielten zusammen 122 g Eiweiß. Das dabei eintretende „Eiweißgleichgewicht" wurde Maßstab des „Normalmenschen" und führte zu der übermäßigen Forderung nach Fleisch und Fett und dem Sinken des Brotkonsums. Gegen diesen „Maßstab" ist viel einzuwenden.

b) *Extrem fettfreie, vegetarische, gekochte Nahrung:* Versuche von HINDHEDE über 23 Monate bei zwei Versuchspersonen. Die Kost enthielt 2300 und 4300 Kalorien täglich und bestand aus Brot, Kartoffeln, Gemüse und Obst. Die Gemüse wurden *gekocht* (z. B. Kohlsuppe, Apfelsuppe, Rhabarbersuppe).

Bei anstrengender Arbeit (Gärtner!) wurde diese Kost von beiden Personen gut vertragen.

In späteren Versuchen erwies sich insbesondere die Tomate als geeignet, die Brot-Kartoffel-Kost zu ergänzen.

HINHDEDE schloß daraus: „Fett ist unnötig, Gemüse kann Butter ersetzen." Die Kost war sehr kalorienreich. Die Tagesmenge (in einer anderen Versuchsreihe?) betrug z. B. 600 g Brot (= 450 g Korn), 1250 g Kartoffeln, 250 g Mohrrüben, 125 g Petersilienwurzeln, 250 g Porree und 750 g Weißkohl und weist damit 2995 Kalorien auf.

Die Frage, ob ausreichende Mengen von Spurenstoffen in der Tat ohne jeden Schaden und in langfristigen Versuchen eine Senkung der Kalorien gestatten, muß mit den modernen Mitteln erneut geprüft werden. Bei derartigen Versuchen wird man den Konstitutionsverschiedenheiten und den vollen Rohkostwerten gerecht werden müssen. Die bisherigen Laboratoriums-Ergebnisse reichen nicht aus.

Lehrsätze

Eine moderne, natürlich orientierte Ernährungslehre wird das vollwertige Getreide in den Vordergrund stellen müssen. Von tierischen Lebensmitteln ist die Milch für uns unentbehrlich. Obst und Gemüse können ihre ihnen eigenen Werte anscheinend nur entfalten, wenn Getreide und Milch ausreichend vorhanden sind.

Das Fleisch jeder Art ist diesen Produkten nachgeordnet, ist Zukost und nichts anderes, auf keinen Fall Hauptnahrungsmittel, wie es jetzt propagiert wird, ebensowenig die tierischen Fette, noch weniger die gehärteten Fette.

Diese beiden Absätze sind eigentlich die Essenz meiner Ausführungen.

Die Ernährung des Gesunden

Die notwendige Nahrungsmenge wird am besten durch Selbstbeobachtung erkannt: jene Menge ist richtig, bei der man leistungsfähig bleibt, sich wohl fühlt und sein der Körpergröße entsprechendes Durchschnittsgewicht behält. Die einfachste Regel dafür ist: so viel Kilogramm Körpergewicht wie Zentimeter über 1 m der Körperlänge bei dem Erwachsenen.

Für Kinder, deren wichtigste Lebensaufgabe im Wachsen und Lernen besteht, ist eine auxonreiche, ektropisch wirkende, fettarme, vorzugsweise laktovegetabile Kost die einzig richtige, da sie ohne Belastung dem Organismus das Notwendige zur Verfügung stellt und den Stoffwechsel zugleich *chemisch* trainiert. Also Buttermilch statt zuviel Butter, Frischkorn-Schrotbrei (Kollath-Frühstück, S. 195) und Vollkornbrot statt Weißbrot!

Die Nahrungsqualität ergibt sich aus einer Berücksichtigung der Wertstufen Tab. 3 (S. 50, 51), deren Verhältnis am besten das folgende ist:

Stufe I   (unverändert): . . . . 1 / 10
Stufe II (mechanisch verändert): . . . . 2 / 10
Stufe III (fermentativ verändert): . . . . 3 / 10
Stufe IV   (durch Hitze verändert): . . . . 4 / 10

Zusatz von Konserven sei nur für Notzeiten und besondere Fälle vorgesehen, also gelegentlich im Winter oder bei unerwartetem Besuch.

Für Präparate besteht wenig Bedarf, wenn man von der Verwendung des Zuckers als Gewürz absieht.

Die Reihenfolge der Aufnahme: Jede Mahlzeit sei eine Wiederholung der Entwicklung der Eßgewohnheiten von roh zu gekocht.

An sich ist eine *praktische Ernährungslehre* also sehr einfach:

Iß einfach und mäßig, nicht zu heiß und nicht zu kalt.

Bevorzuge pflanzliche Kost, einen Teil davon roh.

Verwende Fleisch nur als gelegentliche Zugabe.

Vermeide Konserven und Präparate sowie alle bedenklichen und gefährlichen Genußgifte.

Iß nur, wenn du Hunger hast.

Einige Ernährungsregeln

Deine Mahlzeiten dienen dem Zweck, deinen Körper gesund aufzubauen und gesund zu erhalten!

Die natürliche, vollwertige Nahrung soll die billigste werden.

Bevorzuge die *Lebensmittel* und verwende sie auch als solche, wenn du gesund bleiben willst.

Nahrungsmittel dienen der Bekämpfung des Hungers.

Beginne jede Mahlzeit mit Rohkost!

Iß nie, wenn du keinen Appetit hast!

Kaue gründlich, nimm dir Zeit zum Essen!

Rede so wenig wie möglich beim Essen!

Iß maßvoll und einfach, jedoch vollwertig und abwechslungsreich!

Nicht eine Nahrungstabelle, sondern dein Körper sei dein Maß, er zeigt dir durch dein Wohlbefinden, ob du auf dem richtigen Wege bist.

Ermuntere niemand zum Essen!

Richte die Mahlzeiten appetitlich an und iß an einem sorgfältig gedeckten Tisch!

Ärgere weder dich noch andere beim Essen, auch nicht vorher oder nachher!

Es gibt kaum schwer verdauliche Speisen, es gibt aber falsche Zusammenstellung, falsche Zubereitung und ein Übermaß!

Dreimalige Mahlzeit, dreimal Stuhlgang!

Zur vollen Nahrungsverwertung gehört ausreichende Bewegung!

Beispiel eines Tagesplanes für einfache, gesunde Vollwertnahrung

Morgens:

a) *„Kollath-Frühstück"* aus Frischkorn-Schrot oder Vollwert-Flocken mit frischen, reifen Früchten nach Jahreszeit, z. B. Äpfeln oder Beerenfrüchten. Mit Zitronensaft angemacht, gesüßt mit Honig oder Trockenfrüchten, mit frisch gemahlenen Nüssen überstreut; Zusatz von Milch oder Sahne. – Rezept s. S. 202 ff.
Dieses Gericht gehört in den nüchternen Magen.

b) *Vollkornbrot* mit Butter
als Belag, z. B. frische Gartenkresse, Tomate, Quark, Honig.

c) *Getränk,* z. B. Tee von Hagebutten und Apfelschalen oder von Pfefferminz und Zitronenmelisse oder Brombeerblätter-Tee.

Mittags:

Der Frischkornbrei hat hervorragenden Sättigungswert, darum befriedigt mittags ein einfaches Essen vollauf. Die Mittagsmahlzeit soll die Hauptmahlzeit sein.

a) *Gemüse-Rohkost,* z. B. Blattsalat, Möhren, Kohlrabi oder
Ackersalat, Rote Beete, Fenchel oder
Endiviensalat, Rotkohl, Schwarzwurzel oder
Blattsalat, Möhren, Blumenkohl oder
Blattsalat, Tomate, Sellerie.

Man bevorzuge in der Zusammenstellung:

Blatt — Wurzel — Frucht oder Gewächse über der Erde — und achte darauf, daß die appetitanregenden Farben: Grün — Rot — Weiß vertreten sind.
Universal-Salatsauce siehe S. 221.

b) Frisch gekochte, gut warme Pellkartoffeln.

c) Getränk: Buttermilch.

Oder:

Gemüsemahlzeit:

a) Kleine Rohsalatplatte (Gemüserohkost).

b) In wenig Öl im eigenen Saft gedünstetes Gemüse.

c) Pellkartoffeln oder andere Kartoffelgerichte oder Vollreis.

d) Getränk: Buttermilch mit frisch gepreßtem Möhrensaft.

Abends:

Die Abendmahlzeit nehme man so einfach, so leicht und so früh wie möglich. Man vermeide abends warme Gerichte und sogenannte „Füllgerichte", wie süße Mehlspeisen.

a) Frische reife Früchte — Nüsse, Kerne, Trockenfrüchte

oder

Beerenobst mit frischer Milch

oder

Vollwert-Weizenflocken-Müsli, mit Milch (Yoghurt) oder Fruchtsäften angefeuchtet, mit frischen reifen Früchten nach Jahreszeit angemacht, mit frisch gemahlenen Nüssen überstreut.

b) *Vollkornbrot* mit Butter
Belag: z. B. Tomate, frische Gurke, Rettich, Radieschen, grüne Kresse, Quark, Käse.

c) *Getränk:* Buttermilch oder frische Vollmilch.

Fleisch, Fisch, Eier sind in kleinen Quantitäten Zukost, die man benutzt, um die Gemüsegerichte, die die Hauptkost darstellen sollen, zu variieren oder zu vervollständigen.

Wöchentlich 1 bis 2 mal Fleisch (Leber), 1 mal Fluß- oder Seefisch
täglich etwa ½ Liter Milch.

Die Ernährung des Kranken

1. Faste, wenn du keinen Appetit hast. Genieße nach Belieben Obst- und Gemüsesäfte.

2. Beschränke deine Nahrungsaufnahme, wenn du krank bist.

Nicht jede Ernährung ist für jeden gesund. Es gibt empfindliche, aber dabei völlig gesunde Menschen, die sich nur bei Pflanzenkost wohlfühlen, und andere brauchen dazu, wie zur vollen Arbeitsfähigkeit, mittlere Mengen tierischer Nahrung. Würden sie die Nahrung wechseln, würden beide leistungsbehindert. Und berät man Patienten, so berücksichtige man diese Verschiedenheit, denn auch für die Ernährung gilt der gleiche Satz wie für Geschenke, die man andern macht: „Es ist die Freude des andern, nicht die eigene!"

Die Nahrung soll in erster Linie Gesundheitsmittel sein, in zweiter Linie Heilmittel.

Unsere wissenschaftlichen Teilergebnisse können richtig sein für eine bestimmte Konstitution, dagegen unzureichend sein für andere. Derjenige, der bestimmt, legt naturgemäß seine eigene Konstitution und Gewohnheit der Auswahl und dem Rat zugrunde.

Aber nur ein kleiner Teil der Ärzte vertritt diese Auffassung, die dem Arzt ja nur eine unterstützende Aufgabe zuerteilt und ihn seine Unterordnung unter die Naturgesetze täglich fühlen läßt. Es ist verständlich, daß deshalb jene zweite medizinische Lehre von der *Wichtigkeit spezifischer Symptome* und deren spezifischer und lehrbarer Bekämpfung eine größere psychologische Bereit-

schaft bei Arzt und Patient findet und stets gefunden hat. Es ist so viel be-
quemer, die Heilung von einem „Heilmittel" zu erwarten, als sich selbst durch
Umstellung einer fehlerhaften Lebensweise zu heilen. Nicht „die Ärzte" allein
sind an dieser Entwicklung schuld, sondern auch „die Patienten".

Ist es nicht einleuchtend, daß beide Richtungen sich eines Tages decken
werden, wenn durch die Forschung sämtliche Tatsachen aufgedeckt sind und es
nur noch notwendig ist, die jeweils für einen bestimmten Kranken und seine
Konstitution in Betracht kommende Kombination der fehlenden Dinge zuzugeben? Bevor dies Ziel aber erreicht sein wird, stehen wir täglich vor der
gleichen Situation: Der Patient fragt: „Was *fehlt* mir", und der Arzt müßte
antworten: „Ich kann Ihnen sagen, was Sie *haben*. Was Ihnen *fehlt,* ist noch
nicht endgültig erforscht", und da ist nun entscheidend, was man vorschlägt;
entweder bekannte Heilmittel, die die Symptome beseitigen, oder man versucht,
die unbekannten Möglichkeiten unspezifischer Art in Form von vollwertiger
Kost, aktiver Bewegung, Wärmezufuhr, Hydrotherapie usw. einzusetzen.

In der *Diät-Therapie* sehen wir den Gegensatz dieser beiden Denkweisen
klar hervortreten. Zahlreiche „medizinische Diäten" für die Stoffwechselstörun-
gen gibt es. Sie ändern sich mit den fortschreitenden Erkenntnissen und der
Mode. Und *jede derartige spezifische Diät ist einseitige Kost, d. h. sie würde
einen Gesunden krank machen.* Der Stoffwechselkranke allerdings bekommt mit
ihr eine *chemische Prothese:* eine wirkliche Heilung tritt aber nicht ein.

Dieser einseitigen Diät-Therapie, die noch dazu sehr kompliziert und oft kost-
spielig ist, steht die *Ernährungs-Therapie* von BIRCHER-BENNER, die umfassende
Möglichkeiten bietet, gegenüber, ferner die Lehren von LAHMANN, RÖSE,
HINDHEDE, JUST und anderen, Ärzten und Nichtärzten. Meist weiß man nicht,
weshalb Heilung eintritt, aber sie tritt ein, sofern nicht besondere Gründe die
Einwirkungsmöglichkeiten aufheben. Hier setzt die Mitarbeit des Körpers ein.

Auf einen weit verbreiteten *Denkfehler* muß ich aufmerksam machen: Wenn
man Diät-Therapie treibt, so neigt man dazu anzunehmen, daß im Falle einer
Besserung oder Gesundung der Patient „*durch*" die Nahrung bzw. Diät gesund
geworden sei. Das ist aber nur sehr bedingt der Fall. Vielmehr verdankt er
seine Besserung der noch erhaltenen Fähigkeit seines Körpers, „*bei*" *einer bestimmten Kost zu seinem angeborenen Gleichgewicht zurückzugelangen, aus sich
selbst heraus gesund zu werden,* weil einseitige Schäden behoben oder zeitweilig
eingestellt wurden.

Die Reichweite einer Diät ist begrenzt durch die Konstitution des Individuums, durch den Einzelfall. Es ist meist ein Fehler, anzunehmen, daß viel auch
viel hilft, daß also z. B. große Mengen von Frischkost besser seien als kleinere,
leicht bekömmliche Mengen usw. *Man soll sich nach der Mahlzeit wohl fühlen!
Darauf ist zu achten. Wenn dies nicht der Fall ist, dann war die Mahlzeit nicht
richtig.*

Man sollte erwarten, daß diese moderne Ernährungsform sich mit elementarer Wucht durchsetzen müßte. Aber so leicht es ist, alle nur denkbaren Präparate zu erhalten, so schwer ist es, diese einfache *Vollwertkost zur Grundlage der Krankenhausernährung zu machen*, weil weder das Hilfspersonal noch der Etat auf diese Änderung eingespielt sind. Allerdings ist zu hoffen, daß die Aufdeckung der höchst komplizierten Wirkungen der vielen Spurenstoffe zuletzt zu einem Sieg dieser Idee führen wird. Denn „Nährmittel", „Nährsalze" und „Vitamin- und Hormonpräparate" sind etatmäßig noch zu bezahlen. Wenn nun aber noch die Aroma- und Duftstoffe, die Eigenfermente der Nahrung, die Wuchsstoffe und gar die zahlreichen Spurenelemente eines Tages hinzukommen werden, dann wird es doch wohl *am billigsten* sein, *das ganze, unveränderte Naturprodukt zur Therapie zu verwenden.* Dann werden wir auch gelernt haben, daß eine derartige Behandlung das Ziel hat, die Mittel der äußeren Natur dazu zu verwenden, um *der Natur des kranken Körpers die Rückkehr zur Gesundheit zu ermöglichen. Denn wie die Krankheit nicht in der Ursache liegt, so liegt auch die Heilung nicht in dem Mittel*, sondern Krankheit und Gesundheit sind Vorgänge, die in den physiologischen Möglichkeiten des Körpers nach bestimmten Schädigungen liegen. Die ans Wunderbare grenzenden Heilwirkungen der Vollwertkost beruhen nicht auf magischen Wirkungen von außen, sondern liegen in der bewundernswerten inneren Organisation der lebenden Organismen verankert. Das Erkranken aber ist meist die Folge einer falschen Lebensweise und nur selten Wirkung unbeeinflußbarer, überpersönlicher Schäden, also Schicksal!

Der Gesamtkomplex „Ernährung"

Alle diese Fragen gehören zum Komplex „Volksernährung", und man wird erkennen, daß die *Frage einer vollwertigen Ernährung nicht mit der Menge der Kalorien, Vitamine usw. allein zusammenhängt, sondern an zahlreiche, noch wenig erforschte, aber niemals ganz erforschbare und gestaltbare Voraussetzungen gebunden ist.*

Es gibt nun wohl in Europa kein Volk, das auf Grund seiner Eigenart ähnlich günstige Möglichkeiten einer durchgreifenden Umgestaltung der Lebensbedingungen aufweist wie das deutsche. Wer nur die gegenwärtige Notlage unserer Zivilisation beachtet, könnte verzweifeln; wer weiter sieht, wird aber leicht die uns gebotenen Möglichkeiten erkennen.

Keine politische Dummheit pflegt sich länger als 100 Jahre zu halten. Die Römer sagten:

Naturam expellas furca, tamen usque recurret (Mögest du die Natur auch mit der Mistforke auszutreiben versuchen, sie kommt immer wieder zum Durchbruch).

Dabei muß man beachten, daß die gesamten früheren Ernährungsformen bodenständige waren und daß wir jetzt nicht nur zahlreiche Produkte aus fernen Ländern essen, sondern diese auch noch vielfach bearbeiten müssen, um sie haltbar und genießbar zu machen. Da es bei der bisherigen Struktur unserer Wirtschaft unmöglich ist, diese Entwicklung rückgängig zu machen, ebensowenig wie eine Steigerung der Schnelligkeit des Verteilens möglich ist, liegen heute viel größere Schwierigkeiten vor als früher. Um so wichtiger ist es, die Maßnahmen an einem zuverlässigen Maßstab zu prüfen, und dafür schlage ich als *Schnelltest* die *Gesundheit der Gebisse* und als *Dauertest* die *Gesundheit über die Generationen hinaus* vor.

Die Vorbeugungskette

Programm der Ernährung und Gesundung

Das Leben und unsere Aufgabe

Das Leben ist ein einziger zusammenhängender Vorgang auf unserer Erde, und wenn er nicht gestört wird, entsteht das Gesunde von selbst und ist kein Problem.

Zum Problem wurde es erst durch den Menschen und durch seine Maßnahmen, wie er sie z. B. an seiner Nahrung vorgenommen hat. Aus verborgenen Anlagen kann der Mensch Unmöglich-Scheinendes entwickeln, durch Pflege und Auswahl kann er verbessern, er kann aber auch durch falsche Maßnahmen schaden, ja, das Leben in der Grundlage bedrohen und vernichten. *Nutzen oder Schaden hängen von seiner Weisheit und seiner Ehrfurcht vor dem Lebendigen ab.* Dämonische Kräfte sind dem Menschen gleichermaßen eigen und gelangen zur Macht, wenn der Mensch seiner Aufgabe, dem Lebendigen insgesamt zu dienen, nicht mehr gerecht wird, sondern nur seine eigenen Wünsche zu verfolgen sucht. Unsere Gegenwart scheint einem solchen Stadium anzugehören, vielleicht sogar in einem Umfange, der weit über die Gefahrenzeiten der Vergangenheit hinauszugehen vermag. Die entfesselten Kräfte der Atome bedrohen nicht nur den Bestand der Menschen, sondern alles Lebendigen, ja der Erde als solcher. Und so stehen wir verzweifelt vor einer Lage, wie sie keine Generation vor uns erlebt hat.

In dieses Schicksal ist nun jeder einzelne hineingeboren und muß mit dem unerbetenen Geschenk des Daseins so oder so fertig werden. Naheliegend ist es, von den Ergebnissen der wissenschaftlichen Forschung eine Besserung zu erwarten, doch hat es den Anschein, daß die wissenschaftliche Lösung der Lebensprobleme in dem Grade zurückweicht, wie die technischen Fortschritte auf dem Gebiet der Atomzertrümmerung fortschreiten.

Der Verfasser ist zu der Überzeugung gelangt, daß

1. das Ernährungsproblem als eine *Ganzheit* aufgefaßt werden muß und daß es nicht ausreicht, Einzelmaßnahmen zu ergreifen,
2. diese Ganzheit in ihre einzelnen Phasen aufgeteilt werden muß und daß

man innerhalb jeder Phase das Vorhandene und das noch Fehlende studieren muß.

Aus dieser Betrachtung werden sich die Lücken ergeben, die zur Zeit bestehen, und man kann daraufhin versuchen, diese Lücken zu beseitigen. Wo wir das mit besonderen Maßnahmen nicht erreichen können, müssen wir umfassendere, allgemeine, unspezifische Methoden einführen bzw. wieder einführen. Alle Maßnahmen, die zueinander in Beziehung gebracht werden müssen, bezeichnet der Verfasser als *„Vorbeugungskette"*.

In der Zeit vor der Entstehung der experimentellen Wissenschaften waren die Methoden der Nahrungsgewinnung zwar erfahrungsgemäß und historisch begründet; sie waren aber mehr oder weniger dem Zufall unterworfen, wie z. B. bezüglich der Witterung. Wenn wir Zufälle nun auch nicht ausschalten können, so können wir doch durch systematische Zusammenarbeit insgesamt wesentlich bessere Verhältnisse schaffen helfen, als sie früher bestanden. Man darf aber nicht so verfahren, daß man jede neu entdeckte Erscheinung, jedes Einzelphänomen überbewertet, sondern muß es in der Ordnung betrachten, in die es nun einmal gehört. Nimmt man aus der Vorbeugungskette einige Glieder heraus, dann ist die Kette durchbrochen, und als Ergebnis muß eine Wertverminderung der Nahrung eintreten. Die experimentellen Wissenschaften haben noch gewaltige Aufgaben zu bearbeiten, deren Lösung noch viele Jahrzehnte dauern wird.

Es läßt sich vielfach beweisen, daß die heutigen Methoden nicht zureichend sind. Und der Verfasser bedauert, daß eine sachliche, auf genauem Studium der großen Zusammenhänge und der Einzelvorgänge beruhende Kritik seitens vieler Industrien und Wissenschaftler falsch ausgelegt wird. Es widerspräche dem gesunden Menschenverstand, wollte man die Ursachen der heutigen Fehler verschweigen, um die Bevölkerung nicht zu beunruhigen. Im Gegenteil, es ist notwendig, wie im Geschäftsleben eine Bilanz aufzustellen und Soll und Haben auf jedem Gebiet einzusetzen. Der Verfasser hält es für fehlerhaft, wenn in der Öffentlichkeit immer wieder die beruhigende Phrase gebraucht wird, daß „die Wissenschaft" oder „der Staat" ihr Bestes täten. Dieses „Beste" ist zwar das Beste, was man tut, aber nicht immer das Beste, was getan werden könnte. Langsam aber setzt sich auf allen Gebieten die Wahrheit durch. Was durch die oben erwähnten „beruhigenden" und gegenteiligen Maßnahmen, die oft in rein wirtschaftlichem Interesse ausgesprochen werden, erreicht wird, ist ein zeitlicher Aufschub, den das Volk und der einzelne mit seiner Gesundheit bezahlen müssen.

Angesichts der überragenden Bedeutung wirtschaftlicher Kräfte für die Ernährung zitiere ich DE KRUIF, der als Schluß-Satz seines Buches „Männer, die den Tod besiegen" geschrieben hat:

„Der Verfasser dieses Buches ist der Überzeugung, daß alle Rücksichten auf privaten Nutzen nicht nur eine Verschwendung bedeuten, sondern auch verächtlich sind, wenn sie den Kampf für das Leben vereiteln, wenn sie auch nur einem einzigen menschlichen Wesen das Recht zu leben streitig machen."

Es wäre denkbar, daß eines Tages wirklich sämtliche Bestandteile aller Naturprodukte bekannt sind, daß wir sie in Fabriken, statt in der Landwirtschaft und den Gärten herstellen können, und daß die Menschen dann ähnlich wie die Einwohner des Nebellandes in „van Zantens wundersamer Reise" ernährt werden, indem ihnen nach Alter, Gewicht und Beruf täglich die ihnen angemessene Ration mit Nährstangen staatlich verabfolgt würde. Ein solches Endstadium würde das Ende des Menschengeschlechtes bedeuten; denn an die Stelle des erwarteten Vorteils würde eine lähmende Langeweile treten. Jene Langeweile des Daseins, die heute schon bei zahllosen Menschen das Streben nach sogenannten Genußmitteln wichtiger erscheinen läßt als die Erfüllung ihres Lebens mit einer beglückenden, fruchtbaren Tätigkeit.

Dieser Entwicklung zur Unnatur halte man die andere Möglichkeit entgegen: *die Menschen können alle und in größerer Zahl als bisher gesund und glücklich auf der Erde leben, weil die Sonne und der unerschöpfliche Vorrat des Bodens billig und preiswert die wirkliche Grundlage der Existenz darstellen.* Letzten Endes wird die Natur stets über menschliche Überheblichkeiten siegen.

CHR. V. EHRENFELS hat nach GEBSER diesen ersten Fundamentalsatz der „Gestalttheorie" wiederentdeckt (S. 119 u. 152).

„*Das lebende Ganze ist mehr als die Summe seiner Teile!*" Zum ersten Mal ist dieser Satz ausgesprochen durch LAOTSE (um 600 v. Chr.). („Die Summe der Teile ist nicht das Ganze" [l. c. S. 48].) ARISTOTELES hat ihn ebenfalls gefunden, und in neuerer Zeit fand ich ihn als „ersten Fundamentalsatz der Gestalt" formuliert von JEAN GEBSER.

Im Bereich der Chemie und Physik gilt hingegen der alte Satz:

„*Das Ganze ist gleich der Summe seiner Teile!*"

Und im Gebiet der Atomphysik gilt der Satz:

„*Das Ganze ist weniger als die Summe seiner Teile!*"

Die Ursache für dieses letzte Phänomen ist der Massendefekt (EINSTEIN) infolge Umwandlung von Materie in Energie (s. KOLLATH, Der Mensch oder das Atom?).

Man könnte wohl, deduktiv denkend, berechtigt sein, diese drei scheinbar verschiedenen Formen des Seins als *Manifestationen des Geistes* zu bezeichnen, und es ist durchaus diskutabel, statt „*Geist*" das Wort „*Leben*" zu wählen.

In diesen Sätzen liegt die Begrenzung der induktiven Wissenschaft und Technik auf allen Gebieten, auch dem der Ernährung, umschlossen. Jedes Ding besitzt nur den ihm eigenen Teilwert, und der Vollwert liegt über der Summe seiner Teile, weil das Leben zwar chemische Stoffe benötigt und physikalischen Gesetzen unterliegt, weil es darüber hinaus aber auch seine eigene Gesetzmäßigkeit hat, die nur durch das Leben selbst begriffen werden kann.

Es wird sich ergeben, daß eine Vielheit von Maßnahmen erforderlich ist, um diese Vorbeugungskette zu schließen. Nach LEONARDO ist eine Kette so stark wie ihr schwächstes Glied. Deshalb müssen alle Glieder der Kette zueinander in dem erforderlichen Verhältnis stehen, da auch die besten Maßnahmen versagen müssen, wenn an anderer Stelle eine Lücke bestehenbleibt oder besteht. Der Verfasser betrachtet diese Aufgabe als eine Gemeinschaftsaufgabe. Es ist unmöglich, ohne die Mitwirkung der großen Organisationen diese Aufgaben zu bewältigen, und so haben außer dem Einzelnen, den Fachleuten, den einschlägigen Industrien auch Staat und Wirtschaft als Ganzes mitzuarbeiten.

Gut wäre es, wenn die Menschen so weit kommen würden, den Satz anzuerkennen:

Der Mensch ist der erste Diener der Natur und des Lebens!

Dann könnte es vielleicht einmal besser werden, nicht nur mit der Ernährung, sondern insgesamt. Die Hoffnung muß dahin gehen, daß die bestimmenden Kreise, in deren Händen die Macht liegt, dies rechtzeitig einsehen.

Verbesserungsvorschläge und Maßnahmen im Sinne der Vorbeugungskette

Die wissenschaftlichen Versuche insgesamt haben ergeben, daß sich bei der Bearbeitung der wichtigsten Lebensmittel Fehler eingeführt haben, die behoben werden müssen und können. Das kann nur durch neue, bessere Produkte geschehen, bessere Gewinnung, bessere Aufschließung, bessere Zubereitung.

Ein Erfolg wird davon abhängen, ob es die Völker lernen werden, sich gegenseitig zu helfen, statt sich zu befehden.

Wir können es als Ärzte und Wissenschaftler nicht verantworten, erkannte Fehler bestehen zu lassen und vermeidbare Krankheiten nicht zu vermeiden. Die Entschuldigung vergangener Kulturen, Ursachen und Zusammenhänge nicht gekannt zu haben, haben wir nicht mehr. Wer nur rein wirtschaftlich eingestellt ist, möge berechnen, daß das Krankheitverhüten und die Frühbehandlung viel billiger sind als die Behandlung des Kranken. DE KRUIF gibt eine Berechnung der Unkosten für die Tuberkulosebehandlung, die als Beispiel für die ähnlichen Verhältnisse bei den chronischen Stoffwechselkrankheiten dienen kann (l. c. S. 257): In Detroit kostet die Pflege eines Tuberkulösen drei Dollar pro Tag. Bei frühzeitiger Entdeckung der Krankheit beträgt die Behandlungsdauer neun Monate, bei fortgeschrittenen Fällen 18 Monate. Die Heilungskosten für Frühfälle betragen 810 Dollar, für fortgeschrittene Fälle 1620 Dollar. Eine ähnliche Berechnung sollte für die Rheumabekämpfung aufgestellt werden.

Der Monatsschrift „Das Beste aus Reader's Digest", April 1955, S. 134, entnehme ich noch folgende Angaben:

„Nach einer neuen Untersuchung in USA besteht ein Drittel der erwachsenen Bevölkerung aus unglücklichen, erfolglosen und unausgeglichenen Menschen, die für die übrige Gesellschaft eine ‚außerordentlich schwere' Last darstellen..." Der Bericht fußt auf einer statistischen Untersuchung des Gesundheitszustandes von 1297 Telefonistinnen und 1527 Telefonarbeitern. Im einzelnen ergaben sich dabei folgende Zahlen:

„Im Durchschnitt war die gesunde Frau nur an 33 Tagen in 28,8 Jahren arbeitsunfähig, im Vergleich zu der kränklichen Frau mit 1209 Krankheitstagen in 25,9 Jahren. Ebenso hatten jene im Durchschnitt weniger als eine ernste Krankheit gegen 10 bei diesen, 6,1 kleinere Erkrankungen gegen 62 und einen Unfall gegen sieben. Bei den Männern fehlte der Gesunde im Durchschnitt nur an 19 Tagen innerhalb von 27 Jahren gegen 581 Tage bei den Kränklichen. Der kränkliche Mann hatte fünfzehnmal soviel kleinere Erkrankungen, achtmal soviel ernstere Krankheiten, doppelt soviel Unfälle und viermal soviel Operationen.

Es stellte sich ferner heraus, daß der gute und schlechte Gesundheitszustand des erwachsenen Menschen sehr eng mit seinen Beziehungen zur Umwelt zusammenhängt: Gesundheit, Glück, Befriedigung im Beruf gehören ebenso zusammen wie Unglücklichsein, Kränklichkeit und Mangel an Arbeitsfreude. Auch glückliches Familienleben steht mit der Gesundheit in enger Verbindung."

Diese Angaben stimmen mit dem in diesem Buche immer wieder betonten Umstand überein, daß neben der Vollwerternährung als dem wichtigsten Umweltfaktor die soziale Lage zusätzlich eine entscheidende Rolle spielt. Aus diesem Grunde muß der Verfasser immer wieder davor warnen, in den Menschen Hoffnungen zu erwecken, die ohne Berücksichtigung des Gesamtkomplexes „Mensch unter Menschen" nicht erfüllt werden können.

Die Nahrungsgewinnung

Wohl alle heutigen Zivilisationskrankheiten sind die Folge eines hundertjährigen Irrweges. Bereits nach den Erfahrungen der Hungerjahre des ersten Weltkrieges wurde vielfach eine Umerziehung zu verstärktem Konsum der Pflanzenkost propagiert, doch ohne Erfolg. Weder die Landwirtschaft noch die allgemeine Wirtschaft noch die Bevölkerung haben diese von Ärzten ausgesprochenen Warnungen gehört. Heute muß die Forderung nach einer Umkehr wiederum von ärztlicher Seite ausgesprochen werden.

Es reicht nicht aus, die unmittelbaren Gefahren zu bekämpfen, sondern wir müssen darüber hinaus zu grundlegenden Umgestaltungen unserer Nahrungsproduktion übergehen: *Gartendörfer* müssen im Umkreis der Städte entstehen, der *Kleingarten* muß eine Selbstverständlichkeit werden, Wintergemüse müssen in gesteigertem Umfang im *Feldanbau* gewonnen werden, *Getreide* und Kartoffeln müssen Hauptproduktion der Großlandwirtschaft werden, nicht — wie vielfach — die Zuckerrübe. Letzteres Kontingent kann zugunsten des Getreides gesenkt werden. Nichts an Düngewerten darf verlorengehen.

Diese Richtlinien könnten wir aus der Geschichte der Ernährung und aus der Entwicklung der Jagd zu Fischfang, über Ackerbau und Viehzucht zum Gartenbau lernen.

Möglichkeiten zu diesen Umgestaltungen und zur Korrigierung des Klimas muß die Industrie geben, indem preiswerte *Gewächshäuser mit Zubehör*, Beregnungsanlagen, Garten- und Landwirtschaftsgeräte und Maschinen, Transportmittel, Lagerräume geschaffen werden. Die Arbeit der Hausfrau muß durch Schaffung zweckmäßiger Geräte und Apparate rationalisiert und erleichtert werden, eine Methode, die in *Schweden* beachtliche Fortschritte erreicht hat, nicht zuletzt durch das Stockholmer Haushaltsforschungsinstitut.

Die Bodenpflege

Bodenbakterien

In der chemischen und *kolloidchemischen Zusammensetzung der Böden* liegen zunächst die Voraussetzungen der Nahrungsgewinnung. Diese Zustände des Unbelebten bestimmen das Leben im Boden, der Bakterien und Würmer. Schwierig ist es, die chemische Bodenanalyse durchzuführen. Es ist aber leicht, sich mit wenigen Spatenstichen darüber ein Bild zu verschaffen, ob zwei oder drei gesunde Regenwürmer in jeder Scholle vorhanden sind. Dann ist der Boden gut. Sind die Regenwürmer blaß, bewegungsarm oder fehlen sie gar, dann ist der Boden krank. Und ein kranker Boden muß behandelt werden, ihm fehlt etwas.

Bodenbakterien und Regenwürmer sind unsere wichtigsten unterirdischen Helfer, und deswegen sollen wir sie pflegen und schützen[1].

Fehlerhafte Düngung nimmt den Regenwürmern die Lebensbedingungen, wenn auch die auf dem Boden wachsenden Pflanzen die zugegebenen Salze aufzunehmen vermögen. Doch *mit der Vertreibung der Regenwürmer und des Bodenlebens erlischt die Selbstregeneration der Böden*, die durch deren unter-

---

[1] Die moderne Wiederentdeckung des *Regenwurms* als unseres billigsten Mitarbeiters ist nichts anderes als eine Bestätigung der Angaben DARWINS, der schon vor 110 Jahren die Entstehung feinster Gartenerde durch Würmer berechnet hat: pro qm entstehen 2 – 4 kg, pro ha 20 – 40 to. Wo die Würmer für Durchlüftung des Bodens sorgen, können anaerobe Fäulniserreger nicht bestehen. Auch Schädlinge, wie Drahtwürmer, fehlen. Man benötigt also auch keine Gifte. Sir ALBERT HOWARD schreibt in seinem Buch „Unser Freund, der Regenwurm": „Die Landwirtschaft begab sich auf einen Holzweg, als sie chemische Dünger zu verwenden begann und die im Zusammenhang damit überhand-

irdische Tätigkeit unauffällig die oberflächlichen Schichten immer wieder mit den erforderlichen Spurenelementen versieht.

Die *Bodenbakterien* führen durch ihre abbauende Tätigkeit zur *Anreicherung der Bodenluft an Kohlensäure,* deren Gehalt maßgebend für den pflanzlichen Ertrag ist. Das Ziel ist die Ernährung der Bodenbakterien durch vollwertigen Humus. Wir müssen wissen, daß aller Ackerboden einst Bestandteil lebender Organismen war und daß auch wir wieder zu ihm zurückkehren. Im Boden müssen wir die vergangenen Lebewesen achten lernen.

Man vergleiche mit dieser Forderung den Ausspruch von SAINT JUST: „Ich verachte den Staub, zu dem ich werde!"

Bei dieser Gesinnung wird der Boden zur „Getreidemaschine" und von Jahr zu Jahr kränker.

Wasserhaushalt des Bodens

Der *Wassergehalt des Bodens* ist die nächstwichtige Voraussetzung. So unterscheidet man in der Geschichte „Bewässerungsstaaten" und „Entwässerungsstaaten". Unvollkommenheiten kann man mit den modernen Mitteln weitgehend verbessern, wenn auch erst in jahrzehntelangem Aufbau. Es ist aber die notwendige Voraussetzung für einen richtigen Ackerbau, daß man nicht an den akuten Erfolg allein denkt, sondern daß man nie vergißt, daß der gleiche Boden den kommenden Generationen dienen soll.

Darum ist es eine unverantwortliche Kurzsichtigkeit, wenn man fruchtbare Gebiete zugunsten augenblicklicher wirtschaftlicher oder politischer oder verkehrstechnischer Vorteile zur Versteppung bringt, den folgenden Generationen ihre Ernährungsmöglichkeit einengend. Während es ein Zeichen von vorbildlicher Weitsicht ist, wenn man die Mittel der modernen Technik dazu benutzt, unbebaubare Gebiete durch sinnvolle Maßnahmen der Landwirtschaft und dem Gartenbau zuzuführen zum Segen der kommenden Generationen. Beispiele und Gegenbeispiele lassen sich leicht anführen.

Erwähnen wir nun die Folgen der Entwässerung und des Raubbaues in Nordamerika, wo man durch den großen Bewässerungsplan des Tennessee-Projektes zwar eine große Zahl von Staubecken zur erneuten Bewässerung geschaffen hat, deren Verschlammung man aber durch die abgeschwemmten Erdmassen der entwaldeten Berge vorläufig noch nicht bekämpfen kann.

Was soll aus der Rheinebene werden, wenn zu den bisherigen Kanalisationsschäden der vernichtende Wasserentzug durch den Elsaßkanal sich auswirken

---

nehmenden Schädlinge und Pilzkrankheiten der Kulturen mit Bespritzungen und Bestäubungen zu bekämpfen suchte. Beides zerstört den Regenwurm und beraubt den Landwirt und Gärtner damit einer sehr wichtigen, ja einer unentbehrlichen und kostenlosen Arbeitskraft. Es gibt überdies starke Gründe für die Auffassung, daß eine der Wurzeln derzeitiger Kränklichkeit von Kulturen, Haustieren und Menschen auf die Verarmung des Humus an Bodenleben zurückgeht." (Wendepunkt, 1947, 114).

wird? Wer schützt das Moseltal vor dem drohenden Kanalbau? Eine Volks-
befragung nach Schweizer Muster wäre erforderlich.

Demgegenüber wirken die gigantischen russischen Pläne zur Bewaldung der
Ukraine und zur Bewässerung Sibiriens als Vorbilder eines weitschauenden
Planes für die Zukunft.

Der Kreislauf des Wassers macht uns reicher! Unsere Technik erlaubt es uns,
dem natürlichen Kreislauf künstliche, kleinere Kreisläufe anzuschließen zur
Steigerung der Bodenfruchtbarkeit. Das ist immer zu beachten.

Das Düngeproblem

Die Versorgung des Bodens mit organischen Substanzen sollte durch Gaben
von *Dünger* und *Kompost* erfolgen. Es wird wohl kaum eine größere Verschwendung getrieben wie mit kompostfähigen Abfällen, besonders in den
Großstädten. Das sind aber „Abfälle" nur im Hinblick auf die eßbaren Bestandteile; mit Rücksicht auf die Gesamternährung und auf die Nahrungsgewinnung sind sie lebenswichtige und wertvolle Produkte, die über den Um-
weg der Kompostierung unbedingt dem Boden wieder zugeführt werden sollten.
Kompost und Dung müssen am rechten Ort und in richtiger Reife verwendet
werden. Hier können wir, wie so oft, von dem chinesischen Ackerbau lernen,
der durch viele Jahrtausende hindurch das Leben einer dichten Bevölkerung
ermöglicht hat. Der Chinese, der jeden kompostfähigen Abfall, selbst Haare,
verwendet, achtet seinen Boden und achtet das Tote. Blumen, Pflanzen, Insekten
und Vögel sind ihm die Sinnbilder des Lebens, wie uns seine Malerei seit
2000 Jahren beweist.

Das Problem der richtigen Düngung ist das wichtigste Problem des Bodens
und der Bodenforschung, nicht nur bezüglich der Menge der zu gewinnenden
Ernte, sondern auch bezüglich der Gesundheit der Pflanzen und der Qualität
der Produkte. Richtige Düngung läßt sich nur teilweise durch chemische Analyse
bestimmen; sie ist zu ergänzen durch das Studium der Krankheiten der Pflanzen, des Schädlingsbefalls, der Haltbarkeit. *Den Ausschlag gibt letzten Endes
die Tatsache, ob die Menschen, die von diesen Pflanzen leben, gesund bleiben
über viele Generationen.* Die jetzt 100 Jahre alte Forschung reicht einfach nicht
aus zur Erzielung absoluter Ergebnisse. Die Kritik, die vielfach am einseitigen
Mineraldünger geübt wird, kann niemals an der nur partiellen Richtigkeit der
LIEBIGschen Lehre vorbeigehen. Die Notwendigkeit der Verwendung von
Humus und Spurenelementen muß daneben in ihrer ganzen Bedeutung Beachtung finden. Wichtig ist die Kompostierung[1].

---

[1] Ein brauchbarer Weg zu guter und schneller Kompostierung scheint das *Dano-Ver-
fahren* zu sein, bei dem in rotierenden Trommeln unter Sauerstoffzufuhr gearbeitet wird
(Buddinge-Vaerk Pr. Søborg, Kopenhagen).

Was nicht im Boden ist, kann nicht in der Pflanze sein.

FILZER hat die durchschnittliche Menge der jährlichen landwirtschaftlichen Produktion auf 470 g Trockengewicht auf 1 qm Nutzfläche berechnet, die wir der Einfachheit halber auf 500 g aufrunden wollen. Wenn nur rund 35 Millionen km^2 der Erde bebaut sind, so würde man jährlich auf diese Menge die Gesamtproduktion an organischer Trockensubstanz berechnen können, allerdings mit großen Streubreiten.

Ist vollwertige Düngung die Voraussetzung der Erhaltung der Bodenfruchtbarkeit, dann können wir nicht abwarten, bis alle Elemente in Jahrzehnten erforscht, alle Äcker durchuntersucht sein werden, sondern wir werden uns bereits heute bemühen müssen, neben einer optimalen Humuspflege *vollwertige Mineraldünger* zu entwickeln; diese müssen so zusammengesetzt sein, daß für bestimmte, zu charakterisierende Bodenarten *Düngertypen* verwendet werden, in denen einseitige Überschüsse an einzelnen Mineralien vermieden sind.

Die beste Grundlage geben:

1. regelmäßig durchzuführende Bodenanalysen, durch die der tatsächliche Mangel des Bodens an Nährstoffen und lebenswichtigen Spurenelementen aufgedeckt wird,
2. die Behebung des Mangels durch speziell zusammengesetzte Mineralstoff-Gemische,
3. systematische Aschenanalyse gesunder Ackerpflanzen, die uns angeben kann, in welchem Verhältnis die einzelnen Mineralien zueinander stehen.

Je umfassender solche chemisch und spektralanalytisch durchzuführenden Untersuchungen vorgenommen würden, desto aussichtsreicher wäre die Entwicklung.

Ackerbau und Gartenbau

Bauer und Gärtner

Der Mensch konnte sich von den Produkten einer unbeeinflußbaren Natur nicht ernähren, sondern mußte sich durch Ackerbau und Gartenbau Nutzpflanzen kultivieren und deren Erträge steigern. Notwendigerweise gelangte er von dem natürlichen gemischten Wuchs der Pflanzen zu den „Monokulturen" seiner Ackerfelder, durch die die Böden einseitig ausgenutzt werden. Mit zunehmender Menschenzahl wurde eine immer größer werdende Bodenfläche zu Acker und Garten, und höchste Kulturen bestanden, solange der Mensch bereit war, den Boden und seine Pflanzen zu pflegen. Erschöpften sich aber die Böden, dann erloschen die Kulturen, und an die Stelle blühender Gemeinwesen traten Steppe, Wüste und Sumpf.

In diesem Verhalten des Menschen, aus der vorgefundenen „Natur" eine Auswahl zu treffen, Produkte zu „kultivieren", liegt die Schaffung seiner zweiten „natürlichen" Umwelt, der „Kultur". Während alle Tiere in eine bestimmte

Umwelt geboren werden und an sie instinktmäßig angepaßt sind, sind diese Instinkte beim Menschen weitgehend zurückgebildet, und dafür hat er die Freiheit zu eigener schöpferischer Gestaltung der vorgefundenen Umwelt erhalten (PORTMANN, Biologische Fragmente).

Wir waren gewohnt, den Ackerbau als lebensnotwendiger zu betrachten als den Gartenbau. Durch die moderne Forschung sind *Gemüse* und *Obst* jetzt in ihrer Bedeutung anerkannt, und demnach müssen wir erstreben, die höchstmögliche und beste Produktion zu erreichen. Die Landwirtschaft muß durch die Gartenwirtschaft vervollständigt werden.

Da Gemüse und Obst zu möglichst frischer Verwendung bestimmt sind, müssen die Produktionsstätten in *Nachbarschaft der Verbrauchsstellen,* das heißt der Städte, liegen.

Mir ist bisher nur ein Beispiel in Norddeutschland bekannt, das als Ideal angeführt werden mag. Wenige Kilometer von Wismar (Mecklenburg) befindet sich das Gärtnerdorf *Triwalk,* in dem seit etwa 60–80 Jahren lediglich Gartenkultur mit ausgedehnten Gewächshäusern betrieben wird. Daduch wird nicht nur eine Versorgung der Stadt mit Frühgemüse erreicht, die der der übrigen Städte um mehrere Wochen vorausgeht, sondern es lassen sich dort auch Pflanzen züchten und zur Reife bringen, die wir sonst nur als ausgesprochen südliche Produkte kennen, wie z. B. Melonen. Derartige Dörfer sollten sämtliche Städte umgeben.

Das Wort ALEXANDER VON HUMBOLDTs sei erwähnt: „Wo ein Jäger leben kann, leben 10 Bauern und 100 Gärtner!" Nach R. MATCH (Reader's Digest 1955, Heft 4, Seite 67) „braucht ein Jäger zu seiner Ernährung ein Revier von 20 Quadratkilometern. Die gleiche Fläche urbar gemacht und bestellt, ernährt 6000 Menschen".

Um eine möglichst frische Verwendung der Pflanzenprodukte zu ermöglichen, ist ein schneller Transport die Voraussetzung.

Alle *Krankenanstalten und Kliniken* müßten eine enge Verbindung mit nahegelegenen Gärtnereien eingehen oder eigene Gärtnereien haben, um stets die erforderliche Frischkost verfügbar zu haben (Tuberkuloseheime!).

Wirtschaftsfragen

Die Ernährung des einzelnen ist zuerst ein Problem der Physiologie, begrenzt durch die wirtschaftliche Lage der Familie.

In der Ernährung der Völker aber tritt das Wirtschaftsproblem beherrschend auf.

Infolge der Überschätzung der tierischen Nahrung — Fleisch/Fett — haben sich unsere Landwirtschaft und die von ihr abhängigen Organisationen zu einseitig auf die Gewinnung von Schlachtvieh hin entwickelt. Die Produktion reicht nicht aus. Man versucht, den Reichtum des Meeres durch Großfischerei hinzuzunehmen. Dabei treten aber neue Gefahren auf, die in ihrer Bedeutung unabsehbar sind, z. B. die Verseuchung der Meere durch die Atombombenversuche und die mit den Flüssen hineingelangenden Abwässer[1]. Hier kann nur dieser Hinweis gegeben werden.

Eindeutig ist, daß die *ungehemmte Fleischproduktion ein riesiges Verlustgeschäft* ist: Denn nahezu alle tierischen Produkte, die uns zur Nahrung dienen, erfordern zu ihrer Erzeugung ein Vielfaches an Kalorien mehr, als sie im Fleisch liefern.

So fordert

> 1 Kal. Milch 4 Kal. Futter,
> 1 Kal. in Schweinefleisch 6 Kal. Futter und
> 1 Kal. in Rindfleisch sogar 24 Kal. Futter (S. 243).

Trotz dieses Mehraufwandes bezeichnet man die Erzeugung tierischer Produkte als „Veredelung". Gegen diese allgemeine Bezeichnung wurde bereits oben protestiert (S. 172). Am wirtschaftlichsten sind jene Produkte, die vom *lebenden* Tier gewonnen werden, bei denen das Tier also nicht getötet zu werden braucht. Das sind Milch und Eier.

Da nun das tierische Fett in seiner Bedeutung weit überschätzt wird und sein Verbrauch zurückgehen müßte und da auch der Fleischkonsum bedenkenlos gedrosselt werden könnte, erweist sich die bisherige Tendenz als ungenügend fundiert.

Demgegenüber treten die beiden wirtschaftlich wichtigsten Produkte, Getreide und Milch, in den Vordergrund.

Bezüglich der Verderblichkeit verhält sich die Milch genau umgekehrt wie das Korn. Beide sind die vollkommensten Lebensmittel, und sie sind auch die billigsten. Auf ihnen beiden muß eine vollwertige Volksernährung aufgebaut werden.

Beim Getreide wie bei der Milch hat man gegen das Prinzip des Natürlichen verstoßen. Damit wären also vielleicht die beiden wichtigsten Ursachen des Verfalls der Gesundheit gefunden und zu vermeiden.

Es hat den Anschein, als ob die *Zukunft des Menschengeschlechts* weitgehend von der richtigen Lösung dieser beiden Aufgaben abhängen wird: *Getreide und Milch in steigender Menge zu produzieren und der Ernährung so natürlich wie möglich zuzuführen.*

Eine gemischte Nahrung erscheint als das billigste und gesundeste Ziel, das durchaus erreichbar ist. Die Entscheidung, ob man lediglich von pflanzlicher Nahrung leben soll oder ob Milch und Eier dazu als sogenannte laktovegetabile Kost gewählt werden sollen oder ob tierische Kost vorzuziehen sei,

---

[1] Siehe Bericht der Fachausschüsse für Abwasserfragen im Deutschen Fischerei-Verband (6. Jahrgang, Kiel, 1955).

ist ein naturwissenschaftliches, zugleich aber ein ethisches Problem. Auf Grund rein naturwissenschaftlicher Erkenntnisse können wir sagen, daß es infolge der technischen Fortschritte möglich ist, in *immer steigendem Umfange die Pflanzennahrung zur ausschlaggebenden Grundlage der Ernährung der Völker zu machen.* Der Erfolg, der ja nur in einer steigenden Gesundheit und im Wohlbefinden sein Kriterium finden kann, wird von der optimalen Bodenbearbeitung in erster Linie abhängen, unter anderem auch von der Düngung sowie von der Pflege der Bodenbakterien.

Sodann wird es notwendig sein, die optimal und durch meist aufopfernde Arbeit gewonnenen Produkte der Ackerkulturen bei der weiteren Behandlung so natürlich wie möglich zu lassen.

Es soll ausdrücklich gesagt und betont werden: soweit wir heute die *Entwicklung der Technik* überschauen können, wird *eine zukünftige Menschheit in einer bevorzugt laktovegetabilen Kost wahrscheinlich ihre besten Lebensmöglichkeiten finden.*

Der Nahrungshandel

Der Handel ist nicht Selbstzweck, sondern ein unentbehrlicher Diener des Ganzen. Er vermittelt die Produkte von den Stellen der Erzeugung zu denen des Verbrauchs. Sich als Biologe in dies Gebiet einzumischen, ist ebenso gefährlich wie in die Politik. Es soll nur auf den alten und bewährten Grundsatz des alten *hanseatischen Handels* hingewiesen werden:

Das Geschäft soll blühen, es soll aber keine Dividenden abwerfen.

Eine Übersicht über die Produktion der deutschen Landwirtschaft ergibt für 1952 folgende Umsatzzahlen:

Tabelle 17

Nahrungsumsatz in Milliarden Mark

Milch	3,1 Milliarden Mark
Schweinefleisch	2,6 Milliarden Mark
Getreide	1,6 Milliarden Mark
Gemüse	0,8 Milliarden Mark
Obst	0,4 Milliarden Mark

Aus dieser Zusammenstellung ist ersichtlich, daß Milch und Getreide gegenüber Obst und Gemüse einen weit höheren Umsatz erzielten. Man muß deshalb, ihrer Bedeutung entsprechend, der Erhaltung ihres biologischen Wertes eine weit größere Beachtung schenken.

Da Milch und Getreide die Grundnahrung der weißen Völker darstellen und die *Basis der Ernährung* bilden, ist der Verfasser zu der Überzeugung gekommen, daß *bei der Aufwertung unserer Nahrung diese beiden Produkte im Vordergrund und im Anfang aller und jeder Produktion und Propaganda stehen sollten.*

Die Förderung des Gartenbaus und der Gartenstädte

Infolge der Tendenz der Geschichte, nach der die Nahrung der Menschheit mehr und mehr von der Fleischkost zur vegetarischen Kost gerichtet ist, wird man alle jene Maßnahmen zu fördern haben, die eine eigene Erzeugung von Obst und Gemüse in *Gartendörfern* und *Gartenstädten* ermöglichen (S. 279).

Je mehr Familien es lernen werden, sich auf eigenem Grund und Boden und durch eigene Arbeit zu erhalten, desto besser wird es mit der Menschheit stehen. Letzten Endes wird das Menschliche durch die eigene Leistung siegen. Politik und Wirtschaft sind Zwischenstufen.

Die Massenverpflegung

Unsere Wirtschaftsformen machen eine Massenverpflegung großer Menschenmengen notwendig. Diese Verpflegungsform birgt erhebliche Gefahren in sich, weil die Erhitzung großer Nahrungsmengen in großen Kesseln lange Zeit in Anspruch nimmt, wodurch erhebliche Wertverminderungen entstehen; außerdem sollen die Mahlzeiten billig sein. Einseitige Kalorien- und Vitaminberechnungen der Großküchen werden als Beweise für ausreichende Kost angestellt, sind aber doch meist Bemäntelungen des tatsächlichen Mangels. Es fehlt dieser Kost wohl stets der genügende Frischwert und damit der eigentliche Vollwert.

Alle Teilnehmer an Massenverpflegungen, und hierher gehören auch diejenigen, die ihre Mahlzeiten in Gasthäusern einnehmen, müssen sich die *fehlende Vollwertkost durch Frischkost* zusätzlich zuführen. Durch Beratung, Aufklärung, Rezepte und Einkaufserleichterungen kann diese Forderung in die Praxis umgesetzt werden.

Die Familienküche

Obwohl die Zubereitung der Kost in der Familie alle Möglichkeiten einer freien Auswahl vollwertiger Nahrung bieten sollte, wird eine vernünftige, den individuellen Bedürfnissen entsprechende, gesunde Ernährung nur selten durchgeführt. Wie aus der Beschreibung der Veränderung der Lebens- und Nahrungsmittel hervorgeht, ist die Bevorzugung der „Nahrungsmittel" bereits eine Art verteilter Massenverpflegung, um so ausgesprochener, je mehr Konserven und Präparate genossen werden. Von Massenverpflegung kann man eigentlich schon reden, wenn in einer Küche für mehr als 12 Personen gekocht wird. Die mit einer hauptsächlich aus „Nahrungsmitteln" bestehende und in Massen hergestellte Kost verbundene Wertverminderung kann nur dann ausgeglichen werden, wenn Vollkorn, Frischgemüse und Frischobst zusätzlich genossen werden. Verfügt die Familie über einen eigenen Kleingarten, aus dem der Bedarf an Gemüsen, Kräutern, Beerenfrüchten und Obst gedeckt werden kann, dann sind die Probleme leicht zu lösen.

Eine solche Ergänzung der Küche hat eine entsprechende Wohnungsmöglichkeit zur Voraussetzung, entweder im Einzelhaus mit Garten oder im Mietshaus mit Schrebergartenkolonien[1].

Chemische Präparate als Nahrungsstoffe

Aus dem Studium des vom Verfasser experimentell festgestellten Zustandes der Mesotrophie, dem früher unbekannten großen Komplex des unvollständigen Lebensvorganges, hat sich ergeben, daß die Durchschnittsnahrung Mängel an folgenden natürlichen Bestandteilen aufweist:

> Mangel an Aromastoffen,
> Mangel an Eigenfermenten,
> Mangel an Zellerneuerungsstoffen (Auxonen),
> Mangel an Spurenelementen.

Wollte man versuchen, die *Aromastoffe* in Form von Präparaten herzustellen, was sicher bald geschehen wird, so wird man damit eine weitere Künstlichkeit in die Ernährung einführen, der der Hygieniker nicht zustimmen kann.

Wollte man ebenso versuchen, die *Eigenfermente* in besonderen Präparaten herzustellen, so wird man zwar in Krankheitsfällen Erfolge erreichen können, der Versuch ihrer Einführung für die Allgemeinheit dürfte mißlingen.

Versuche, die Zellerneuerungsstoffe teils allein, teils mit anderen Vitaminen, teils auch in Verbindung mit Spurenelementen in Form von Präparaten herzustellen, sind gemacht. Diese Präparate können sich zusätzlich bei der Krankenbehandlung bewähren oder als tägliche Ergänzungsnahrung für Gesunde. Ihre Wirkung wird jedoch von der Richtigkeit ihrer Zusammensetzung abhängen.

Es besteht wenig Hoffnung, die Volksernährung mit Präparaten definiert chemischer Natur insgesamt grundlegend zu bessern. Wir müssen vielmehr suchen, wie wir die vorhandenen Naturprodukte in eine Form bringen, die die bisher unterschätzten Werte hervortreten läßt.

---

[1] Diese Gärten tragen ihren Namen nach dem Leipziger Arzt SCHREBER, der sie 1823 anregte.

Zusammenfassung

Das abendländische Denken bedarf hier einer völligen Umstellung. Die Bodenpflege hat nicht das ihr mögliche Ziel erreicht, und die Technik hat noch weit größere Aufgaben als die der Be- und Entwässerung und der Entwicklung landwirtschaftlicher Maschinen. Wir müssen lernen, daß es nicht ausreicht, den Boden zu *bebauen*, sondern wir müssen lernen, ihn zu *erbauen*, ihn zu *vervollkommnen*, um vollwertigste Erträge zu erhalten.

Ein Beispiel ist das gut kanalisierte, fruchtbare Land der *Po-Ebene* und die lange verödete, jetzt wieder fruchtbar werdende *Rhone-Ebene*, insbesondere die *Camargue*[1]. Man vergesse nicht die Geschichte vergangener Kulturvölker, die infolge ungenügender Pflege ihres Bodens zugrunde gehen mußten.

Die Technik soll nicht *vom* Leben, sondern *für* das Leben bestehen; nur eine solche Einstellung kann Dauererfolge bringen. Wir müssen lernen, den *Raubbau* an unseren Bodenschätzen zu *verhindern*. Zahlreiche Aufgaben liegen für die Wissenschaft vor. Eines Tages wird es gelingen, die Sonnenenergie direkt zu verwenden: dann werden wir es nicht mehr nötig haben, Kohle, Öl und Holz oder Uran zur Energiegewinnung zu verschwenden, sondern werden aus ihnen Neustoffe für technische Zwecke herstellen. Das wird sich umgestaltend auf unser ganzes Leben auswirken und vielleicht die größte wirtschaftliche Neugestaltung herbeiführen. Viele Länder, die heute nicht bewohnbar sind, werden dann bewohnbar werden.

Viele Beispiele könnten hier angeführt werden. Auf meinen Reisen, die mich durch die halbe Welt geführt haben, bin ich immer wieder auf den Ernährungskomplex gestoßen. Alle Menschen bemühen sich, den Hunger zu bekämpfen. Aber allzumenschliche Interessen greifen zu oft hemmend in diese friedliche Entwicklung ein. Mehr als jemals ruht das Schicksal der Menschheit und der Erde in unsern Händen. Wir tragen die ganze Verantwortung für die Zukunft, nicht die Regierenden, nicht die Völker, sondern jeder einzelne an seiner Stelle. Es ist vieles zu ändern, vieles zu bereinigen. Wir haben keine Zeit mehr, auf eine fremde Hilfe zu hoffen.

Schlußwort

Der Inhalt der ersten Auflage dieses Buches galt ursprünglich nur den Ernährungsfragen. In dieser fünften Auflage nun, die weit über die Darstellungen hinausgeht, die das Gebiet in den früheren Auflagen gefunden hat, habe ich mich entschlossen, Dinge zur Sprache zu bringen, die wie eine Art

---

[1] 1929 mußte der Verfasser die Verödung feststellen; seit 1937 wurden durch systematische Arbeit ausgedehnte Gebiete für den Landbau, besonders für den Anbau von Wein und Reis, neu gewonnen, wie der Verfasser im Mai 1955 feststellen konnte.

Vermächtnis aufgefaßt werden können. Die äußeren Umstände haben es mir unmöglich gemacht, auf anderem Wege Gedanken und Vorstellungen Ausdruck zu geben, die sich mir im Lauf meines Lebens aufgedrängt haben.

Es handelt sich bei diesen Fragen nicht darum, festzustellen, wer recht hat, sondern was recht ist. Sollte ich mich irren, dann führt vielleicht die Widerlegung meiner Ansichten zu der so notwendigen Besserung. Das muß ich der Zukunft überlassen.

Ich betrachte die Geschichte als einen besonderen Zweig der Naturwissenschaft, ohne zu bezweifeln, daß man diese Vorgänge auch andersartig behandeln kann. Es ist mir nicht gut vorstellbar, daß alle ärztliche Forschung sich lediglich mit dem körperlichen Wohl und Wehe der einzelnen Menschen zu beschäftigen hat und daß dieser schönste Beruf, der seine Erfüllung in dem unaufhörlichen Dienst am Leben findet, so völlig aus dem historischen Geschehen auf die Dauer ausgeschlossen sein soll und bleiben wird. Daß an unserer Gegenwart viele Mängel erkennbar sind, dürfte keinem Zweifel unterliegen.

So müssen wir uns begnügen, allen jenen zu helfen und den Weg zur Gesundheit zu zeigen, die an eine Zukunft für sich, ihre Familie und die Menschen glauben und die deshalb begriffen haben, daß es ihre Aufgabe ist, an ihrer eigenen Gesundheit mitzuarbeiten. Diese Menschen, die zahlreicher sind, als man denken möchte, sind für meine Betrachtungsweise die eigentlich modernen Menschen, die sich für die Zukunft verantwortlich fühlen.

Wer die Abbildungen 2 bis 12 nunmehr kritisch betrachtet, wird feststellen, daß die Wahl der Nahrung seit Urzeiten in erster Linie der Aufgabe galt, den Hungertod zu vermeiden, um so lange am Leben zu bleiben, daß jeder in seinen Kindern das Leben weitergeben konnte. Individuen sind vergänglich, die Art aber bleibt. Langsam hat man gelernt, das Pflanzenreich immer mehr zur Sicherung der Ernährung zugänglich zu machen. Aber erst die moderne Technik hat uns die Möglichkeit gegeben, die Frischwerte der Nahrung in einer früher niemals möglichen Weise aufzuschließen. Technik und Verkehr lassen sich in diese Aufgabe ebenso einspannen wie die Wirtschaft und die Politik. Man möge nur begreifen, daß die Zahl der Gesunden den wahren Reichtum der Völker darstellt, und nicht die Zahl der Kranken. Denn die Gesunden sind zugleich die billigsten Staatsbürger; sie arbeiten, zahlen Steuern und machen keine Unkosten.

Immer mehr wächst die Möglichkeit, naturnahe Nahrung zu essen, und der Kampf gegen diese Tendenz kann nur noch als Rückzugsgefecht auf verlorener Stellung betrachtet werden. Man kann auf die Dauer nicht an der Tatsache vorbeigehen, daß der Gebißverfall den wirtschaftlichen und politischen Zusammenbruch der Völker einleitet, und daß wir — d. h. unsere Zeit — zum ersten Mal in der Lage sind, diese Warnung zu beherzigen und den drohenden Verfall nicht nur zu verhindern, sondern daraus einen neuen Aufstieg zu machen. Es wäre doch schade, wenn die große europäische Kultur das Schicksal der alten

Kulturen teilen würde, Ausstellungsobjekt in späteren Museen zu sein.

Wer an seiner Gesundheit interessiert ist, gehört zu der modernen und künftigen menschlichen Gemeinschaft. Jeder hat seine eigene Aufgabe im Rahmen des Ganzen. Das Schicksal liegt wirklich in der Hand jedes einzelnen. Versuchen wir, die Begriffe Vernunft, Gesundheit, gegenseitige Hilfe und sinnvolle Ordnung zu einer praktischen Einheit zusammenzufügen. Mit einem Wort aus der altindischen „Bhagavad Gita" möge dies Buch abgeschlossen werden:

> „Wer es verschmäht,
> der Ordnung dieser Welt
> durch seine Arbeit beizustehn
> und nur an seinen Vorteil denkt —
> der lebt umsonst."

Literaturverzeichnis

Abelin, Internationaler Kongreß für Eiweißforschung, Bern 1943 (Bibliothek des Senkenbergischen Instituts Frankfurt/Main)

Alter und Altern, C. H. Boehringer Sohn, Ingelheim a. Rh., ohne Jahr

Altheim, Franz, Gesicht von Abend und Morgen. Fischer-Bücherei, Frankfurt/Main, Hamburg, 41.–52. Tausend 1957

Auerbach, Felix, Ektropie od. die physikal. Theorie des Lebens, Leipzig 1910

Baade, Fritz, Welternährungswirtschaft. Rowohlts deutsche Enzyklopädie 1956

Bavink, B., Erg. u. Probl. d. Naturw. 8. Aufl. Hirzel, Leipzig 1944

Berg, R., Die Nahrungs- und Genußmittel, 5. Aufl. Verlag Emil Pahl, Dresden 1929

Berg-Vogel, Die Grundlagen einer richtigen Ernährung. Deutscher Verlag für Volkswohlfahrt, Dresden 1930

Bhagavad, Gita, übersetzt v. *F. Hartmann*. Theosoph. Verlagshaus, Dr. *Hartmann*, Leipzig 1901 ?

Bircher, Ralph, Moderne Ernährung und Diät. Textbuch zur Ausstellung MED an der Hospes, Bern, 1954. Bircher-Benner-Verlag, Erlenbach-Zürich

Bircher-Benner, M., Ernährungskrankheiten. Wendepunkt-Verlag, Zürich und Leipzig, 5. Aufl. 1943

Bircher-Müller, Das kleine Bircher-Kochbuch. Linck-Verlag, Haag, München 1948

Bommer, S., und *Bommer, L.*, Getreidegerichte aus vollem Schrot und Korn. Müllersche Verlagsbuchhandlung, Planegg/München 1941

Bosse, Joachim, Kann man der vorzeitigen Alterung wirksam begegnen? Der Landarzt *34*, 1958, 164

Brüggemann, H., Richtig füttern . . . leicht verständlich dargestellt, 2. Auflage, 1953, Landwirtschaftsverlag Hiltrup bei Münster

Caspari, Der fruchtbare Garten

Cloos, H., Gespräch mit der Erde. Fischer-Bücherei 1959

Dabelstein, H., Vollkornschrot in der Säuglings- und Kleinkinderernährung. Das deutsche Gesundheitswesen *13*, 499

Deutsch-Renner, Ernährungsgebräuche. Springer-Verlag, Wien 1947

Dienst, C., Deutsche med. Woch. 1942, 16

Dombrowski, Frankf. Allg. Zeitg. 2. 7. 1955

Dyckerhoff, H., Über die Synthese von Eiweiß im Organismus durch Ribonucleinsäuren. Die Medizinische 1958, 25

— Über die Nucleinsäuren als Effektoren für die Erhaltung der Arten und der Individuen und über ihre therapeutischen Potenzen. Hippokrates *31*, 1960, 101

Eckardt, O., Getreidekunde. Detmold, bei M. Schäfer 1955

Eckstein, E., Probleme um das Vollkornbrot. Ergebnisse der physikalisch-chemischen Therapie. Steinkopff, Dresden und Leipzig 1943

Ehrlich, P., Das Sauerstoffbedürfnis des Organismus. Hirschwald, Berlin 1885

Eichholtz, Fritz, Die toxische Gesamtsituation auf dem Gebiet der menschlichen Ernährung. Springer, Göttingen und Heidelberg 1956

— Vom Streit der Gelehrten. G. Braun-Verlag, Karlsruhe 1958

Erdheim, J., Rachitis und Epithelkörperchen. Denkschrift der kaiserlichen Akademie der Wissenschaften. Wien. Mathematisch-naturwissenschaftliche Klasse *90*, 1914, 363

Evers, Der Mensch ist von Natur aus ein Früchte- und Wurzelesser. Zahnärztl. Rundschau 1938, 16

Filzer, Die natürlichen Grundlagen des Pflanzenertrages in Mitteleuropa. E. Schweizerbart, Stuttgart 1951

Fleisch, Alfred, Wendepunkt, 1959, 6

Francé-Harrar, Die letzte Chance für eine Zukunft ohne Not. Bayerischer Landwirtschaftsverlag, München 1950

Friedberger, Münch. med. Wschr. 1926. Nr. 25/6, Klin. Woch. 1926, Nr. 42; DMW 1926. 42

Friederichs, K., Ökologie als Wissenschaft von der Natur. J. A. Barth, Leipzig 1937

Furtwängler, W., Gespräche über Musik. Atlantis Musikbücherei, Zürich 1955

Ortega y Gasset, Stern und Unstern. Deutsche Verl. Anstalt, Stuttgart–Berlin 1932

Gebser, Jean, Abendländische Wandlung. Europa Verlag, Konstanz, Zürich, Wien 1943

Gehle, H., Die Probleme der Getreidevorbereitung. Die Müllerei, 29, 1951

Glatzel, Der Rückgang des Brotverzehrs. Ernährungs-Umschau. 1960, 21

Gradmann, Rob., Der Getreidebau im deutschen und römischen Altertum. Costenoble, Jena 1909

Grashuis, J., Antibiotica. Is Opname in Mengvoeders verantwoord?

Gronau, Über die Entwicklung des Vollkorngedankens. Die Heilkunst 1952, 9

Haftmann, W., Malerei des 20. Jahrhunderts. Prestel-Verlag 1955

Hartlmaier, Der Zahnarzt und das Ernährungsproblem. Zahnärztliche Mittlg. 41. Jahrg. 1953, 18

Hartmann-Imhoff, Viel mehr und bessere Salate. Verlag G. Meyers Erben, Zürich

Haubold, H., ref. in Kollath, Zivilisationskrankheiten, S. 99

Hedler, L., Untersuchungen über den Einfluß einer milcharmen Jugendernährung auf die Körperentwicklung und die Verdauungsvorgänge bei Kälbern. Zeitschr. f. Tierzüchtg. und Züchtungsbiologie, Band 60, Heft 2 (1952)

Hehn, Viktor, Kulturpflanzen und Haustiere in ihrem Übergang aus Asien nach Griechenland und Italien sowie im übrigen Europa. 1870. 6. Auflage, herausgegeben von O. Schrader 1894

Hindhede, Mikkel, Gesundheit durch richtige und einfache Ernährung. Joh. Ambr. Barth, Leipzig 1935

Hirsch, A., Handbuch der historisch-geographischen Pathologie. F. Enke, Erlangen 1860

Hornsmann, Erich, Wasser, ein Problem jeder Zeit. Dalp-Taschenbücher, Francke-Verlag, Bern 1956

Jakob, H. E., 6000 Jahre Brot. Rowohlt-Verlag, Hamburg 1954

Just, Rudolph, Die Jungbornernährung. Jungbornverlag, Bad Harzburg

Kalkbrenner, Huxley, Julian, Entfaltung des Lebens. Fischer-Bücherei. Frankfurt-Hambg. 1954

Kaudewitz, Zschr. f. Physiologie, *35,* 1953, 380

Kessler, Wilh., Kinder-Zahnheilkunde. J. F. Lehmanns Verlag, München–Berlin 1937

Klages, D. Neuzeitliche Kälber- und Jungviehaufzucht, Verlag Th. Mann, Hildesheim

Kochbücher:

  Bircher-Benner-Kochbuch, von Ruth Kunz-Benner, Bircher-Benner-Verlag, Zürich

  Die moderne Ernährung, von Dr. Gertrud Schmidt, Drei Eichen-Verlag, München

  Iß und bleib gesund, von Gerda Sieckmann, Bertelsmann-Verlag, Gütersloh

  Nutze die Heilkraft unserer Nahrung, von Dr. Ernst Schneider, Saatkorn-Verlag, Hamburg

Kollath, W., Lehrbuch der Hygiene, 2. Aufl. S. Hirzel, Stuttgart 1949

— Zur Einheit der Heilkunde. Hippokrates-Verlag, Stuttgart 1942

— Die Ordnung unserer Nahrung, 1. Aufl. daselbst 1942

— Die Ordnung unserer Nahrung, 2. Aufl. daselbst 1950

— Die Ordnung unserer Nahrung, 3. Aufl. daselbst 1952

— Der Vollwert der Nahrung. Wiss. Verlagsges. Stuttgart, Monographie. 1950

— „Antibiotika" als Futtermittel. Mitt. d. D. Landw. Ges. 1954, Nr. 19

— Über Selbstversuche von Masanori Kuratsune mit roher Gemüsekost bei ungenügender Kalorienzufuhr. Hippokrates 1953, 90

— Zur Diagnose der „Dysbakterie" des Darmes. Zentrbl. f. Bakt. Abt. I. Orig. *161,* 1954, 501

— Krankenernährung, insbesondere bei Krebskranken. Hippokrates *12,* 1955, 368

— Das Verhalten des Menschen zu seiner Nahrung. Hippokrates *22,* 1955

— Die Spurenelemente. Münch. med. Wschr. 1938, 1769

— Redox-Potentiale, Zellstoffwechsel und Krankheitsforschung. Erg. d. Hygiene *21,* 1938, 269 ff.

— und *Stadler, P.,* Redox-Potentiale und Stoffwechsel. Ergeb. d. Physiol. *41,* 1939, 806

— Biologie der Vitamine und Hormone. Ergebn. d. Hygiene. XIV, 1933, 382

— Über den Begriff der Oxydation-Rediktion. Schlesische Ges. f. Vaterländische Kultur *104,* Jahresbericht. 1931, 43/4

— Gekocht oder roh?

— Der Mensch oder das Atom? Hyperion-Verlag, Freiburg/Br. 1959

— *Stahl, R.* und *Wehrli, Fed.,* Blutsymbionten. Bericht erster Int. Kongreß, Freie Akademie Münster am Stein. Verlag Bayerland Dachau

Kollmannsperger, Franz, Drohende Wüste. Brockhaus, Wiesbaden 1957

Kouschakoff, Nouvelles lois de l'alimentation humaine basées sur la leucocytose digestive. Mémoires de la Société Vandoise des Sciences naturelles 1937. Vol. 5. No. 8. S. 21

Kousas, A., Die Therapie durch Weizenbrei. Hippokrates, *24,* 1952, 702

Krause, Georg, Bali. 3. Aufl. Georg Müller, München 1926

Krüger, Walter, Die Ernährung von Mensch und Tier. August Schönhütte u. Söhne, Göttingen-Grone. 2. Aufl. 1946

Kühn, Herbert, Das Erwachen der Menschheit. Fischer-Bücherei, Bücher des Wissens. 103.–127. Tausend, 1958

Kühn, Herbert, Der Aufstieg der Menschheit. Daselbst. 76.–100. Tausend, 1957

— Die Entfaltung der Menschheit. 1.–50. Tausend, 1958

Kuratsune, s. Kollath

Laotse, Die Bahn und der Rechte Weg. Insel-Verlag, Leipzig 1919

Lebensmittelgesetz vom 5. 7. 1927

Lenzner, K., Gift in der Nahrung. Dycksche Buchhandlung, Leipzig 1931

— Gift in der Nahrung. Neubearbeitet von *Elisabeth Tornow,* Hyperion-Verlag, Freiburg/Br. 1956

Lentze, F. A., Med. Woch. 1944. Wien, 113

Leonardo da Vinci, Wessobrunner Verlag, Berlin, 1939?

Liebig, J. v., Chemische Briefe. Heidelberg, C. F. Winter 1844

Lorch, M., Geordnete Düngerwirtschaft. Bayerischer Landwirtschaftsverlag, München 1954

Magerl, Dtsch. med. Wschr. 1941, 5

Malten, H., Ein Frischkost-Test. Hippokrates 1956, 51

Matthias, Hermann, Die Nomaden von Tibet. Herold, Wien 1949

Mayerhofer-Pirquet, Lexikon der Ernährungskunde. Rikola-Verlag, Wien 1923

Mayen, M. v., Die Nahrungsmittel sollen unsere Heilmittel sein. Steinkopff-Verlag, Stuttgart 1953

Meyer-Abich, Ad., Naturphilosophie auf neuen Wegen. Hippokrates-Verlag 1948

Morgulis, Sergius, Hunger und Unterernährung. Springer, Berlin 1925

Netter, H., Vorbeugende Gesundheitspflege durch vollwertige Ernährung. Zahnärztl. Mittlg. 1956, 17

Neumann-Pelshenke, Brotgetreide und Brot. 5. Aufl. Paul Parey, Berlin–Hamburg 1954

Nold, Warum wachsen uns unsere Kinder über den Kopf? Zschr. für Präventiv-Med. 1958, 35

— Ist die Wachstumssteigerung beim Menschen aufzuhalten? Kosmos 6, 1958, 240

Orr, John Boyd, Werden nur die Reichen satt? Econ-Verlag, Düsseldorf 1954

Portmann, A., Das Tier als soziales Wesen. Rhein-Verlag, Zürich 1953

— Biologische Fragmente zu einer Lehre vom Menschen, 2. Aufl., Benno Schwabe & Co.-Verlag, Basel 1951

Pottenger und *Simonsen* s. *Hartlmaier*

Pottenger und *Simonsen,* Heat labil factors necessary for the proper growth and development of cats. The Journ. of laboratory and clinical Medicine St. Louis, Vol. 25, No. 6, S. 238–240, 1939

— — The influence of heat labile factors on nutrition in oral development and health. 42. Annual convention southern Calif. State Dental Association

— — The effect of heat-processed foods and metaboliced Vitamin-D-Milk on the dentofacial structurs of experimental animals. Americ. Journ. of orthodontics and oral surgerey St. Louis, Vol. 32, No. 8, Oral Surgery, S. 467-485, August 1946

Rohrlich und *Bruckner, G.,* Das Getreide. 2 Bände. Verlag A. W. Hayn's Erben. Berlin 1956

Rusch, H. P., Naturwissenschaften morgen

Schall, Hermann, Nahrungsmitteltabelle. 15. verbess. Aufl. J. Ambr. Barth, Leipzig 1949

Schmidt, M. B., Verhandl. d. Deutsch. Path. Ges. 1909

Schubart, s. *Kollath*, Lehrbuch der Hygiene. Bd. 1, 161

Schuphan und *Weltz*, zit. nach *Kollath*, Lehrbuch der Hygiene

Schormüller, J., Das Nahrungseiweiß in seiner biologischen Bedeutung. Hippokrates 1959, 14

Sedlmayr, H., Verlust der Mitte. O. Müller, Salzburg 1948

Seume, J. G., Prosaische und poetische Werke. Hempel, Berlin, nach 1811

Sieckmann, Gerda, Iß und bleibe gesund. C. Bertelsmann-Verlag, Gütersloh

Soden v., Zschr. für Volksernährung 1942, 267

Stahl, R., Optimale Ernährung des Gesunden. Hansisches Verlagskontor, Lübeck 1954

Starlinger, W., Grenzen der Sowjetmacht, Holzner-Verlag, Würzburg 1955

Strunz, Zahnfibel für Jedermann. Albert Amann-Verlag, München 19

— Alarmstufe I, Kümmerformen unserer Jugend. Daselbst

Souci, S. W., und *Mergenthaler, E.*, Fremdstoffe in Lebensmitteln mit besonderer Berücksichtigung der Konservierung. J. F. Bergmann, München 1958

Szolnoki, Umschau 1938, 285

Täufel, Umschau 1954, 388

Tallarico, Giuseppe, Die Wirkkräfte unserer Nahrungsmittel. Deutsche Verlagsanstalt, Stuttgart 1942

Thienemann, Leben und Umwelt. Rowohlts deutsche Enzyklopädie 1956

Tornow, E., E 605 in unserer Nahrung? Neuform-Echo 1954, 488

Turner, H., Über Darmgasanalysen, Wiener Klinische Wochenschrift, Nr. 7/8, S. 93, 25. 2. 1944, Jahrgang 57

Tyska v., zit. nach *Kollath*, Lehrbuch der Hygiene

Virchow, R., Die Zellularpathologie. Aug. Hirschwald, Berlin 1858

Vogl, A. E., Die wichtigsten vegetabilen Nahrungs- und Genußmittel. Urban und Schwarzenberg, Wien 1899

Wendt v., G., Kost und Kultur. Thieme, Leipzig 1936

Wiener. Norbert, Mensch und Menschmaschine. Ullstein-Bücherei, Frankfurt/Main 1958

Ziegelmeyer, Unsere Lebensmittel und ihre Veränderungen. Steinkopff, Dresden 1933

Autorenverzeichnis

Sachregister

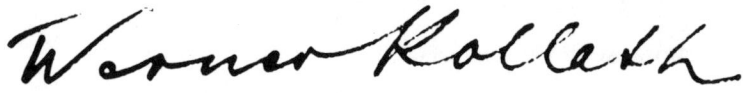

Seine Schriften im Karl F. Haug Verlag

Die Ernährung als Naturwissenschaft

112 Seiten, 9 Abbildungen, 8 Tabellen
gebunden, DM 14,–

Leben, Wachstum und Gesundheit

104 Seiten, 18 Abbildungen, 1 vierfarb. Tafel
gebunden, DM 20,–

Regulatoren des Lebens
— vom Wesen der Redox-Systeme

97 Seiten, 14 Abbildungen, 7 Tabellen
gebunden, DM 16,–

Zivilisationsbedingte Krankheiten und Todesursachen

Ein medizinisches und politisches Problem
323 Seiten, 39 Abbildungen, 11 Tabellen
kartoniert, DM 25,–

Der Vollwert der Nahrung

(Gesamtausgabe in einem Band)

Band 1
Der Vollwert der Nahrung und seine Bedeutung für Wachstum und Zellersatz — Experimentelle Grundlagen

Band 2
Neue Untersuchungen über den Mesotrophie-Komplex und seine Beziehung zu chronischen Mangel- und Zivilisationskrankheiten

XXVII/435 Seiten, 228 Abbildungen, 42 Tabellen
mit 2farb. folienüberz. Umschlag, DM 36,–

Italia Eterna — Ewiges Italien

Im Gedenken an den 90. Geburtstag des Verfassers
(Herausgegeben von der Werner-Kollath-Stiftung)
160 Seiten, 72 Abbildungen, davon 38 vierfarbig
Pappband, DM 36,–

Elisabeth Kollath

Werner Kollath —
Forscher, Arzt und Künstler

Biographie und Werk des Ernährungsforschers
384 Seiten, 86 Abbildungen, 8 Farbtafeln
kartoniert, DM 18,–

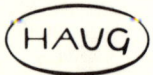

Karl F. Haug Verlag GmbH & Co.
Postfach 10 28 40 · 6900 Heidelberg 1